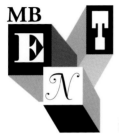

編集企画にあたって……

　手術治療は非常にダイナミックであり，おそらく若手医師にとっても，熟練医師にとってもその技術を身につけるために多くを研鑽していることであろう．しかし，手術には必ずその手術適用というものがあり，これをしっかりと守らずに手術をしてしまうことは問題である．患者にとっては，困った症状があって耳鼻咽喉科に受診し，そしてその困った症状を治してほしいわけであり，何も手術を受けたいから受診しているわけではない．保存的治療で治せる状況では保存的治療を選択することは重要であり，そのうえで手術が最善であると医師が真摯に説明することによって，患者は手術治療を受諾するわけである．特に，耳鼻咽喉科・頭頸部外科は，耳科，鼻科，咽喉科，頭頸部外科と非常に幅広い範囲を網羅しており，さらに耳科で例えれば中耳，内耳，顔面神経といったようにさらに細分化されている．このような多くの領域を抱えている耳鼻咽喉科・頭頸部外科において，すべての領域の手術を習熟することは事実上不可能であるものの，保存的治療に対する知識と手術治療と判断する選択基準を持ち合わせておくことが，耳鼻咽喉科医にとっては必要なバランス感覚であるといえる．

　本特集では，「みみ・はな・のど 保存的治療 vs 手術治療―私の選択基準―」として，中耳領域，耳科領域，鼻科領域，扁桃・喉頭領域，睡眠・音声・嚥下領域，頸部領域，甲状腺領域に大別して，まさしく保存的治療を基本としながらも手術適用であると判断するにおいてのタイミングや検査法の解釈などを，これら領域のトップランナーの先生方に詳細に執筆していただいた．多忙な日常診療の中，すばらしい原稿を執筆いただいた先生方に深謝する．そして，上述のごとく非常に幅広い範囲を網羅している耳鼻咽喉科・頭頸部外科では，すべての領域に精通することはなかなか困難であるが，本特集では日常診療で遭遇しやすい疾患を網羅しており，大変充実したものに仕上がっていると思われる．若手医師だけでなく熟練医師にとってもその知識の整理と実臨床における診療の一助になることを期待している．

2025 年 3 月

堀　龍介

WRITERS FILE ライターズファイル（50音順）

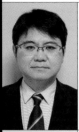

天津 久郎（あまつ ひさお）

- 2002年 大阪市立大学（現，大阪公立大学）卒業
- 2004年 同大学附属病院，研修医
- 2006年 南大阪市民病院耳鼻咽喉科
- 2006年 大阪市立大学附属病院耳鼻咽喉科，登録医
- 2009年 同，臨床研究医
- 2010年 大阪市立総合医療センター耳鼻咽喉科・小児耳鼻咽喉科
- 2012年 同，医長
- 2013年 国立がん研究センター東病院頭頸部内科，がん専門修練医
- 2014年 大阪市立総合医療センター耳鼻咽喉科・小児耳鼻咽喉科，医長
- 2016年 多根総合病院耳鼻咽喉科，医長
- 2018年 同，部長

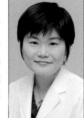

上羽 瑠美（うえは るみ）

- 2003年 奈良県立医科大学卒業 東京大学耳鼻咽喉科入局
- 2005年 NTT東日本関東病院耳鼻咽喉科
- 2007年 京都府立神経病院神経内科
- 2008年 亀田総合病院耳鼻咽喉科
- 2010年 東京大学耳鼻咽喉科，特任臨床医
- 2012年 米国 University of Michigan 留学
- 2013年 東京大学耳鼻咽喉科，助教
- 2018年 1～3月 米国 University of California Davis 留学
- 2019年 東京大学耳鼻咽喉科，特任講師
- 2021年 同大学摂食嚥下センターセンター長・准教授

河口 倫太郎（かわぐち りんたろう）

- 2011年 産業医科大学卒業
- 2012年 公立阿伎留医療センター，初期臨床研修医
- 2014年 産業医科大学耳鼻咽喉科・頭頸部外科入局
- 2020年 公益財団法人ふくおか公衆衛生推進機構
- 2022年 産業医科大学耳鼻咽喉科・頭頸部外科，助教

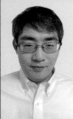

伊木 健浩（いき たけひろ）

- 2002年 京都大学卒業 同大学耳鼻咽喉科入局
- 2003年 大津赤十字病院耳鼻咽喉科・気管食道科
- 2006年 天理よろづ相談所病院耳鼻咽喉科
- 2010年 京都大学大学院医学研究科博士課程入学
- 2016年 同大学耳鼻咽喉科頭頸部外科，特定病院助教
- 2018年 奈良県総合医療センター頭頸部外科
- 2020年 倉敷中央病院頭頸部外科，部長

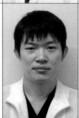

大槻 周也（おおつき しゅうや）

- 2015年 京都大学卒業 兵庫県立尼崎総合医療センター，初期研修医
- 2017年 京都大学耳鼻咽喉科・頭頸部外科入局
- 2018年 兵庫県立尼崎総合医療センター
- 2020年 天理よろづ相談所病院

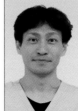

川畠 雅樹（かわばた まさき）

- 2003年 徳島大学卒業 鹿児島大学耳鼻咽喉科入局
- 2013年 同大学耳鼻咽喉科，助教
- 2015～16年 米国アラバマ大学バーミングハム校免疫ワクチンセンター，客員研究員
- 2016年 鹿児島大学耳鼻咽喉科，助教

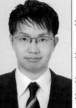

石田 宏規（いしだ ひろき）

- 2017年 京都大学卒業 日本赤十字社和歌山医療センター，初期研修医
- 2019年 京都大学医学部附属病院耳鼻咽喉科・頭頸部外科
- 2020年 日本赤十字社和歌山医療センター耳鼻咽喉科
- 2022年 国立病院機構京都医療センター耳鼻咽喉科・頭頸部外科

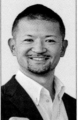

大村 和弘（おおむら かずひろ）

- 2003年 英国 St. Thomas 病院短期留学
- 2004年 東京慈恵会医科大学卒業 総合病院国保旭中央病院初期研修
- 2006年 米国 UCLA 短期留学
- 2007年 NPO Japan Heart
- 2009年 東京慈恵会医科大学耳鼻咽喉科，助教
- 2016年 獨協医科大学越谷病院，講師
- 2021年 東京慈恵会医科大学耳鼻咽喉科，講師
- 2022年 米国 UCN Visiting Specialist

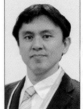

菊地 正弘（きくち まさひろ）

- 1999年 京都大学卒業 同大学耳鼻咽喉科入局
- 2000年 高槻赤十字病院耳鼻咽喉科
- 2001年 神戸市立医療センター中央市民病院耳鼻咽喉科
- 2015～17年 米国ピッツバーグ大学耳鼻咽喉科留学
- 2018年 京都大学大学院医学研究科耳鼻咽喉科頭頸部外科，講師
- 2024年 神戸市立医療センター中央市民病院頭頸部外科，部長

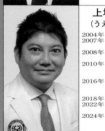

上塚 学（うえつか さとる）

- 2004年 藤田医科大学卒業
- 2007年 大阪大学耳鼻咽喉科入局
- 2008年 大阪警察病院耳鼻咽喉科
- 2010年 大阪府立急性期・総合医療センター耳鼻咽喉科
- 2016年 大阪大学大学院修了 大阪大学耳鼻咽喉科・頭頸部外科
- 2018年 同，副部長
- 2022年 市立吹田市民病院耳鼻咽喉科，部長
- 2024年 大阪大学耳鼻咽喉科・頭頸部外科，助教（学部内講師）

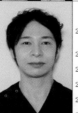

神村 盛一郎（かみむら せいいちろう）

- 2008年 徳島大学卒業 徳島県立中央病院，初期臨床研修医
- 2010年 徳島大学医学部耳鼻咽喉科・頭頸部外科
- 2011年 徳島県立中央病院耳鼻咽喉科
- 2014年 JA高知病院耳鼻咽喉科
- 2017年 徳島大学医学部耳鼻咽喉科・頭頸部外科
- 2019年 同，助教
- 2024年 同，講師

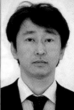

北村 拓朗（きたむら たくろう）

- 1994年 産業医科大学卒業 同大学耳鼻咽喉科入局
- 2001年 同，助教
- 2011年 滋賀医科大学睡眠学講座，特任助教
- 2013年 産業医科大学若松病院耳鼻咽喉科，診療科長
- 2014年 同，講師
- 2016年 同，准教授
- 2018年 同大学耳鼻咽喉科・頭頸部外科，准教授

WRITERS FILE ライターズファイル（50音順）

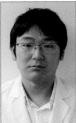

木村　拓也
（きむら　たくや）
2014年　愛媛大学卒業
　　　　同大学耳鼻咽喉科・頭頸部外科入局
2016年　同大学耳鼻咽喉科・頭頸部外科入局
2021年　愛媛県立中央病院耳鼻咽喉科
2023年　神尾記念病院

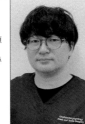

西田　学
（にしだ　まなぶ）
2014年　川崎医科大学卒業
　　　　広島大学病院，初期研修医
2016年　同大学耳鼻咽喉科・頭頸部外科教室入局
2021年　東京医科大学病院耳鼻咽喉科・頭頸部外科，臨床研究医
2023年　広島大学大学院医学研究科修了
2024年　同大学病院耳鼻咽喉科・頭頸部外科，助教

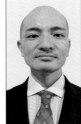

毛利　宏明
（もうり　ひろあき）
2011年　京都府立医科大学卒業
　　　　同大学附属病院，臨床研修医
2013年　同大学耳鼻咽喉科・頭頸部外科学教室入局
2014年　JCHO神戸中央病院耳鼻咽喉科
2015年　福知山市民病院耳鼻咽喉科
2020年　京都府立医科大学大学院博士課程修了
2020年　同大学耳鼻咽喉科・頭頸部外科学教室，病院助教
2021年　京都第一赤十字病院耳鼻咽喉科・頭頸部外科，医長
2024年　日本耳科学会認定・耳科手術指導医取得
2024年　米国スタンフォード大学耳鼻咽喉科・頭頸部外科，博士研究員

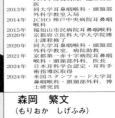

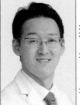

桑島　秀
（くわしま　しげる）
1997年　岩手医科大学卒業
　　　　同大学耳鼻咽喉科入局
2003年　同大学大学院修了
　　　　同大学，助手
2004年　岩手県立久慈病院
2005年　岩手医科大学耳鼻咽喉科・頭頸部外科，助教
2022年　同，講師
2024年　岩手県立中央病院耳鼻咽喉科，科長

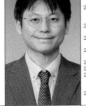

細川　清人
（ほそかわ　きよひと）
2001年　大阪大学卒業
　　　　同大学附属病院，研修医
2002年　関西労災病院耳鼻咽喉科
2010年　大阪大学大学院医学系研究科
2014年　同，修了
　　　　大阪警察病院耳鼻咽喉科
2017年　地域医療機能推進機構大阪病院耳鼻咽喉科，診療部長
2019年　大阪大学耳鼻咽喉科・頭頸部外科，助教
2022年　同大学附属病院摂食嚥下センター，副センター長（兼任）
2023年　同大学耳鼻咽喉科・頭頸部外科，講師

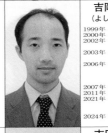

森岡　繁文
（もりおか　しげふみ）
2006年　京都府立医科大学卒業
2008年　同大学耳鼻咽喉科・頭頸部外科学教室入局
2009年　明石市立市民病院耳鼻咽喉科
2011年　京都府立医科大学大学院医学研究科
2012年　神戸大学バイオシグナル研究センター，特別派遣学生
2014年　洛和会丸太町病院耳鼻咽喉科，医長
2017年　京都市立病院耳鼻いんこう科
2021年　同，副部長
2022年　京都第二赤十字病院耳鼻咽喉科・気管食道外科，医長
2024年　同，副部長

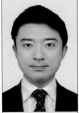

寺西　裕一
（てらにし　ゆういち）
2008年　大阪市立大学卒業
2010年　同大学大学院医学研究科耳鼻咽喉病態学教室入局
2020年　同大学大学院博士課程修了
　　　　同大学大学院医学研究科耳鼻咽喉病態学，病院講師
2022年　大阪公立大学大学院医学研究科耳鼻咽喉病態学・頭頸部外科学，病院講師
2023年　同，講師

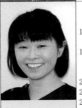

堀　龍介
（ほり　りゅうすけ）
2000年　京都大学卒業
　　　　同大学耳鼻咽喉科・頭頸部外科学教室入局
2006年　同大学大学院医学研究科耳鼻咽喉科・頭頸部外科
2008年　スウェーデン国，カロリンスカ研究所留学
2010年　天理よろづ相談所病院耳鼻咽喉科
2011年　同，細部長
2016年　同，部長
2021年　藤田医科大学耳鼻咽喉科・頭頸部外科学講座，臨床准教授
2023年6月～　産業医科大学耳鼻咽喉科・頭頸部外科学，教授

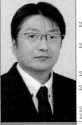

吉岡　哲志
（よしおか　さとし）
1999年　藤田保健衛生大学卒業
2000年　同大学病院，研修医
2002年　同大学大学院医学研究科
2003年　新城市民病院耳鼻咽喉科
2006年　藤田保健衛生大学大学院修了
　　　　同大学医学部耳鼻咽喉科学，助手
2007年　同，講師
2011年　同，講師
2021年　藤田医科大学医学部耳鼻咽喉科・頭頸部外科，准教授
2024年　同大学岡崎医療センター，准教授

中山　次久
（なかやま　つぐひさ）
2002年　東京慈恵会医科大学卒業
　　　　同大学耳鼻咽喉科入局
2012年　獨協医科大学耳鼻咽喉・頭頸部外科，講師
2014年　理化学研究所統合生命医科学センター留学
2016年　米国 Stanford University 留学
2021年　東京慈恵会医科大学耳鼻咽喉科，講師
2022年　獨協医科大学耳鼻咽喉・頭頸部外科，講師
2023年　同，准教授
2024年　同，教授

丸山　裕美子
（まるやま　ゆみこ）
1993年　金沢大学卒業
　　　　同大学耳鼻咽喉科入局
1998年　同大学大学院修了
　　　　黒部市民病院耳鼻咽喉科
2003年　同，医長
2009年　同，部長
2007年　金沢大学，臨床講師
2016年　同，臨床准教授

吉田　尚生
（よしだ　たかお）
2005年　関西医科大学卒業
　　　　関西電力病院，初期研修医
2007年　同病院耳鼻咽喉科，後期研修医
　　　　京都府立医科大学耳鼻咽喉科・頭頸部外科入局
2009年　関西電力病院耳鼻咽喉科
2014年　日本赤十字社大阪赤十字病院耳鼻咽喉科・頭頸部外科
2020年　同，医長
2024年　同，副部長

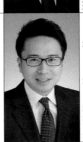

和田　忠彦
（わだ　ただひこ）
2005年　大阪医科大学（現，大阪医科薬科大学）卒業
　　　　同大学附属病院，前期研修医
2007年　大阪赤十字病院耳鼻咽喉科頭頸部外科，後期研修医
2010年　同，医員
2011年　関西電力病院耳鼻咽喉科
2023年　同，部長

KEY WORDS INDEX

和　文

あ行
アブミ骨手術　15
アレルギー性鼻炎　84
アレルゲン免疫療法　84
遺残性再発　33
一側性声帯麻痺　140
栄養管理　149
嚥下障害　149
音声障害　140

か行
ガイドライン　134
下咽頭梨状陥凹瘻　163
核出術　171
眼窩底骨折　103
顔面骨骨折　103
顔面神経減荷術　60
顔面神経麻痺　60
気管切開　117
気管挿管　117
気道確保　157
気道管理　97
機能温存　171
急性化膿性甲状腺炎　163
急性喉頭蓋炎　117
急性副鼻腔炎　68
経外耳道的内視鏡下耳科手術
　　　　　　　　1,7,15
経口的手術　163
経鼻アプローチ　103
経皮的内視鏡下耳科手術　52
頸部外切開手術　163
頸部膿瘍　163
外科的切開排膿術　157
嫌気性菌　109
原発性副甲状腺機能亢進症　184
顕微鏡下耳科手術　7
口蓋垂軟口蓋咽頭形成術　134
抗菌薬　163
抗菌薬治療　157
抗菌薬の適正使用　109

口腔ケア　149
抗甲状腺薬　177
好酸球性ムチン　76
甲状腺亜全摘術　177
甲状腺片葉切除　171
甲状腺全摘術　177
甲状軟骨骨折　124
硬性再建　103
喉頭外傷　124
後鼻出血　97
抗ヒスタミン薬　84
呼吸困難　117
鼓室形成術　1,23
鼓膜形成術　23
鼓膜穿孔　1

さ行
細菌感染症　68
再形成再発　33
再発　23
耳管　42
耳管開放症　42
耳管機能障害　42
耳管狭窄症　42
耳管ピン　42
耳管ピン手術　42
耳硬化症　15
手術治療　7,84,140,149
初期療法　84
深頸部膿瘍　157
真珠腫性中耳炎　33
睡眠呼吸障害　134
スギ花粉症　84
ステロイド点鼻薬　76
声帯ポリープ　140
声帯麻痺　124
整復素材　124
生物学的製剤　76
切開排膿　109
セファロメトリー　134
穿刺吸引細胞診　171

造影CT　157
塞栓術　97

た行
段階手術　33
中耳真珠腫進展度分類　7
低侵襲　171
伝音難聴　15

な行
内視鏡下蝶口蓋動脈結紮・凝固術
　　　　　　　　　　97
内視鏡下鼻内副鼻腔手術　76
内視鏡下鼻副鼻腔手術　68
内視鏡分類　117
内リンパ水腫　52
内リンパ瘻開放術　52
二次性副甲状腺機能亢進症　184
乳突腔障害　23
膿瘍扁摘　109

は行
バルーン耳管拡大術　42
鼻骨骨折　103
鼻出血　97
鼻性眼窩内合併症　68
鼻性頭蓋内合併症　68
副甲状腺癌　184
副甲状腺腫　184
副甲状腺手術　184
閉塞性睡眠時無呼吸　134
Bell麻痺　60
扁桃周囲膿瘍　109
放射用ヨウ素内用療法　177
保存的治療　1,7,52,140
ポリープ様声帯　140

ま・や・ら行
マクロライド少量長期療法　76
慢性中耳炎　1,23
メニエール病　52
ヨウ化カリウム　177
Ramsay Hunt症候群　60
リハビリテーション　60,149

欧　文

A
abscess tonsillectomy　109
acute epiglottitis　117
acute sinusitis　68

acute suppurative thyroiditis
　　　　　　　　　163
airway management　97,157
allergen immunotherapy　84

allergic rhinitis　84
anaerobic bacteria　109
anti thyroid drug　177
antibiotic therapy　157

KEY WORDS INDEX

antibiotics *163*
antihistamines *84*

B

bacterial infection *68*
balloon eustachian tuboplasty *42*
Bell's palsy *60*
BET *42*
biologics *76*

C

cavity problem *23*
cephalometry *134*
cholesteatoma *33*
chronic otitis media *1,23*
conductive hearing loss *15*
conservative medical treatment *1*
conservative therapy *7*
conservative treatment *52,140*
contrast-enhanced CT *157*

D

deep neck abscess *157*
dysphagia *149*
dyspnea *117*

E

embolization *97*
endolymphatic hydrops *52*
endolymphatic sac surgery *52*
endoscopic sinus surgery *68,76*
endoscopic sphenopalatine artery
   ligation/cauterization *97*
enucleation *171*
eosinophilic mucin *76*
epistaxis *97*
ESS *68*
Eustachian tube *42*
Eustachian tube dysfunction *42*

F

facial bone fracture *103*
facial nerve decompression *60*
facial nerve paralysis *60*
fine needle aspiration cytology
   171
fixation materials *124*
functional preservation *171*

G・H・I

guidelines *134*
hemithyroidectomy *171*
incision and drainage *109*

intubation *117*

J・K・L

Japanese cedar pollinosis *84*
Kobayashi plug *42*
Kobayashi plug insertion *42*
laryngeal trauma *124*
low-dose and long-term
   macrolide therapy *76*

M

Ménière's disease *52*
MES *7*
microscopic ear surgery *7*
minimally invasive *171*
myringoplasty *23*

N

nasal bone fracture *103*
nasal corticosteroid *76*
neck abscess *163*
nutrition management *149*

O

obstructive sleep apnea *134*
open neck surgery *163*
oral care *149*
orbital floor fracture *103*
otosclerosis *15*

P

parathyroid adenoma *184*
parathyroid carcinoma *184*
parathyroidectomy *184*
patulous Eustachian tube *42*
percutaneous endoscopic ear
   surgery *52*
peritonsillar abscess *109*
piriform (pyriform) sinus fistula
   163
planned staged tympanoplasty
   33
polypoid corditis *140*
posterior epistaxis *97*
potassium iodide *177*
pre-seasonal prophylactic
   treatment *84*
primary hyperparathyroidism
   184
proper use of antibiotics *109*

R

radioactive iodine therapy *177*

Ramsay Hunt syndrome *60*
recurrence *23*
recurrent cholesteatoma *33*
rehabilitation *60,149*
residual cholesteatoma *33*
reversal stepes stapedotomy *15*
rhinogenic intracranial
   complication *68*
rhinogenic intraorbital
   complication *68*
rigid reconstruction *103*

S

scope classification *117*
secondary hyperparathyroidism
   184
silicone plug insertion *42*
sleep-disordered breathing *134*
staging and classification for
   middle ear cholesteatoma *7*
stapes surgery *15*
stenotic eustachian tube *42*
subtotal thyroidectomy *177*
surgery *84*
surgical incision and drainage
   157
surgical therapy *7*
surgical treatment *140,149*

T

TEES *7,15*
thyroid cartilage fracture *124*
total thyroidectomy *177*
tracheostomy *117*
trans nasal approach *103*
transcanal endoscopic ear
   surgery *1,7*
transoral surgery *163*
tympanic membrane perforation
   1
tympanoplasty *1,23*

U・V

unilateral vocal fold paralysis *140*
UPPP *134*
uvulopatatopharyngoplasty *134*
vocal fold paralysis *124*
vocal fold polyp *140*
voice disorder *140*

CONTENTS

Monthly Book ENTONI　No. 309/2025. 5.増刊　目次

編集主幹／曾根三千彦　香取幸夫

みみ・はな・のど
保存的治療 vs 手術治療―私の選択基準―

編集企画／堀　龍介　産業医科大学教授

Ⅰ. 中　耳

慢性中耳炎の保存的治療と手術治療……………………………………上塚　　学　　1

慢性中耳炎における根本治療は手術治療である．保存的治療と，本邦で広く行われている鼓室形成術，鼓膜形成術，鼓膜穿孔閉鎖術の特徴について概説する．

真珠腫性中耳炎の保存的治療と手術治療………………………………毛利　宏明ほか　　7

真珠腫に対する治療戦略（保存的治療・手術治療）について解説し，実際の症例を提示する．さらに，海外での取り扱いや最新の知見について触れ，真珠腫治療の未来を展望する．

耳硬化症の保存的治療と手術治療………………………………………河口倫太郎ほか　15

耳硬化症は伝音難聴の鑑別疾患として重要である．特徴的な臨床所見，各種聴力検査所見やCTなどの画像所見を総合的に判断する必要がある．また，進行性の疾患であり，治療介入のタイミングを見計らうことが肝要であり，そのためには患者への十分な説明と理解が求められる．

慢性中耳炎再発例の保存的治療と手術治療……………………………吉田　尚生　23

慢性中耳炎再発例の原因とリスク因子を示し，保存的治療および手術治療の選択基準やタイミングについて実際の症例を交えて解説する．

真珠腫性中耳炎再発例の保存的治療と手術治療………………………和田　忠彦　33

真珠腫性中耳炎の再発には，遺残性再発と再形成再発がある．遺残性再発時は原則手術となるが，再形成再発時は鼓膜所見によってその対応は異なる．

Ⅱ. 耳　科

耳管機能不全の保存的治療と手術治療…………………………………吉岡　哲志　42

耳管開放症および耳管狭窄症について示した．いずれも正確な診断と病態把握が肝要で，保存的治療が無効な場合，観血的治療が行われる．その実際について詳説する．

メニエール病の保存的治療と手術治療…………………………………森岡　繁文ほか　52

メニエール病の治療は，急性期は薬物治療を行い，間歇期は保存的治療，中耳加圧療法，内リンパ嚢開放術，選択的前庭機能破壊術を段階的に検討する必要がある．

末梢性顔面神経麻痺の保存的治療と手術治療 ……………………木村　拓也ほか　**60**

顔面神経減荷術は，発症早期に施行する必要があり，急性期には適切な保存的治療を行いつつも，手術適応を判断していくことが重要である．

Ⅲ. 鼻　科

急性副鼻腔炎の保存的治療と手術治療 ………………………………川畠　雅樹　**68**

急性副鼻腔炎の炎症の波及によって生じる鼻性眼窩内合併症・鼻性頭蓋内合併症の症状や診断方法および手術治療をはじめとする対応法について解説する．

慢性鼻副鼻腔炎の保存的治療と手術治療 …………………………中山　次久　**76**

保存的治療および手術治療に関しては，エビデンスに基づいた治療が可能であるが，術後再発症例に対する生物学的製剤についてはエビデンスの確立が十分ではない．

アレルギー性鼻炎の保存的治療と手術治療 ……………………神村盛一郎　**84**

アレルギー性鼻炎における保存的治療と手術治療について，病態と重症度に基づいて解説する．

鼻出血の保存的治療と観血的治療 ………………………………………天津　久郎　**97**

鼻出血への初期対応から，難治性の後鼻出血に対する蝶口蓋動脈結紮・凝固術と塞栓術について比較し，概説した．それぞれの利点，合併症，禁忌，不適応症例を理解し，治療を選択する必要がある．

耳鼻咽喉科外傷への対応（特に鼻骨骨折・眼窩底骨折に関して）………大村　和弘　**103**

鼻骨骨折整復は外来で患者の痛みはほとんどなく処置が可能である．眼窩底骨折は，アプローチ方法の選択が一番大切である．双方参考いただけると幸いである．

Ⅳ. 扁桃・喉頭

扁桃周囲膿瘍の保存的治療と観血的治療 …………………………丸山裕美子　**109**

扁桃周囲膿瘍は重篤な病態をきたしうる疾患であり，迅速で的確な診断と対応が必要とされる．膿瘍扁摘を含めた治療方針の選択と実際について述べる．

急性喉頭蓋炎の保存的治療と手術治療 ……………………………………桑島　秀　**117**

急性喉頭蓋炎の保存的治療について述べる．また，気道確保の判断には，臨床症状と喉頭所見が重要であり，それらを総合的に評価して判断する．

喉頭外傷の保存的治療と手術治療 ………………………………………西田　学　**124**

喉頭外傷は内的損傷と外的損傷に分類される．それぞれの病態に対する保存的治療と手術治療について解説し，甲状軟骨骨折の骨折整復に選択される素材に関しても述べる．

Ⅴ. 睡眠・音声・嚥下

睡眠呼吸障害の保存的治療と手術治療 ……………………………北村　拓朗ほか　**134**

睡眠呼吸障害の治療は，保存的治療と手術療法を組み合わせ，個々の解剖学的特徴に応じた適切な戦略が必要とされる．

音声障害の保存的治療と手術治療 ……………………………………… 細川　清人　140

音声障害の代表疾患である声帯ポリープ，ポリープ様声帯，一側性声帯麻痺の保存的治療と手術治療について解説する．

嚥下障害の非侵襲的対応と侵襲的治療 ………………………………… 上羽　瑠美　149

・嚥下障害患者を診察する際，誤嚥の有無のみを評価するのではなく，どこの機能がどのように低下しているのかを判断し，それらの対応策や解決策を患者に提示することが望ましい．
・嚥下障害への非侵襲的対応として，口腔ケアや栄養管理，嚥下リハビリテーションなどが挙げられる．
・嚥下障害の侵襲的治療法として手術治療があり，嚥下機能改善手術や誤嚥防止手術がある．

Ⅵ．頸部・甲状腺

深頸部膿瘍の病態と対処法 ………………………………………………… 菊地　正弘　157

深頸部膿瘍は造影 CT で進展範囲を評価し，外科的切開排膿を基本とする．外切開困難部位では内視鏡補助下の排膿を検討する．

急性化膿性甲状腺炎（下咽頭梨状陥凹瘻）の保存的治療と手術治療 ……… 寺西　裕一　163

急性化膿性甲状腺炎は抗菌薬投与や切開排膿で治療を行うが，原因に下咽頭梨状陥凹瘻があれば根治手術を行う．様々な手術方法があり，特徴・適応を理解し術式を選択する必要がある．

甲状腺良性腫瘍の保存的治療と手術治療 ……………………………… 大槻　周也ほか　171

甲状腺腫瘍の治療方針を決定するにあたり穿刺吸引細胞診による診断が重要である．手術治療として甲状腺片葉切除および低侵襲で機能温存にすぐれた核出術について述べる．

バセドウ病の保存的治療と手術治療 …………………………………… 伊木　健浩　177

バセドウ病の治療には薬物療法，RI 治療と手術がある．利点，欠点を理解し，病状，年齢，患者特性，女性の場合は妊娠希望などを考慮して，希望に沿った治療を選択する．

副甲状腺機能亢進症の保存的治療と手術治療 ………………………… 石田　宏規ほか　184

原発性副甲状腺機能亢進症の治療は手術での病変摘出が第一選択である．術前の確実な病変部位診断が手術成功のカギであり，画像診断と局所解剖の理解が重要である．

Writers File …………………………………… 前付 2・3
Key Words Index …………………………… 前付 4・5
FAX 専用注文書 …………………………………… 197
FAX 住所変更届け ………………………………… 198
バックナンバー在庫一覧 ………………………… 199
Monthly Book ENTONI 次号予告 ……………… 200

【ENTONI®（エントーニ）】
ENTONIとは「ENT」（英語の ear, nose and throat：耳鼻咽喉科）にイタリア語の接尾辞 ONE の複数形を表す ONI をつけ，耳鼻咽喉科領域を専門とする人々を示す造語．

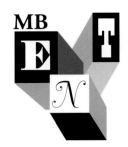

◆特集・みみ・はな・のど 保存的治療 vs 手術治療―私の選択基準―

慢性中耳炎の保存的治療と手術治療

上塚　学*

Abstract　慢性中耳炎は耳漏と難聴が主な症状である．保存的治療のみでは，耳漏停止はできるが，鼓膜穿孔の閉鎖は困難である．手術療法では，鼓膜穿孔閉鎖によって耳漏停止ができるだけでなく，聴力改善も可能となる．手術を行わない場合の予後として，難聴が進行する可能性，二次性真珠腫に進展する可能性がある．手術を希望されない場合や全身状態が悪く手術が施行できない場合に保存的治療が行われる．保存的治療は，耳漏の培養検査をまず施行し，局所処置による外耳道・鼓室内の清掃，外用抗菌薬（点耳薬）による治療が重要である．手術治療は，鼓室形成術，接着法による鼓膜形成術，トラフェルミン製剤（リティンパ®）による鼓膜穿孔閉鎖術が本邦で広く行われている．個々の症例に応じて，それぞれの術式のメリット，デメリットを十分にインフォームド・コンセントし，患者にとって最適な手術法を選択すべきである．

Key words　慢性中耳炎（chronic otitis media），鼓膜穿孔（tympanic membrane perforation），保存的治療（conservative medical treatment），鼓室形成術（tympanoplasty），経外耳道的内視鏡下耳科手術（transcanal endoscopic ear surgery）

はじめに

　慢性中耳炎は，「中耳腔や乳突蜂巣の慢性炎症が3カ月以上持続する状態」と定義される．広義には真珠腫性中耳炎を含めた中耳の慢性炎症性疾患全体を呼ぶが，ここでは狭義の慢性中耳炎である鼓膜穿孔に限定して解説する．慢性中耳炎は，反復性・持続性の耳漏と難聴が主な症状であり，耳閉感，耳鳴，めまいなどが主訴となる場合もある．鼓膜に穿孔があることから，外界からの細菌の侵入が感染の原因となる．治療の目的は，耳漏の停止と聴力の改善である．慢性中耳炎の根本治療としては，鼓膜穿孔に対する手術治療が必要となる．小児の鼓膜穿孔では，乳突蜂巣の発育が終了し，耳管機能が成熟する10歳以降の手術を原則とする．高齢者の鼓膜穿孔は，術後のグラフトの生着率・聴力成績・合併症について若年者と比較し有意差はないとされ，高齢者においても手術を勧める[1]．また，鼓膜穿孔閉鎖により聴力が改善すると，社会的孤立やうつ病発症を軽減し，認知症のリスクを低下させる効果も期待できる[2]．手術を行わない例では局所感染を制御し，耳漏停止を目的に保存的治療が行われる．患者の希望や社会的背景を考慮して，治療を選択する必要がある．

慢性中耳炎に対する検査

1．耳鏡検査

　耳鏡による観察には双眼顕微鏡を用いて観察する．耳用硬性内視鏡，ファイバースコープも有効である．穿孔縁が不整な症例や鼓膜が白濁している症例は，二次性真珠腫の合併の可能性に注意が必要である．

2．聴力検査

　純音聴力検査は基本検査の一つである．気導聴

---

* Uetsuka Satoru, 〒565-0871　大阪府吹田市山田丘2-2　大阪大学大学院医学系研究科耳鼻咽喉科・頭頸部外科，助教（学部内講師）

力閾値，骨導聴力閾値，気骨導差を正確に評価し，術後の聴力利得の可能性について把握する．両側鼓膜穿孔症例では，非良聴耳から手術を行うことが原則である．聴力検査上左右の聴力が同じ場合は，患者からの問診を参考にする．日常生活において電話や会話が聞き取りやすい耳，つまり「きき耳」を聴取し，きき耳と反対側から手術を行うことを原則とする．また，語音聴力検査を行うことも重要で，術側判断の参考となりうる．

パッチテストは，術式決定や手術治療後の聴力利得の推定に重要である．手術に消極的な患者が，パッチテストで自覚的に聴力が改善し，手術を希望する場合もしばしば経験する．パッチテストにより骨導閾値近くまで聴力利得があれば，鼓膜穿孔が難聴の主因であると考えられ，鼓室内の操作は必要ない．一方，聴力改善が不十分である場合には難聴の原因が鼓膜穿孔以外にある可能性を考えなければならない．もちろんパッチテストそのものが不正確であった可能性についても考慮する．

3．耳漏培養検査

スワブを用いてなるべく中耳腔より耳漏を採取する．術後にメチシリン耐性黄色ブドウ球菌(MRSA)感染症を生じ，鼓膜再穿孔といった転帰を辿ることもあるため，術前の感染コントロールは非常に重要である[3]．MRSAなどの耐性菌検出時は，術前から感受性のある抗菌薬の投与，鼓室内洗浄など十分な対策を練ったうえで手術に臨む必要がある．筆者は術前・術後の感染コントロール，抗菌薬使用の参考とするため，術前は耳漏を認めない症例も全例に耳漏培養検査を施行している．

慢性中耳炎術前検出菌の自験例（大阪労災病院，2014年10月～2020年9月の6年間）では165耳中，コアグラーゼ陰性ブドウ球菌(CNS)51例，メチシリン耐性コアグラーゼ陰性ブドウ球菌(MRCNS)25例，黄色ブドウ球菌23例，コリネバクテリウム18例の順で多かった（図1）．CNSやコリネバクテリウムといった常在菌や黄色ブドウ球菌が多くみられた．外耳道常在菌でも通常存在し

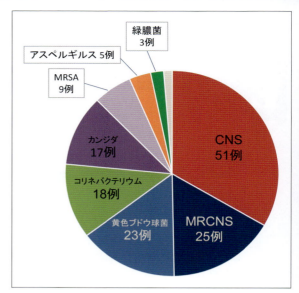

図1．慢性中耳炎術前検出菌の内訳（165耳）
CNSやコリネバクテリウムといった常在菌や黄色ブドウ球菌が多くみられた．
CNS：コアグラーゼ陰性ブドウ球菌，MRCNS：メチシリン耐性コアグラーゼ陰性ブドウ球菌，MRSA：メチシリン耐性黄色ブドウ球菌
※一症例で複数菌が検出された場合，それぞれの菌の症例数に含む

ない環境である中耳腔に侵入・増殖すれば，感染の起因菌となりうる．

4．側頭骨CT

耳小骨周囲，鼓膜裏面，上鼓室，乳突洞の状態を把握することができる．特に，中耳腔の肉芽様陰影，鼓膜裏面の二次性真珠腫様陰影，耳小骨周囲の硬化病変の有無を確認することが重要である．アブミ骨周囲に硬化病変があると術後の聴力成績が不良との報告が多く，注意を要する．

保存的治療 vs 手術治療

慢性中耳炎において保存的治療では，耳漏停止はできるが，鼓膜穿孔の閉鎖は困難である．手術療法では，鼓膜穿孔閉鎖によって耳漏停止ができるだけでなく，聴力改善も可能となる．さらに，長年にわたり鼓膜に穿孔がある状態でいると通常の加齢性変化以上に難聴が進むとの報告がある[4]．また，鼓膜上皮が鼓室内に侵入し二次性真珠腫に進展する可能性もある．以下に保存的治療と手術治療の詳細を述べる．

保存的治療

保存的治療は，手術を希望されない場合や全身状態が悪く手術が施行できない場合に行われるが，手術加療を前提とした消炎治療としても保存的治療は行われる．

抗菌薬感受性検査を含めた耳漏の培養検査を施行する．まず局所処置による外耳道・鼓室内の清掃が重要である．局所処置の目的は，細菌の菌量を減少させることである．菌量の減少には，吸引，綿棒による清掃を徹底して行い，耳漏の流出が高度の場合は生理食塩水による洗浄が有効となる．また肉芽，ポリープがある場合は積極的に鉗除する．外用抗菌薬（点耳薬）は，慢性中耳炎感染治療の第一選択であり，薬剤が感染の病変まで到達するように適切に使用すれば，極めて有効なものとなる．1週間程度で治療の効果を判定するが，治療に抵抗する場合は，細菌同定検査，薬剤感受性検査の結果を踏まえて，点耳薬の変更，もしくは抗菌薬内服の併用も考慮する．洗浄および点耳薬使用の際にはめまいを誘発しないように，冷たいまま使用せずに体温と同程度に温めてから使用する．MRSAなどの多剤耐性菌に対してはブロー氏液も有効であり[5]，通常の抗菌薬が無効の場合は使用を考慮する．ただし，ブロー氏液による内耳障害の報告もあるので慎重に使用する[6]．

手術治療

慢性中耳炎の主な手術術式について述べる．現在，鼓室形成術，接着法による鼓膜形成術，トラフェルミン製剤（リティンパ®）による鼓膜穿孔閉鎖術が本邦で広く行われている．術前診察で鼓膜穿孔縁が不整な症例や鼓膜が白濁している症例は，慢性中耳炎に合併する二次性真珠腫が隠れている可能性を考慮して手術の準備をする必要がある．乳突削開術を同時に行うかどうかについては，乳突削開術の有無で穿孔閉鎖率は変わらず[7]，我々は鼓膜閉鎖術に際して乳突削開術を基本的に併用していない．ただし，耳漏が持続する症例や起炎菌が多剤耐性菌の場合のみに乳突削開術による病変郭清を考慮する．また，手術方法により侵襲，治療費，入院の必要性，成功率，合併症などが異なるため，十分に説明を行い，個々の症例に応じて術式を決定する必要がある．

1．鼓室形成術

慢性中耳炎に対する鼓室形成術は，これまで耳後切開による顕微鏡下耳科手術（microscopic ear surgery：MES）が行われてきた．しかし，近年の手術用硬性内視鏡に付随するビデオシステムの技術革新により，高画質な画像を得ることが可能となり，経外耳道的内視鏡下耳科手術（transcanal endoscopic ear surgery：TEES）が急速に普及し，広く認知されてきている[8)9)]．TEES の長所として，① 広角の視野が得られる点，② 拡大視操作が行える点，が挙げられる．一方，短所として大半の操作を片手で行うことなど，技術の難しさもあり，MES とは異なる特殊な手術手技や手術機器が必要となる[10]．TEES による鼓室形成術の手術手技そのものは，MES と全く同様である．慢性中耳炎に対する鼓室形成術の術後成績は，MES による穿孔閉鎖率は82.0%（n = 1040）[11]，87.7%（n = 320）[12]，TEES による穿孔閉鎖率は87.0%（n = 376）[13]の報告がある．また，TEES と MES の鼓膜閉鎖率，聴力改善率は同等であることが近年報告されている[14)〜16)]．

鼓膜閉鎖の工夫として，穿孔が後上あるいは後下象限に留まるものは，純粋なunderlay法で行うことが多い（図2-a, b）．穿孔が前下あるいは後下象限でツチ骨柄に接する場合には，移植片を鼓膜の内側であるが，ツチ骨柄に対しては外側に挿入する（Over-underlay 法）[17]（図2-c, d）．穿孔が鼓膜臍部上方の前上象限に広がっているものには，移植片を前方よりツチ骨外側突起までまわしこみ，鼓膜前方を確実に閉鎖している（Fisch' anterosuperior fixation）[18)19)]（図2-e）．TEES の利点として近接した拡大視操作が行える点が挙げられるが，狭い外耳道や鼓室内のスペースで内視鏡下に近接した視野を得ることは大きいグラフトが視野

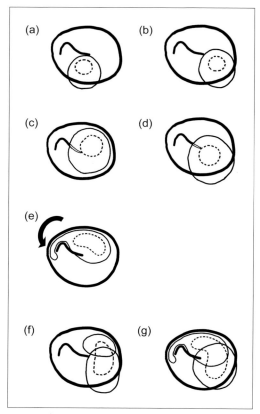

図 2. 鼓膜閉鎖の工夫（左耳）
破線：鼓膜穿孔，実線：グラフトを表す．
a，b：純粋な underlay 法．穿孔が後上あるいは後下象限に留まる場合に選択することが多い．
c，d：Over-underlay 法．穿孔が前下あるいは後下象限でツチ骨柄に接する場合に選択することが多い．
e：Fisch' anterosuperior fixation．穿孔が鼓膜臍部上方の前上象限に広がっている場合に選択することが多い．
f，g：複数枚グラフト使用．鼓膜穿孔の大きさに関係なく，主に前方に穿孔が及ぶ場合に選択することが多い．
（文献 20 より引用・改変）

の妨げとなり，明瞭な視野を得ることがしばしば困難な場合がある．そこで，「明瞭な視野で確実にグラフトを挿入する」ことを第一に考え，グラフトを 1 枚にこだわらず複数枚使用し鼓膜閉鎖を施行している[20]．比較的小さなグラフトを複数枚用いることで，明瞭な視野でより確実な手術操作が可能と考える．複数枚のグラフト使用は，鼓膜穿孔の大きさに関係なく，主に前方に穿孔が及ぶ場合に選択することが多い．1 枚目のグラフトを内視鏡下に確実に挿入，2 枚目以降のグラフトは 1 枚目のグラフトに十分重なるように underlay を行う（図 2-f，g）．術後再穿孔症例に対しては薄切した自家軟骨をグラフトとして使用している．

下象限に鼓膜穿孔がある右慢性中耳炎での TEES による鼓室形成術の手術手順について以下に記す．① 鼓膜穿孔縁の新鮮化を行う（図 3-a）．② 骨部外耳道後壁皮膚に 6 時から 12 時の方向に弧状切開を置き，tympanomeatal flap を剝離挙上して鼓室内に到達する．ツチ骨柄は鼓膜より一部剝離する（図 3-b）．③ 耳小骨連鎖への操作は耳小骨の可動性が悪い場合に行い，Ⅲ型とⅣ型におけるコルメラには自家軟骨を使用する．本症例ではⅠ型とした．④ 本症例では「明瞭な視野で確実にグラフトを挿入する」ことを第一に考え，耳後部の皮下から採取した結合織を 2 枚用いて，1 枚目の結合織はツチ骨の外側，鼓膜の内側へ留置，2 枚目の結合織で残りの穿孔部を underlay 法で閉鎖してフィブリン糊で固定した（図 3-c，d）．

2．鼓膜形成術（接着法）

鼓膜形成術は，耳内操作で行い，耳小骨連鎖をそのままに鼓膜穿孔を閉鎖する手術である[21]．近年は TEES による鼓膜形成術（接着法）の報告もある[22]．手術手順を以下に記す．① 局所麻酔下では鼓膜麻酔液を浸した綿花で浸潤麻酔施行．② 鼓膜穿孔縁を新鮮創化．③ 耳介後部の皮下結合織または側頭筋膜を underlay 法で鼓膜穿孔縁に密着させ，フィブリン糊で固定．

しかし，① パッチゲインが不十分な症例，② CT で鼓室に陰影を認める症例，③ 大穿孔症例は適応外で，tympanomeatal flap を挙上して鼓室内を確認・清掃してから鼓膜を形成する鼓室形成術の適応と考える．

3．リティンパ® を用いた鼓膜穿孔閉鎖術

2019 年に鼓膜再生療法を行うために線維芽細胞成長因子を主成分とするトラフェルミン製剤（リティンパ®）が上市され，条件がそろえば外来でより低侵襲な鼓膜穿孔閉鎖術が可能になった．

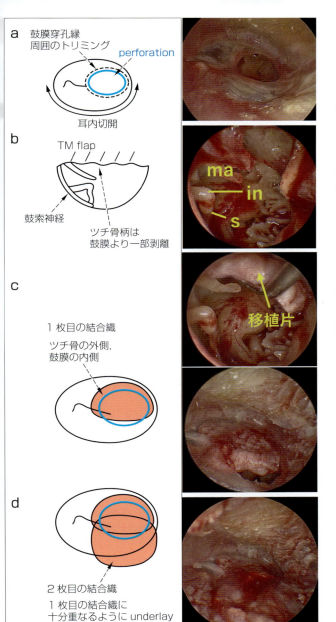

図 3. 右慢性中耳炎に対する TEES. 複数枚の移植片を使用して穿孔閉鎖
a：鼓膜穿孔は，前・後下象限に認め，一部ツチ骨柄に接する．
b：TM flap を挙上，ツチ骨柄は鼓膜より一部剝離する．
c：1 枚目の移植片を鼓膜の内側であるが，ツチ骨柄に対しては外側に挿入する（Over-underlay 法）．
d：2 枚目の結合織は 1 枚目の結合織に十分重なるように underlay を行う．
ma：malleus, in：incus, s：stapes

手術手順を以下に記す．① 鼓膜麻酔液を浸した綿花で浸潤麻酔施行．② 鼓膜穿孔縁を新鮮創化．③ 溶解液でトラフェルミンを溶解し，ゼラチンスポンゼルを含侵させ，厚さ 1～2 mm の円形に形成．③ 鼓膜穿孔縁に接するように鼓室内から穿孔縁のレベルにかけて複数層のスポンジを留置．④ 大きく形成したスポンジでさらに表面を被覆してフィブリン糊を滴下．鼓膜再生療法の 3～5 週間後に鼓膜表面の痂疲を除去し，再生状況を確認する．もし，穿孔の残存を認めた場合は，鼓膜再生療法を再度行うが，原則 4 回までである[23]．

手術適応は，再生の源となる鼓膜の前駆細胞／組織幹細胞が残存しているという症例で，① 外耳道が狭く，顕微鏡で直線的に穿孔縁全貌をみることができない，② 活動性の感染がある，③ 放射線治療や熱傷後の穿孔や中耳手術後の穿孔は適応外となる．また，鼓膜形成術と共通して，④ パッチゲインが不十分な症例，⑤ CT で鼓室に陰影を認める症例も適応外になると考える．大穿孔症例に対しては，金井は穿孔閉鎖率の低下はないと報告している[24]．

まとめ

患者の困っている症状をよく問診し，患者の希望が耳漏停止なのか，聴力改善なのかを明確にする必要がある．手術を行わない場合，難聴の進行や二次性真珠腫に進展する可能性があることを説明する．手術方法の選択には，各術式のメリット，デメリットを十分にインフォームド・コンセントし，患者にとって最適な治療法を選択すべきである．

文 献

1) Saito T, Tanaka T, Tokuriki M, et al：Recent outcome of tympanoplasty in the elderly. Otol Neurotol, 22：153-157, 2001.
2) Livingston G, Sommerlad A, Orgeta V, et al：Dementia prevention, intervention, and care. Lancet, 390：2673-2734, 2017.
3) 高橋邦行, 山本 裕, 大島伸介ほか：MRSA 感染耳の周術期対策. Otol Jpn, 19：559, 2009.

4) Sakagami M, Maeda A, Node M, et al：Long-term observation on hearing change in patients with chronic otitis media. Auris Nasus Larynx, 27：117-120, 2000.
   Summary 慢性穿孔性中耳炎の非手術例は手術例に比し，長期的に骨導聴力の悪化が大きい．

5) Kashiwamura M, Chida E, Matsumura M, et al：The Efficacy of Burow's Solution as an Ear Preparation for the Treatment of Chronic Ear Infections. Otol Neurotol, 25：9-13, 2004.

6) Oishi N, Inoue Y, Saito H, et al：Burow's solution induced acute sensorineural hearing loss：report of two cases. Auris Nasus Larynx, 37：369-372, 2010.

7) Mishiro Y, Sakagami M, Takahashi Y, et al：Tympanoplasty with and without mastoidectomy for non cholesteatomous chronic otitis media. Eur Arch Otorhinolaryngol, 258：13-15, 2001.
   Summary 慢性中耳炎において，耳漏を伴っていても乳突削開術の有無と穿孔閉鎖率は無関係である．

8) Kakehata S, Watanabe T, Ito T, et al：Extension of indications for transcanal endoscopic ear surgery using an ultrasonic bone curette for cholesteatomas. Otol Neurotol, 35：101-107, 2014.

9) 西池季隆，今井貴夫，大島一男ほか：経外耳道内視鏡下耳科手術を行った耳小骨奇形10耳の検討．Otol Jpn, 26：1270133, 2016.

10) 欠畑誠治，二井一則：TEES［経外耳道的内視下耳科手術］手技アトラス：導入・基本手技からアドバンスまで．中山書店, 2018.

11) Nardone M, Sommerville R, Bowman J, et al：Myringoplasty in simple chronic otitis media：critical analysis of long-term results in a 1,000-adult patient series. Otol Neurotol, 33(1)：48-53, 2012.

12) Gersdorff M, Garin P, Decat M, et al：Myringoplasty：long-term results in adults and children. Am J Otol, 16(4)：532-535, 1995.

13) Cho YS, Park MH, Han UG, et al：Outcomes and learning curve of endoscopic tympanoplasty：A retrospective analysis of 376 patients. Laryngoscope Investig Otolaryngol, 7(6)：2064-2068, 2022.

14) Crotty TJ, Cleere EF, Keogh IJ：Endoscopic Versus Microscopic Type-1 Tympanoplasty：A Meta-Analysis of Randomized Trials. Laryngoscope, 133：1550-1557, 2023.

15) Yang Q, Wang B, Zhang J, et al：Comparison of endoscopic and microscopic tympanoplasty in patients with chronic otitis media. Eur Arch Otorhinolaryngol, 279：4801-4807, 2022.

16) 安井徹郎，野田哲平，岡正　倫ほか：顕微鏡・内視鏡下慢性中耳炎手術の術後成績比較．Otol Jpn, 32(1)：82-86, 2022.

17) 田中康広，大村和弘，蓮　琢也ほか：鼓膜穿孔に対するover-underlay法の有用性．Otol Jpn, 27(3)：173-178, 2017.

18) Furukawa T, Ito T, Kubota T, et al：The Feasibility and Treatment Results of Transcanal Endoscopic Myringoplasty. Otol Neurotol, 43(6)：650-656, 2022.

19) Fisch U, May J, Linder TMD：Tympanoplasty, mastoidectomy, and stapes surgery. pp xii, 396pp, Thieme, 2008.

20) 斎藤未佑，上塚　学，道場隆博ほか：慢性中耳炎に対する経外耳道的内視鏡下耳科手術による鼓室形成術の検討―複数枚グラフト使用の有用性について．Otol Jpn, 34：9-15, 2024.
   Summary 慢性中耳炎に対するTEESでは狭い外耳道のスペースでグラフトが視野の妨げとなるが，グラフトを複数枚用いることで明瞭な視野が得られ，穿孔閉鎖率の向上につながる．

21) 湯浅　涼，西條　茂，冨岡幸子ほか：簡易な鼓膜形成術―フィブリン糊を用いた接着法―．耳喉頭頸, 61：1117-1122, 1989.

22) Furukawa T, Watanabe T, Ito T, et al：Feasibility and advaniages of transcanal endoscopic myringoplasty. Otol Neurotol, 35：e140-e145, 2014.

23) 金丸眞一，金井理絵，山口智也ほか：鼓膜再生療法手術手技マニュアル：35-40, 77. 中山書店, 2023.

24) 金井理絵：鼓膜穿孔閉鎖術について―鼓膜穿孔治療剤の立場から―．JOHNS, 40：319-322, 2024.

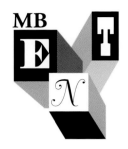

◆特集・みみ・はな・のど 保存的治療 vs 手術治療—私の選択基準—

真珠腫性中耳炎の保存的治療と手術治療

毛利宏明[*1] 西田健祐[*2]

Abstract 真珠腫性中耳炎の治療では徹底した病変郭清,中耳再含気化と再発予防,聴力改善を目標に個々の病態,進展度,年齢によって最適な手術治療を選択することが望ましい.患者の年齢や基礎疾患,社会的背景や諸事情によっては,慎重に判断したうえで保存的治療を選択することもある.本稿では,真珠腫の進展度分類について詳述し,治療戦略について症例を提示し解説した.鼓膜に陥凹を認めても自浄作用が期待できる症例では keratin debris を丁寧に清掃し電子スコープで詳細に観察する.純音聴力検査や側頭骨 CT 検査と合わせて手術適応を決定する.陥凹病変が不可逆的になり migration の異常があれば積極的に内視鏡下鼓室形成術を勧めている.進行例では顕微鏡下鼓室形成術を実施する.また,海外での取り扱いについても言及した.今後は真珠腫発症機序の解明が進み,分子レベルでの保存的治療が可能になると考える.

Key words 保存的治療(conservative therapy),手術治療(surgical therapy),顕微鏡下耳科手術(microscopic ear surgery:MES),経外耳道的内視鏡下耳科手術(transcanal endoscopic ear surgery:TEES),中耳真珠腫進展度分類(staging and classification for middle ear cholesteatoma)

はじめに

真珠腫性中耳炎(以下,真珠腫)は難聴や耳漏で発見されることが多く,真珠腫による骨破壊や感染が進行すると,迷路瘻孔や顔面神経麻痺などの側頭骨内合併症が生じ,決して多くはないが脳膿瘍や髄膜炎などの頭蓋内合併症を伴うことがある.真珠腫の根本的治療は手術治療のみであり,治療方針としては手術治療が第一選択となる.しかしながら,患者の年齢や基礎疾患および社会的背景や諸事情によっては,病態や進展度を慎重に判断したうえで,保存的治療を選択することもある.また,保存的治療を選択した場合であっても,経過に応じて手術治療を考慮する必要が生じることがある.すなわち,我々は真珠腫における保存的治療および手術治療のそれぞれの特徴を正確に理解したうえで,個々の患者の診療にあたる必要がある.

本稿では,まず真珠腫の病態分類と進展度分類について述べたうえで,真珠腫に対する治療戦略(保存的治療・手術治療)について解説し,実際の症例を提示する.最後に,海外の治療方針や最新の研究成果と臨床応用への取り組みに触れたうえで,真珠腫治療の未来について展望する.

真珠腫の病態分類と進展度分類

真珠腫の治療方針を考える際には,病態と進展度を評価することは必須である.2015年に日本耳科学会によって提唱された「中耳真珠腫進展度分類 2015 改訂案」が,本邦で広く用いられている[1].さらに,2016年の国際真珠腫学会において,国際的にもほぼ本邦の分類が受け入れられる形で,国

[*1] Mohri Hiroaki,スタンフォード大学耳鼻咽喉科・頭頸部外科,博士研究員/〒 602-8566 京都府京都市上京区河原町通広小路上る梶井町 465 京都府立医科大学耳鼻咽喉科・頭頸部外科学教室
[*2] Nishida Kensuke,京都第一赤十字病院耳鼻咽喉科・頭頸部外科

P (protympanum)：前鼓室
T (tympanic cavity)：中・後鼓室
A (attic)：上鼓室*
M (mastoid)：乳突洞・乳突蜂巣**

* 後方境界：キヌタ骨短脚後端または fossa incudis
下方境界：サジ状突起・鼓膜張筋腱～顔面神経管
前方境界：サジ状突起・鼓膜張筋腱～上鼓室前骨板

** 乳突蜂巣の発育程度，含気状態は副分類を用いて併記

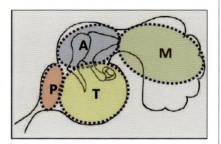

図 1． PTAM system
（文献 1 より転載）

Stage Ⅰ			Stage Ⅱ	Stage Ⅲ	Stage Ⅳ
Ⅰa	Ⅰb				
フォローアップ	保存的治療	手術治療			
鼓膜所見 聴力検査 画像検査 など	debris清掃 感染制御 換気チューブ など	TEES	TEES / MES	MES	

図 2． 真珠腫治療に対する筆者の基本方針

際分類として認められ各国で広く用いられている[2]．

「中耳真珠腫進展度分類 2015 改訂案」では，真珠腫は弛緩部型真珠腫，緊張部型真珠腫，先天性真珠腫，二次性真珠腫に分類される．その他，弛緩部型と緊張部型の病態が複合したもの，または弛緩部型と緊張部型の分類が難しいものを複合型・分類型としている．進展度については，中耳腔を前鼓室(P)，中・後鼓室(T)，上鼓室(A)，乳突洞・乳突蜂巣(M)に分け(図 1：PTAM system)，真珠腫が初発区分に限局する場合を Stage Ⅰ，初発区分を超えて隣接区分に進展した場合を Stage Ⅱとしている．さらに，Stage Ⅰでは debris の有無でⅠaとⅠbに分類している(弛緩部型真珠腫と緊張部型真珠腫で該当，先天性真珠腫と二次性真珠腫の亜分類の基準は異なる)．また，側頭骨内合併症・随伴病態を伴うものを Stage Ⅲ，頭蓋内合併症を伴うものを Stage Ⅳとしている．

治療戦略

1．保存的治療 vs 手術治療

筆者は Stage Ⅰa(真珠腫が「初発区分」に限局し，陥凹部の自浄作用が保たれた状態)は外来で定期的にフォローアップ(必要に応じて保存的治療)を行い，Stage Ⅰb(真珠腫が「初発区分」に限局し，陥凹内に keratin debris が蓄積する状態)以降に対しては手術治療を勧めている(図 2)．ただし，Stage Ⅰbに関しては，患者の年齢や基礎疾患および諸事情をふまえて，保存的治療を選択することがある．たとえば，幼児期や学童期の患者では耳管機能が未熟なため，鼻すすりを止めて換気チューブを留置するなど保存的治療を行いながらフォローアップを行い，必要時に手術治療を行うこともある．後期高齢者や超高齢者では患者の身体的予備能(心機能・呼吸機能・腎機能など)や基礎疾患(虚血性心疾患・脳血管疾患・内分泌代謝疾患など)を考慮する必要があり，全身麻酔手術のリスクが高いと判断した場合には，保存的治療

を選択せざるを得ないこともある．患者の諸事情としては仕事や家事が忙しく，手術治療や術前後の外来通院が困難な場合に保存的治療を行いながらフォローアップを行い，時期をみて手術治療を選択することがある．Stage Ⅱに関しては，比較的早期の手術を勧めている．Stage Ⅲや Stage Ⅳに関しては，言うまでもなく早期の手術が望ましい．特に Stage Ⅳは，緊急手術治療が必要となることが多く，抗菌薬治療や抗凝固療法，脳膿瘍ドレナージなどの集学的治療を要する．

2．保存的治療

保存的治療の基本は keratin debris の丁寧な清掃である．keratin debris の蓄積による骨破壊や感染を防ぐことで，真珠腫の悪化をできる限り予防することが目的である．定期的に鼓膜所見をとり，陥凹部の進行がないか確認する．鼓膜所見は電子スコープなどでカルテに残しておくほうが比較しやすい．純音聴力検査も重要である．特に緊張部型真珠腫は，鼓膜が癒着していることとキヌタ・アブミ関節部の病変が主であることより，Stage Ⅰであっても難聴をきたすことがあり，難聴の悪化がないかを評価することが肝要である．時に比較的早期であっても蝸牛瘻孔をきたすことがあり，注意を要する．鼓膜所見や純音聴力検査の結果から Stage の進行が疑われる場合，CT や MRI などの画像検査を行う．感染が生じた場合には，耳漏細菌培養検査を実施し，局所処置や起炎菌に応じた抗菌薬投与を行う．感染を契機に真珠腫の病勢が増悪することがあるので，感染制御は極めて重要である．

3．手術治療：共通する重要なコンセプト

手術治療の目標は徹底した病変郭清，中耳再含気化と再発予防，聴力改善である．個々の病態・進展度・年齢などによって最適な手術術式を決定する．術式に関しては，顕微鏡や内視鏡を含めてどの器具で行うのか，外耳道を削除するかどうか，乳突腔の処理をどうするか，再建材料に何を用いるのか，など多くのパラメータがある．これらのパラメータの集合体として術式が決まるた

め，術式は施設や術者によって異なる．しかしながら，手術において重要なコンセプトは共通しており，① 局所解剖の十分な理解，② 良好な視野の確保，③ 術前の入念な準備，である．

局所解剖の十分な理解により，顔面神経や内耳などの重要構造物を破壊せず安全かつスムーズに手術を進めることができる．顔面神経の走行や中頭蓋窩天蓋，S 状静脈洞などの位置は個人差がみられやすいため，術前に側頭骨 CT を必ず確認することが肝要である．また，術中の所見も重要である．削っている骨の色調やドリルの音などにより，重要構造物の近くを操作していることを認識することができる．これらをすべて含めた実践的な局所解剖の十分な理解が術者には求められる．

良好な視野の確保により，真珠腫を明視下に遺残なく摘出し，最適な再建（側壁再建・伝音再建など）を行うことが可能となり，これらは再発防止・聴力改善につながる．

術前の入念な準備としては，術前に鼓膜所見や聴力検査結果，画像検査結果などを十分に確認することが特に重要である．これらを組み合わせることで，真珠腫形成の原因や耳小骨連鎖の状態，側頭骨内および頭蓋内合併症の有無などを推測することができる．筆者は，外来で手術について検討し，患者に丁寧に説明しカルテに記載している．手術前日に個々の病態，解剖や術式の検討など術前カンファレンスを実施する．手術当日は全身麻酔導入中に再度，画像診断，術式の入念な確認を行う．

4．手術治療：TEES vs MES

近年広く普及してきた経外耳道的内視鏡下耳科手術（transcanal endoscopic ear surgery：TEES）では，広角な視野をもつ内視鏡を対象に接近させ，さらに斜視鏡を組み合わせて観察することで死角の少ない明瞭な術野を確保できるため，前述した良好な視野の確保において，内視鏡は優れた利点を有している[3)4)]．従来は内視鏡下に削開すると骨粉や血液により視野が不良になることが多かったが，イリゲーション付きカーブドバーの出

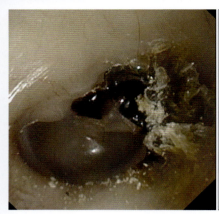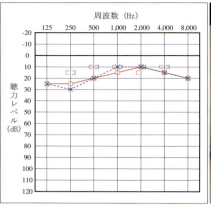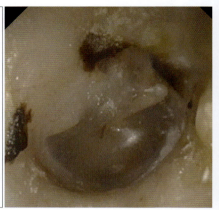

図 3. 症例 1(保存的治療, Stage Ⅰa)
a：鼓膜写真(初診時). 右弛緩部に痂皮の付着を認めた.
b：標準純音聴力検査(初診時). 聴力は正常範囲内であった.
c：鼓膜写真. 右弛緩部陥凹部に debris の蓄積を認めなかった.

現により，水中下に生理食塩水を持続的に灌流させることで，骨粉や血液の洗浄ができ，片手操作の内視鏡でも明視下の削開が可能となった[5]．これらより真珠腫の手術治療において TEES を行う施設が増えてきている．一方で，顕微鏡下耳科手術(microscopic ear surgery：MES)は複雑かつ精緻な構造からなる局所解剖を立体的に捉えられ，両手操作が可能(two-handed surgery)という，内視鏡にはない長所もある．

筆者らは大筋の治療戦略として，Stage Ⅰb には TEES を選択し，Stage Ⅱ では症例に応じて TEES 単独・MES 単独・TEES/MES 併用から選択し，Stage Ⅲ以上では MES を行っている(図 2)．

症例提示

症例 1：保存的治療，Stage Ⅰa

8 歳女児が右真珠腫性中耳炎の疑いで近医耳鼻咽喉科より紹介となった．右弛緩部に痂皮を認めたが，聴力正常範囲内であり，CT では耳小骨の明らかな骨破壊性の変化なく，上鼓室への進展がないことも確認した(図 3-a, b)．鼻すすりをしないよう指導し，ステロイド点耳と局所処置を行い，痂皮を清掃した．その後，右弛緩部陥凹部に debris の蓄積を認めなかったので，右弛緩部型真珠腫 Stage Ⅰa と診断し，外来で定期的なフォローアップの方針とした(図 3-c)．現在も Stage の進行を認めずに経過している．

症例 2：手術治療(TEES)，Stage Ⅰb

22 歳女性が両真珠腫性中耳炎の疑いで近医耳鼻咽喉科より紹介となった．両耳緊張部に陥凹を認め，左耳には debris の蓄積を認めた(図 4-a, b：図 4-b は debris 清掃後)．聴力は 3 分法で右 23.3 dB，左 38.3 dB の伝音難聴であり(図 4-c)，CT では左鼓室に軟部陰影を認めたが隣接区分への進展を認めなかった．これらより右緊張部型真珠腫 Stage Ⅰa・左緊張部型真珠腫 Stage Ⅰb と診断した．右耳は外来での定期的なフォローアップ，左耳は TEES による手術治療を勧めた．当時仕事が多忙で本人と相談した結果，左耳に関してもいったん保存的治療を行いながらフォローアップを行い，時期をみて手術治療を選択する方針となった．初診時からおよそ 1 年後に全身麻酔下に左内視鏡下鼓室形成術を行った．Tympanomeatal flap を挙上し，真珠腫を明視下に摘出した．真珠腫の遺残がないことを十分に確認した後，鼓膜緊張部は軟骨膜付き耳珠軟骨を用いて underlay method で鼓膜形成を行い，再陥凹を予防した(図 4-d, e)．耳小骨の骨破壊性変化を認めなかったため，耳小骨連鎖は温存した．術後約 2 年半以上経過したが，左緊張部の再陥凹はなく，聴力良好である(図 4-f, g)．右耳に関しては，現在も Stage Ⅰa を維持している．

症例 3：手術治療(MES)，Stage Ⅱ

48 歳男性が両真珠腫性中耳炎の疑いで近医耳

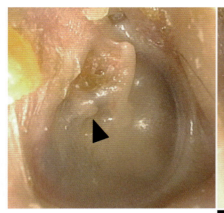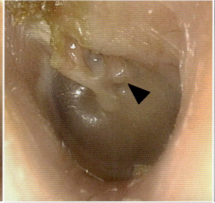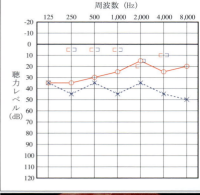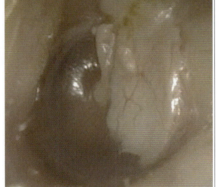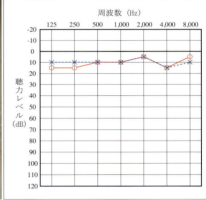

a	b	c
d	e	
f	g	

図 4.
症例 2(手術治療：TEES，Stage Ⅰb)
a：右鼓膜写真(初診時)．緊張部に陥凹を認めた．キヌタ・アブミ関節(▶)が透見される．
b：左鼓膜写真(初診時)．緊張部に陥凹を認め，debris の蓄積を認めた(写真は debris 清掃後)．右と同様にキヌタ・アブミ関節(▶)が透見される．
c：標準純音聴力検査(初診時)．3分法で右 23.3 dB，左 38.3 dB の伝音難聴を認めた．
d：術中写真．内視鏡下に真珠腫を摘出した．耳小骨の骨破壊性変化を認めなかったため，耳小骨連鎖は温存した．
e：術中写真．鼓膜緊張部は軟骨膜付き耳珠軟骨を用いて underlay method で鼓膜形成を行い，再陥凹を予防した．
f：左鼓膜写真(術後約2年)．緊張部に再陥凹を認めない．
g：標準純音聴力検査(術後約2年)．良好な聴力である．

鼻咽喉科より紹介となった．両側弛緩部に陥凹を認め，両側とも debris の堆積を認めた(図5-a)．聴力は3分法で右 21.7 dB，左 30.0 dB の伝音難聴であり，CT では両上鼓室から乳突腔末梢にかけて軟部陰影を認めた(図5-b, c)．これらより両弛緩部型真珠腫 Stage Ⅱ AM と診断した．乳突腔末梢まで広範に進展していたため，MES による手術治療を勧めたところ，当時海外への長期出張が重なっており，本人と相談した結果，慎重にフォローアップを行い，時期をみて手術治療を選択する方針となった．初診時からおよそ1年後，そして1年3か月後に全身麻酔下に左顕微鏡下鼓室形成術・右顕微鏡下鼓室形成術をそれぞれ行った．ここでは右耳の術中所見を示す．Transcanal atticotomy により真珠腫母膜を同定した後，Retrograde mastoidectomy on demand を行い，乳突腔末梢まで真珠腫を追走した．明視下に連続的に母膜を剝離し，一塊に真珠腫を摘出した(図5-d)．

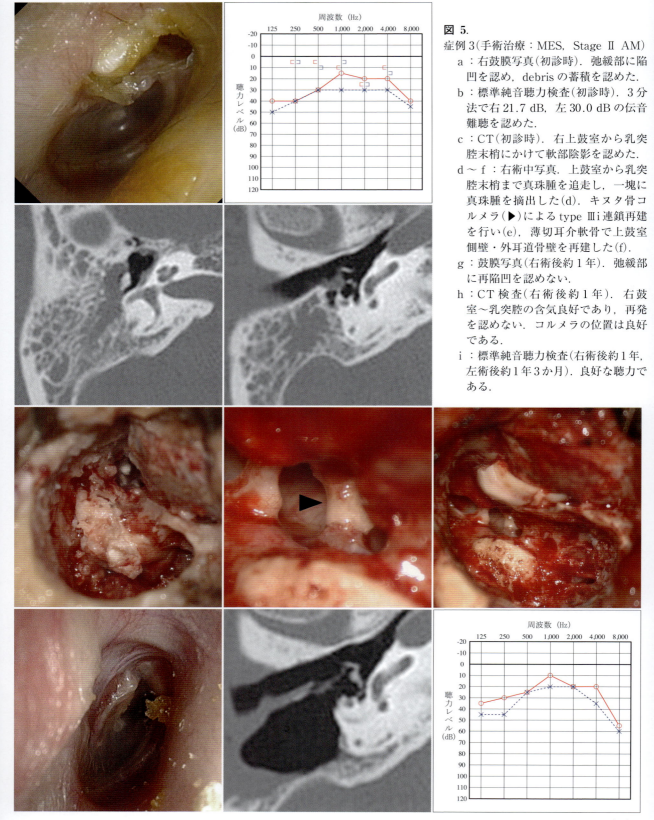

図 5.
症例3(手術治療:MES, Stage Ⅱ AM)
 a:右鼓膜写真(初診時).弛緩部に陥凹を認め,debrisの蓄積を認めた.
 b:標準純音聴力検査(初診時).3分法で右21.7 dB,左30.0 dBの伝音難聴を認めた.
 c:CT(初診時).右上鼓室から乳突腔末梢にかけて軟部陰影を認めた.
 d〜f:右術中写真.上鼓室から乳突腔末梢まで真珠腫を追走し,一塊に真珠腫を摘出した(d).キヌタ骨コルメラ(▶)によるtype Ⅲi連鎖再建を行い(e),薄切耳介軟骨で上鼓室側壁・外耳道骨壁を再建した(f).
 g:鼓膜写真(右術後約1年).弛緩部に再陥凹を認めない.
 h:CT検査(右術後約1年).右鼓室〜乳突腔の含気良好であり,再発を認めない.コルメラの位置は良好である.
 i:標準純音聴力検査(右術後約1年,左術後約1年3か月).良好な聴力である.

ツチ骨頭を中心に骨破壊性変化を認めたので，いったんキヌタ・アブミ関節を離断した後，キヌタ骨コルメラによる type Ⅲi 連鎖再建を行った（図5-e）．薄切耳介軟骨で上鼓室側壁・外耳道骨壁を再建し，弛緩部の開口部には側頭筋膜を underlay method で固定した（図5-f）．両耳とも術後1年半以上経過したが，再発なく聴力良好である（図5-g～i）．

海外の治療方針

海外での治療方針も本邦と大きな違いはなく，手術治療が第一選択となる[6]．本邦と同様に，MES と TEES の両方が使用されている．MES に関しては外耳道後壁削除・乳突開放型鼓室形成術（いわゆる canal wall down 法）と外耳道後壁保存型鼓室形成術（いわゆる canal wall up 法）のどちらが優れているかについて議論されているが，結論を出すことは難しく，個々の症例に応じて術式を選択することが重要であると述べていることが多い[7]．MES と TEES に関しても本邦と同様に度々議論されている．あるレビューでは，真珠腫に対する手術において，TEES のほうが MES より残存率および再発率が低いと示しているが，手術時間や聴力改善結果などで TEES が優れているという証拠は不十分であり，質の高い前向き研究が必要であると述べている[8]．本邦において TEES が導入され約15年経過する．真珠腫術後は長期的に再発の有無を観察することが重要であり，今後の TEES 術後における長期成績に注目していきたい．なお，筆者が現在所属しているスタンフォード大学では，真珠腫の鼓室形成術において現時点では専ら MES が行われている．

最新の研究成果と臨床応用への取り組み

真珠腫の根本的治療は現在手術のみであるが，根本的治療として保存的治療が確立されてこなかった大きな原因の一つとして，真珠腫の発症機序が十分に解明されてこなかったことが挙げられる．Fukuda らは，真珠腫を構成する p75 陽性神経堤細胞が真珠腫の進行にかかわることを明らかにし，さらに p75 シグナルを制御することで神経堤由来細胞の増殖が抑制されることを発見した[9]．Shimizu らは，手術時に摘出した中耳真珠腫のシングルセル RNA シークエンス解析を行い，真珠腫内にはアクチビン A を産生する病原性の線維芽細胞が存在し，このアクチビン A が破骨細胞の分化を促進し骨破壊を誘導することを解明した[10]．これらの研究成果より，p75 シグナルの制御やアクチビン A の阻害が，未来の保存的治療に向けた新たな治療標的となりうることが期待される．

手術治療においては，再発（遺残性・再形成性）をできる限り防ぐ取り組みが重要である．現在筆者が所属している研究室は，光増感剤であるベンゾポルフィリン誘導体とセツキシマブの複合体をヒト中耳真珠腫組織とともに培養すると，この複合体が過形成扁平上皮組織（すなわちヒト中耳真珠腫組織）に選択的に局在し，正常中耳粘膜に局在しないことを発見した[11]．この手法を応用することで，術中に真珠腫の局在を正確に把握でき，さらに細胞レベルで遺残なく完全摘出することが可能になり，遺残性再発を高率に防ぐことが将来的に期待される．Kojima は，術後再陥凹や再癒着から生じる再形成性再発を予防するべく，自己由来鼻腔粘膜細胞シート移植による中耳粘膜再生治療を開発した[12]．この治療により，術後に中耳粘膜を再生させ理想的な含気を維持した中耳腔を形成することが可能となることが期待される．すでに，臨床研究において有効性・安全性が確認され，現在医師主導治験が行われており，今後の動向に一層の注目が集まっている．

おわりに

真珠腫性中耳炎の保存的治療と手術治療について解説した．保存的治療を選択する場合には，Stage の進行をできる限り予防することが重要である．手術ではすべての術式で共通する重要なコンセプトと各術式で異なるメリットとデメリットを理解したうえで，個々の病態・進展度・年齢な

どによって最適な術式を考えることが重要である．真珠腫に対する研究成果は積み重なっており臨床応用への取り組みも始まっている．先人たちが積み上げてきた手術治療に最新の知見が組み合わさることで，未来の真珠腫治療が開かれると確信する．

謝　辞

本稿を執筆するにあたり，耳科手術においてこれまで筆者に対し多大なるご指導をいただいた京都第一赤十字病院・山本　聡先生に，この場を借りて深謝申し上げます．

本論文内容に関連する筆者の利益相反はない．

文　献

1) 東野哲也，橋本　省，阪上雅史ほか：中耳真珠腫進展度分類 2015 改訂案. Otol Jpn, **25**(5)：845-850, 2015.

2) Yung M, Tono T, Olszewska E, et al：EAONO/JOS Joint Consensus Statements on the Definitions, Classification and Staging of Middle Ear Cholesteatoma. J Int Adv Otol, **13**(1)：1-8, 2017.
　Summary　日本耳科学会(JOS)が 2015 年に発表した分類(文献1)を基に，欧州耳科学会(EAONO)との共同声明により 2016 年に提唱された真珠腫の国際分類．各国で広く用いられている．

3) Marchioni D, Mattioli F, Alicandri-Ciufelli M, et al：Transcanal endoscopic approach to the sinus tympani：a clinical report. Otol Neurotol, **30**：758-765, 2009.

4) Kakehata S, Watanabe T, Ito T, et al：Extension of indications for transcanal endoscopic ear surgery using an ultrasonic bone curette for cholesteatomas. Otol Neurotol, **35**：101-107, 2014.

5) 毛利宏明，山本　聡：経乳突的顔面神経減荷術における膝神経節や迷路部への内視鏡補助下アプローチ. Facial N Res Jpn, **43**：44-46, 2023.
　Summary　内視鏡補助下に膝神経節から迷路部にかけて明瞭な術野を確保することができた．安全で効率よく膝神経節より中枢側を骨削開するには，イリゲーション付きカーブドバーが有用であった．

6) Castle JT：Cholesteatoma Pearls：Practical Points and Update. Head Neck Pathol, **12**(3)：419-429, 2018.

7) Kuo CL, Liao WH, Shiao AS：A review of current progress in acquired cholesteatoma management. Eur Arch Otorhinolaryngol, **272**：3601-3609, 2015.

8) Li B, Zhou L, Wang M, et al：Endoscopic versus microscopic surgery for treatment of middle ear cholesteatoma：a systematic review and meta-analysis. Am J Otolaryngol, **42**(2)：102451, 2021.

9) Yamamoto-Fukuda T, Akiyama N, Tatsumi N, et al：Keratinocyte growth factor stimulates growth of p75$^+$ neural crest lineage cells during middle ear cholesteatoma formation in mice. Am J Pathol, **192**：1573-1591, 2022.

10) Shimizu K, Kikuta J, Ohta Y, et al：Single-cell transcriptomics of human cholesteatoma identifies an activin A-producing osteoclastogenic fibroblast subset inducing bone destruction. Nat Commun, **14**：4417, 2023.
　Summary　真珠腫では，病原性線維芽細胞によるアクチビン A 産生量が増加し，破骨細胞分化が促進することで骨が破壊されることを解明した．

11) Early S, Saad MA, Mallidi S, et al：A fluorescent photoimmunoconjugate for imaging of cholesteatoma. Sci Rep, **12**：19905, 2022.

12) Kojima H：Developing a novel treatment method for post-operative middle ear regeneration using transplanted nasal mucosal cells. Impact, **3**：64-66, 2019.

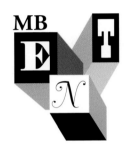

◆特集・みみ・はな・のど 保存的治療 vs 手術治療―私の選択基準―
耳硬化症の保存的治療と手術治療

河口倫太郎[*1] 堀 龍介[*2]

Abstract 耳硬化症は両側性，または一側性の進行性伝音難聴を呈する非炎症性のアブミ骨固着疾患である．30～40 歳台の女性に多いとされるが，日本人には比較的稀な疾患である．手術適応については進行性の難聴であること，一側性なのか両側性なのか，難聴の程度によって慎重に判断することが重要である．アブミ骨手術は繊細な手技を求められるが，様々な手術手技が報告されており，TEES または MES の利点を踏まえたうえで手術方法を検討して安全に実施することが重要である．

Key words 伝音難聴（conductive hearing loss），経外耳道的内視鏡下耳科手術（TEES），耳硬化症（otosclerosis），アブミ骨手術（stapes surgery），reversal stepes stapedotomy

はじめに

耳硬化症は両側性，時に片側性の進行性伝音難聴を呈する非炎症性のアブミ骨固着疾患である．前庭窓前縁の迷路骨包にある裂隙（fistula ante fenestram）を中心に海綿状骨増殖と骨硬化性病変が生じ，この病変がアブミ骨底板に及ぶとアブミ骨が固着して伝音難聴を生じる．病変が蝸牛まで進行した場合には，伝音難聴に加えて感音難聴も合併する（混合性難聴）．特に 30～40 歳台の女性に多い．日本人には 1 万人に 1 人程度[1]と比較的稀な疾患である．現在のところ正確な発症機序の解明には至っていない．人種間での発症頻度には差があるとされており[2]，本疾患は白人に多く，また遺伝的要因もあるといわれている．症状は難聴に加え，耳鳴を伴うことも多い．緩徐に進行するが，女性では妊娠や分娩を契機に悪化することがある．また Willis 錯聴といい，静かな環境よりも騒音下で会話が聞き取りやすいという現象が知られている．

検査所見

耳硬化症の鼓膜は一般的には正常だが，活動性の耳硬化症による骨病変がある場合，鼓室粘膜の血管増生により，Schwartze 徴候と呼ばれる鼓膜発赤を認めることがあるが，活動型は日本人では少ないとされる．

インピーダンスオージオメトリーは中耳伝音機構の音響インピーダンスを測定するもので，ティンパノメトリーと音響性耳小骨筋反射検査，すなわちアブミ骨筋反射検査の 2 種類があり，ともに耳硬化症の診断に有用なことがある．ティンパノメトリーは外耳道内を連続的に陰圧から陽圧まで変化させて，ティンパノグラムを作成する．ティンパノグラムは耳硬化症では As 型となることが知られているが，鼓膜の影響を受けやすいため注意が必要である．アブミ骨筋反射検査は音刺激によりアブミ骨筋の反射が起こり，静的コンプライアンスの変化を記録する方法である．アブミ骨筋反射は早期に陰性となる例が多い[3]ため，耳硬化

[*1] Kawaguchi Rintaro，〒807-8555 福岡県北九州市八幡西区医生ケ丘 1-1　産業医科大学耳鼻咽喉科・頭頸部外科学講座，助教
[*2] Hori Ryusuke，同，教授

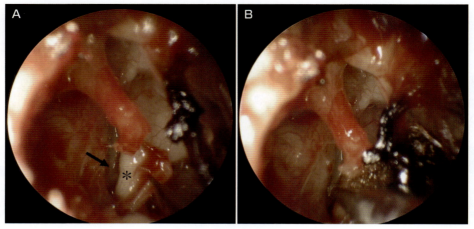

図 1. 顔面神経走行異常（右耳）
A：アブミ骨後脚を骨折させたところ．顔面神経水平部が卵円窓上にせり出している．
B：スキータドリルで開窓を試みるも，顔面神経水平部と干渉して困難な状態
＊顔面神経水平部（露出），矢印：卵円窓

症の診断に有用である．また，鼓室硬化症は慢性中耳炎の最終段階ともいわれており，中耳粘膜に硝子化から石灰化をきたし，硬化性病変はツチ骨・キヌタ骨周囲がもっとも多いがアブミ骨周囲にも硬化性病変を生じるとアブミ固着をきたすことがある．鼓室硬化症のアブミ骨筋反射検査では，逆向き反射が認められて早期に陰性となる例が多い．鼓室硬化症では内耳障害を避けるため補聴器装用となる場合が多いものの，アブミ骨可動術が症例によっては行われることがある．

耳硬化症の純音聴力検査においては stiffness curve がみられ，2 kHz 周囲の骨導閾値が上昇し Carhart notch を呈する所見が有名である．Carhart notch は耳硬化症の 14～40％程度で確認できるとされている[4]．低音部に A-B gap を認める伝音難聴の鑑別としては耳硬化症の他に滲出性中耳炎，鼓室硬化症，上半規管裂隙症候群や外リンパ瘻が挙げられる．これらはティンパノメトリーや CT 検査により鑑別が可能なことが多い．

耳硬化症における代表的な CT 画像所見は，蝸牛，前庭，半規管周囲に認める脱灰像である．早期病変とされる骨融解期（otospongiotic stage）に，fenestral type においては卵円窓前方，fissula ante fenestrum type，retrofenestral type においては蝸牛，前庭，半規管周囲に脱灰像を認める[5]．内耳道前方の憩室様変化も早期病変の所見である．中期から後期の病変とされる骨硬化期（otosclerotic stage）には骨沈着による卵円窓，正円窓の狭小化やアブミ骨底部の肥厚などが認められる．進行例では，蝸牛骨包周囲を取り囲むような骨吸収像（double ring sign）を認めることがある．ただし，耳硬化症の 3 割程度はいずれの所見も認めず[6]，日本人では病変が限局している例が多いため，これらの所見がないからといって耳硬化症を否定することはできない．また，脱灰部位によって術後聴力に差があるかについては一定の見解が得られていない．術前 CT では顔面神経の確認も重要である．顔面神経が卵円窓を覆うように走行している場合，手術が困難となる可能性がある（図 1）．MRI では耳硬化症で前庭に内リンパ水腫を認めた症例では術後にめまいの遷延を認め，内リンパ水腫は術後合併症のリスク因子である[7]と考えられている．

治療・手術のタイミングについて

難聴の程度により対応が異なる．軽度であれば経過観察を行い，難聴の進行がないかを確認しつつ，補聴器の装用についても検討する．手術を行うタイミングについては様々な議論がある．耳硬化症は両側性のこともあり，術側の検討が必要である．まず耳硬化症を疑う所見として，伝音難聴であることは大前提であり，伝音難聴の鑑別が重

要であることは言うまでもない．手術適応については諸説あるが，中耳手術アトラス[8]によると，① 一側ないし両側性の耳硬化症で，4周波数の平均気骨導差が40 dB以上の症例，② 気骨導差が40 dB未満で，骨導が大きく低下しつつある症例，③ 非常に進んだ耳硬化症，④ 鼓膜が正常，または閉鎖済みの鼓室硬化症で，アブミ骨底板が固着している症例，⑤ アブミ骨底板が固着している先天奇形，の5つをよい手術適応として挙げている．また唯一聴耳，蝸牛型鼓室硬化症を絶対的禁忌としている．聴力による適応以外にも術者についても言及されており，手技に十分な経験がある術者が行い，そうでない場合には手術は避けるべきと述べている．また，山田ら[9]によると，一側性の耳硬化症の場合には患側の聴力のみでは手術適応を考えることはできず，両耳の聴力を勘案する必要性を述べている．山田らは鼓膜所見が正常である一側性伝音難聴患者に対し質問紙によるアンケートを行い，耳硬化症の患者で手術前後での聴力改善はみられたものの耳鳴が残存し手術に対し不満であるとの回答を得たとしている．阪上[10]によると，耳硬化症は良性の疾患である点，難聴は緩徐に進行する点などから手術適応の重要性を説いている．アブミ骨固着の度合いが強い症例のほうが術後のめまいが少なく，聴力改善の度合いが大きいとの経験から，気導聴力が40〜50 dB程度になるまで待ったほうがよいと述べている．また，両側性の耳硬化症は聴力改善が大きいことから手術適応としている．一側性の耳硬化症については術後聴力が対側と同様に改善しないと患者の満足度が低いことから日常生活に支障が出るまで手術適応としないとしている．北岡ら[11]によると，高度〜重度難聴を伴う蝸牛型耳硬化症については人工内耳が選択肢となりうる[12]ものの，顔面神経刺激が生じるリスクがあり，アブミ骨手術の効果が不十分だとしても追加可能であるためアブミ骨手術を第一選択とする報告が多いとしている．つまり，耳硬化症については診断がついた時点で手術を検討するのではなく，難聴が一側性なのか両側

性なのか，また聴力の程度，特に気骨導差の程度によっては定期的な聴力検査を行い，補聴器といった手段を選択することが肝要となる．

アブミ骨手術について

1965年にShea, Marquetが発表したstapedotomyを発表して以降，アブミ骨手術では様々な工夫が加えられてきた．アブミ骨上部構造の摘出を行い，その後アブミ骨底板の開窓・ピストンを立てるconventional steps法や1994年にFisch[13]が発表したreversal steps stapedotomyがある．当科では熊川[2]が提案している，アブミ骨全体の構造がしっかり確認できる状態でアブミ骨底板にstapedotomyを行い（アブミ骨後脚が視野を遮るなら後脚の一部も削除），次いでキヌタ・アブミ関節離断とアブミ骨上部構造を摘出し，最後にピストンを挿入する方法を採用している（図2）．また，高木[14]はキヌタ骨の豆状突起を切除し，キヌタ・アブミ関節間に間隙をつくり，キヌタ骨の可動性を確保する．その後，底板にsmall fenestraを開窓し，ピストンを立てる方法（高木法）を発表し，本法を採用している施設も多い．実際の豆状突起の切除にはcrura nipperを用い切除を行う．豆状突起基部の骨は非常に細いため，容易に切離が可能とされている．豆状突起を切除するとキヌタ骨とアブミ骨関節面の1 mm程度の間隙ができ，上部構造を温存することが可能なアブミ骨手術である．Reversal steps stapedotomy，熊川の方法，高木法であってもfloating footplate（図3）や底板の陥凹を完全に予防することはできないが，もしfloating footplateが起こってもアブミ骨を摘出することも含め手術を遂行できる可能性はconventional steps法より高いと考えられる．

耳科手術では従来顕微鏡下手術（MES）が行われてきたが，近年経外耳道的の内視鏡下耳科手術（TEES）が急速に普及している．MESでは顕微鏡下で視軸と光軸を一致させることにより同軸照明となり，深く狭い術野を確実に照らし出し，直線方向の視野確保に優れることと光源の恩恵を十分

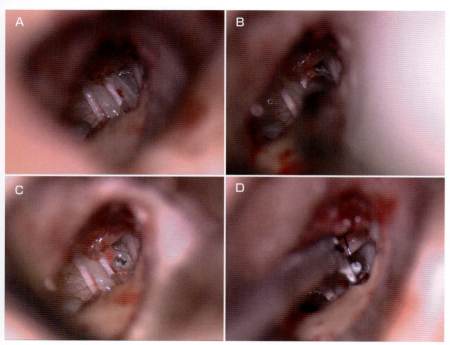

図 2. 当科でのアブミ骨手術の手順（右耳）
　A：アブミ骨全体の構造がしっかり確認できる状態
　B・C：スキータドリルでアブミ骨底板に stapedotomy を行う．アブミ骨後脚が視野を遮るため，後脚の一部を先にスキータドリルで削除
　D：キヌタ・アブミ関節離断とアブミ骨上部構造を摘出し，最後にピストンを挿入

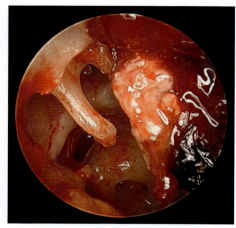

図 3. floating footplate の状態
Conventional steps 法にて底板が外れて卵円窓に落ち込んだ．リンパ液の流出はない．

に受けるというメリットがある．だが，手術器具の挿入方向を工夫したとしても手術を操作する器具が視軸＝光軸に干渉することにより，対象物が見えなくなることがある．光学倍率を上げることで拡大視することはできるが，視野や明るさは倍率に逆比例するため，狭い視野しか得られず，そして暗くなり手術においては不利となる．さらに，助手は側視鏡を覗いて手術に参加するが，顕微鏡の構造上術者と同一の光路を得ることが不可

能であるため技術指導・教育的観点や情報共有の観点からはやや不利となる．一方，内視鏡を用いる TEES では内視鏡を自由に移動することで対象への視点を容易に変更することができ，物理的に近接させて拡大するだけでなくデジタルズームで拡大することもできる．光ファイバーを介して光源から十分な光を送り，かつ鼓室という狭い空間で光の反射が起きるため，明るい視野が確保できる．さらに，内視鏡先端の広角レンズを通して広角の視野も確保できる．大型液晶モニターを介して視野を把握するため，術者・助手のみならずメディカルスタッフや学生すべての人が視野を共有できる．そして，内視鏡では斜視鏡を用いることにより，側方の観察も可能である．また，MES では両手操作が可能であるが，TEES では片手操作が強いられる（図 4）．左手で内視鏡を保持し，右手で手術操作を行うのが基本となる．そして，TEES は狭い外耳道から内視鏡と手術器具を同時に挿入するため，外耳道内での手術道具と内視鏡が干渉しやすい．したがって，TEES ではワーキングスペースを確保するため内視鏡は細経のものを使用し，手術器具は先端が曲がったものが便利となる場面が多い．なお，MES では直線的にしか視野を得られないため，曲がりがつよい鋼製小物

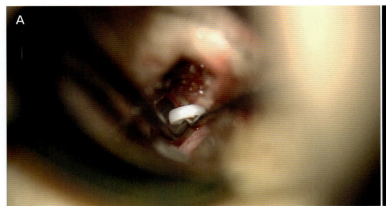
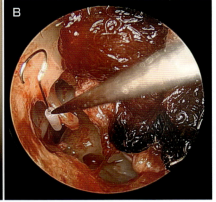

図 4. 顕微鏡下と内視鏡下でのアブミ骨手術におけるピストン挿入手技
　A：両手操作できる顕微鏡下でテフロンピストンを挿入
　B：片手操作でワイヤーピストンを挿入

はその先端が見えにくくなる．これら顕微鏡と内視鏡の特徴を把握しておくことが必要である．

　アブミ骨手術は TEES と相性がよく，TEES によるアブミ骨手術は広く普及しているといえる．アブミ骨は人体でもっとも小さな骨であり，視野の確保における TEES のメリットは大きいと考えられる．ただ，TEES は片手操作であるため，両手操作の MES に比べやや不利な点もある．この点について浅野ら[15]は，floating footplate のリスク低減のため，底板開窓，ピストン挿入をまず行う reversal steps stapedotomy は片手操作を補う方法であると述べており，TEES においても安全に手技施行が可能であると考える．アブミ骨手術を TEES で行う場合，一般的な TEES の手術手技に沿って手術を行う．すなわち，外耳道後壁に局所麻酔を行い，弧状切開を加えて tympanomeatal flap を挙上する．鼓索神経を同定し，温存する．キヌタ・アブミ関節を中心としたアブミ骨構造物を明視下におく視野を確保するため，必要に応じて外耳道後壁の骨削開を加えるが，内視鏡下となるので削開は最小限となる．内視鏡下での骨削開には山形大式の外反ノミが便利で，削開部の視野を確保しながら骨削開が行える．浅野ら[15]は TEES によるアブミ骨手術の術後成績について，日本耳科学会が定める聴力成功基準（気骨導差 15 dB 以内，聴力改善 15 dB 以上，術後聴力 30 dB 以内のいずれかに該当）による成功率は 100％であったと報告している．

　アブミ骨手術で用いるピストンはワイヤーピストンが一般的であるが，ワイヤーピストンのステンレス部分については，高磁場 MRI 検査での保証は今のところ明らかではない．一方，テフロンピストンであれば，手術後の MRI 検査に何ら制限はないが，テフロンピストンを内視鏡下での片手操作で挿入することは難しい．テフロンピストンのリングを一部切断することによりキヌタ骨に容易に締結することもできるが，小林ら[16]はリングをトリミングしたテフロンピストンを使用したアブミ骨手術では，ワイヤーピストンを使用した場合と比べて聴力改善率が有意に低く，成功に至らなかった症例の中にはキヌタ骨長脚からピストンが脱落している症例があったことを報告している．つまり，テフロンピストンのリングをトリミングすると，キヌタ骨長脚への装着が容易になる反面，術後にピストンが脱落しやすくなる可能性があるため，テフロンピストンはできる限りトリミングせずに原型で使用することが望ましいと述べている．内視鏡下アブミ骨手術において，テフロンピストンを用いる際のこのようなジレンマの解決として，堀ら[17]はアブミ骨手術において顕微鏡併用内視鏡下耳科手術（microscope-assisted TEES）の有用性について報告している．すなわち，TEES によるアブミ骨手術において，テフロンピストン留置の時だけ顕微鏡を用いて両手でテフロンピストンを留置することを提唱している．その結果，テフロンピストンを一部切除すること

なくキヌタ骨長脚にかけることは可能としている（図4-A）.

アブミ骨手術の重要な合併症として底板開窓の際に脳脊髄液が噴出する stapes gusher が知られている．アブミ骨手術における発生頻度は約0.3％といわれている．予測因子として男性で幼少期からの混合性難聴，蝸牛奇形，蝸牛水管・前庭水管拡大，X連鎖型の難聴の家族歴，高音部の骨導低下を伴った混合性難聴，CTにおいて内耳道底部の拡張などが指摘されている．Gusherをきたすと多くは聴力が悪化し，高度感音難聴になるといわれている．

起こってしまった場合の対応法として，森下ら[18]によると，鼓室内にゼラチンスポンジを留置する，前庭窓や鼓室内に筋膜や脂肪といった自家組織を留置する，アブミ骨を摘出し，前庭内に自家組織を留置する，外耳道内をパッキングする，頭部挙上させる，腰椎持続ドレナージを行う，ことが挙げられるとしている．高橋[19]はgusherが起こってしまった際には頭位挙上し，開窓部から流出した脳脊髄液を中耳腔へ貯留した分だけ吸引し噴出量が減るのを待つようにする．アブミ骨を摘出すると聴力廃絶の可能性があり，reversal steps stapedotomy では連鎖，上部構造もそのまま保持されるので適切なサイズの軟骨をキヌタ骨長脚の下に挿入しはめ込むことで開窓部に置いた筋膜の上から圧迫を補強でき，確実な閉鎖ができた症例を報告している．

おわりに

耳硬化症はまず見逃さないことである．河野[3]によると伝音難聴を認めるものの鼓膜所見が正常な場合にまず疑うべきであるとしている．耳鼻咽喉科医としての診察，各種検査から診断をつけるものの，典型的な所見が揃わないこともあるため，耳硬化症について患者への十分な説明が必要と考える．それとともに治療についても患者の意向も踏まえながら治療方針を決めることが重要と考える．

参考文献

1) 水足邦雄：耳硬化症．頭頸部外科，**29**(1)：13-15，2019.
　Summary　耳硬化症について，病態から診断における留意点，さらには治療，特にアブミ骨手術に関しての注意点まで簡潔に述べられている．また内視鏡手術の有用性についても言及している．
2) 熊川孝三：アブミ骨手術—難易度が高い症例に対する手術—．頭頸部外科，**22**(2)：127-132，2012.
3) 河野浩万：耳硬化症．MB ENT，**208**：9-15，2017.
4) 山本沙織，奥野妙子，畑　裕子ほか：耳硬化症を疑ったキヌタ骨複合奇形の1例．頭頸部外科，**26**(1)：119-123，2016.
5) 吉田忠雄：研修医から専攻医のための最新画像診断　内耳—めまい，中枢性疾患を含む．JOHNS，**40**(2)：174-178，2024.
6) 高橋昌寛：研修医から専攻医のための最新画像診断　中耳．JOHNS，**40**(2)：169-173，2024.
7) Sone M, Yoshida T, Sugimoto S, et al：Magnetic resonance imaging evaluation of endolymphatic hydrops and post-operative findings in case with otosclerosis. Acta Otolaryngol，**137**(3)：242-245，2017.
8) Sanna M, Sunose H, Mancini F, et al：中耳手術アトラス．医学書院，2013.
9) 山田浩之，大石直樹，中山梨絵ほか：鼓膜所見が正常である一側性伝音難聴12例の検討．Otol Jpn，**30**(2)：112-121，2020.
10) 阪上雅史：アブミ骨手術の手技と症例選択．Otol Jpn，**33**(2)：107-110，2023.
11) 北岡杏子，吉田晴郎：診断から治療へ　耳科領域　耳硬化症．JOHNS，**37**(9)：1050-1052，2021.
12) 金丸眞一：女性と難聴．MB ENT，**207**：27-38，2017.
13) Fish U：Stapedotomy versus stapedectomy. Otol Neurotology，**30**：1166-1167，2009.
14) 高木　明：新しいアブミ骨手術—アブミ骨上部構造保存アブミ骨手術—．頭頸部外科，**27**(3)：301-306，2017.
　Summary　キヌタ骨の可動性を得るために豆状突起を除去し，アブミ骨上部構造は温存し，底板へは小開窓のみとした術式を提案．
15) 浅野敬史，伊藤　吏，窪田俊憲ほか：当科における経外耳道的内視鏡下アブミ骨手術の工夫と術後成績．Otol Jpn，**29**(1)：52-57，2019.

16) 小林　諒，福田　篤，森田真也ほか：アブミ骨手術の術後成績の検討―とくにピストントリミングの有無との関連について―. 耳鼻臨床, **115**：747-752, 2022.

17) 堀　龍介，河口倫太郎，内田真哉：経外耳道的内視鏡下耳科手術の現状. 耳展, **67**(4)：192-204, 2024.
   Summary 高品質な内視鏡画像のもとに施行可能なTEESの時代到来とともに必要となる手術関連器具・支援機器を整理し，それらを用いた最新の術式について紹介している.

18) 森下大樹，荒井康裕，和田　昂ほか：蝸牛水管の内側開口部の拡大が原因である可能性が示唆された stapes gusher の1例. 頭頸部外科, **33**(2)：249-255, 2023.

19) 高橋昌寛，山本和央，小森　学ほか：Stapes Gusher を来した1例. 耳展, **62**(1)：25-29, 2019.

好評 Kampo Medicine 経方理論への第一歩

漢方医学の診断に必要な知識や，診察法について詳しく解説した実践書！
基本となる20処方の基礎・臨床研究やCOVID-19のコラムなどをコンパクトにまとめています！

小川 恵子
金沢大学附属病院
漢方医学科 臨床教授

2020年7月発行
A5判　208頁
定価3,300円（本体3,000円＋税）

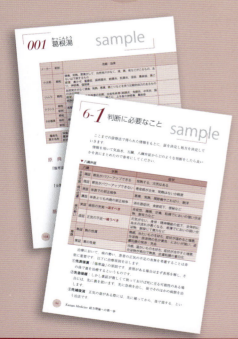

目次

0. はじめに
1. 望診
2. 聞診
3. 問診
4. 切診
5. 生薬
6. 判断する：実際に処方してみよう
7. 漢方薬の副作用
8. 感染症の漢方治療
　―初期のかぜを中心に―

Colum　短脈と胆気不足について
Colum　『傷寒論』が書かれた時代の感染症
Colum　COVID-19
Colum　スペイン風邪

巻末　基本の20処方

- 001　葛根湯
- 007　八味丸（八味丸料・八味地黄丸）
- 014　半夏瀉心湯
- 017　五苓散（五苓散料）
- 019　小青竜湯
- 020　防已黄耆湯
- 023　当帰芍薬散（当帰芍薬散料）
- 024　加味逍遙散
- 025　桂枝茯苓丸（桂枝茯苓丸料）
- 027　麻黄湯
- 028　越婢加朮湯
- 030　真武湯
- 032　人参湯・理中丸
- 041　補中益気湯
- 043　六君子湯
- 048　十全大補湯
- 061　桃核承気湯
- 083　抑肝散加陳皮半夏
- 100　大建中湯
- 108　人参養栄湯

全日本病院出版会
〒113-0033　東京都文京区本郷3-16-4　Tel:03-5689-5989
www.zenniti.com　Fax:03-5689-8030

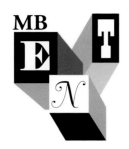

◆特集・みみ・はな・のど 保存的治療 vs 手術治療—私の選択基準—
慢性中耳炎再発例の保存的治療と手術治療

吉田尚生*

Abstract 慢性中耳炎の再発は，長期間にわたり患者の生活の質(QOL)に大きな影響を及ぼす．再発の原因とリスク因子には，不適切な衛生管理，感染の遷延，特殊炎症，中耳真珠腫の存在などが挙げられる．これらの要因には，解決が困難なものが含まれるため，一定の再発は避けられない．慢性中耳炎再発例の診療においては，まず厳密な精査を行い，治療の糸口を見出すことが重要である．

治療には，患者教育，耳処置，点耳薬を用いた保存的治療に加え，鼓膜閉鎖術や鼓膜形成術，鼓室形成術などの手術的アプローチが用いられる．また，術後合併症の一つである乳突腔障害に対して，我々は骨パテ，軟骨，側頭筋弁を用いて乳突部分充填術を行っている．手術のタイミングや術式の選択は，患者の状態を多角的に考慮し，最適な方法を決定する必要がある．

本稿では，慢性中耳炎再発治療に関する最新の知見を整理し，実際の症例を交えて，日常臨床で役立つ情報を提供することを目指す．

Key words 慢性中耳炎(chronic otitis media)，再発(recurrence)，鼓膜形成術(myringoplasty)，鼓室形成術(tympanoplasty)，乳突腔障害(cavity problem)

はじめに

慢性中耳炎は，世界で約2億5,000万人が罹患していると推定されており，世界的な健康問題となっている[1]．慢性中耳炎の定義は，日本耳科学会用語委員会の「中耳の慢性炎症性疾患の概念と用語について」[2]が，本邦におけるコンセンサスとなるが，中耳腔や乳突蜂巣の慢性炎症が3か月以上持続する状態で，狭義には慢性穿孔性中耳炎や慢性化膿性中耳炎と同義とされる．また，広義には中耳慢性炎症疾患の総称で，遷延した炎症をもつ中耳真珠腫，癒着性中耳炎，鼓室硬化症など鼓膜穿孔を伴わないものも含まれる．

慢性中耳炎は増悪と寛解を繰り返すことがあり，再発を厳密に定義するのは困難であるが，一般的には治療介入により一時的な改善が認められた後，再び中耳炎が悪化することを指す．再発は，炎症や感染が完全に抑えられなかった場合や，耳管機能障害などの基礎的な要因により，耳漏，穿孔，肉芽形成，乳突腔障害，滲出性中耳炎，真珠腫形成など様々な病態をきたす．特に術後の再発は，患者のQOLに大きな影響を与え，再治療の判断が難しい．また，初回治療も含めると治療が長期間にわたることも多く，患者には十分な説明をしながら精査や治療をすすめる必要がある．

慢性中耳炎の基本的な治療戦略は，再発のいかんにかかわらず，共通点が多いと推察される．本稿では，筆者らの経験に基づき，慢性中耳炎が再発に至る原因とリスク因子，慢性中耳炎再発例に対する治療戦略について解説し，実際の症例を提示する．

原因とリスク因子

慢性中耳炎は，表1に示すような原因やリスク

---

* Yoshida Takao, 〒543-8555 大阪府大阪市天王寺区筆ケ崎町5-30 日本赤十字社 大阪赤十字病院 耳鼻咽喉科・頭頸部外科，副部長

表 1. 慢性中耳炎再発の主な原因とリスク因子

1. 不適切な衛生管理・習慣 　　受動喫煙，外的な汚染，強い鼻かみ，鼻すすり 2. 感染の遷延 　　MRSA，緑膿菌，真菌，結核菌 3. 耳管機能不全 　　口蓋裂，頭蓋骨形成不全 4. 特殊炎症の悪化 　　ANCA関連血管炎性中耳炎，好酸球性中耳炎 5. 免疫の低下 　　糖尿病，高齢，HIV 6. コレステリン肉芽腫 7. 中耳真珠腫の遺残 8. 医原性 　　乳突腔障害，放射線治療，ステロイド，免疫抑制薬

因子がある．これらの原因やリスク因子には簡単に解決できないものが含まれるため，一定の再発は避けられない．発症初期に経験的治療を行うことも少なくないが，慢性中耳炎再発例では，経験的治療が一過性に病状を一時的に抑えて診断が難しくなった可能性についても考慮する必要があり，より厳密に精査を行い，治療につながる糸口を探ることが最初のステップとなる．また，「難治性中耳炎」と病態が一部重複するため，図1に示すようなアルゴリズム[3]が鑑別に有用である．以下に慢性中耳炎再発の原因やリスク因子について述べる．

1．不適切な衛生管理

慢性中耳炎再発例の原因やリスク因子として，不適切な衛生管理が挙げられる．小児では受動喫煙が慢性中耳炎発症のリスク因子と考えられており，親の喫煙と小児慢性中耳炎の発症のリスクに関する系統的レビューによると，母親の産後喫煙では1.62（95％信頼区間：1.33-1.97），世帯員の喫煙では1.37（95％信頼区間：1.25-1.50）のオッズ比で小児の慢性中耳炎のリスクが増加したと報告されている[4]．他にも外的な汚染により慢性中耳炎が再発することがある．なお，鼓膜換気チューブ留置中の水泳については，耳鼻咽喉科医の中でも意見が分かれており，水泳を禁じることに明確なエビデンスはなく，患者個別の対応が求められる[5]．

2．感染の遷延

耳漏を伴う慢性中耳炎は，グラム陰性桿菌や黄色ブドウ球菌が主な起因菌であるため，キノロン系抗菌薬の局所投与などが頻用される．しかし，MRSA，緑膿菌，真菌に対して感受性が乏しい．また，鼓膜換気チューブやハイドロキシアパタイトなどの人工物の感染では，細菌がバイオフィル

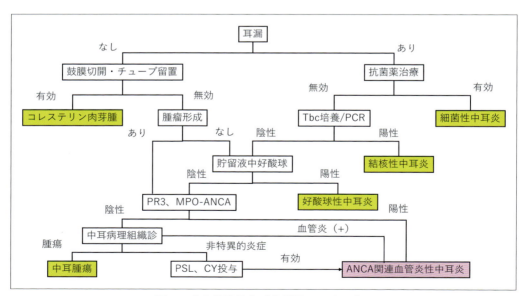

図 1． 成人難治性中耳炎診断アルゴリズム
（文献3より転載・一部改変）

ムを形成し，抗菌薬が病巣に到達せず，感染が遷延することになる．

壊死傾向の強い中耳炎が遷延する場合には，結核菌の存在を念頭に置く必要がある．結核性中耳炎ではキノロン系抗菌薬に反応し，一時的に快方に向かうことがあるが，治癒には至らず再発をきたす．難治性耳漏を伴う場合は，細菌検査が必要である．

3．特殊炎症の悪化

ANCA関連血管炎性中耳炎（以下，OMAAV）は，抗菌薬または鼓膜換気チューブが奏功しない中耳炎の臨床経過が特徴の一つであり，慢性中耳炎再発例では鑑別すべき疾患である．また，OMAAVは，副鼻腔炎や肺・腎病変などの他臓器症状に先行して発症することがある．中耳炎のみでは，ほとんどの症例が従来の診断基準を満たさず，病理学的診断で確定診断できるのは約16%にすぎない[6]．また，採血検査では，MPO-ANCA，PR3-ANCAを測定するが，両ANCA陰性率は17%とされる．陽性所見がない場合，中耳炎症状だけでOMAAVを診断するのは困難で，ステロイドの反応性も診断に有用とされているが，ステロイド使用前には他の疾患を除外することが重要である．また，耳以外の症状（上気道病変，胸膜炎，肺病変，腎病変），顔面神経麻痺，肥厚性硬膜炎，多発性単神経炎の発現に注意する．

他の特殊炎症として，好酸球性中耳炎がある．好酸球性中耳炎は，2型炎症が関与する難治性の慢性中耳炎で，多くの場合，気管支喘息や好酸球性副鼻腔炎が先行する．診断基準では，「好酸球優位な中耳貯留液」の証明を必須項目として，4つの小項目「ニカワ状の中耳貯留液」「従来の治療に抵抗性」「喘息の合併」「鼻茸の合併」のうち2項目以上を満たすものとされる．特殊炎症による中耳炎では，ステロイドの減量や中止に伴い病勢が悪化することがある．

4．中耳真珠腫の存在

慢性中耳炎再発例では，隠れた中耳真珠腫が存在することがある．鼓膜所見では，鼓膜辺縁の穿孔，不整な穿孔縁，鼓室粘膜内の痂皮などは，二次性真珠腫や緊張部型真珠腫と鑑別を要する．慢性中耳炎の画像評価には，主にCT検査が用いられるが，鼓室内に軟部陰影が充満していると，肉芽，貯留液，真珠腫の鑑別が困難となる．中耳真珠腫の有無を調べるにはMRI検査が有用で，T1強調画像では低〜等信号，T2強調画像や拡散強調画像（diffusion-weighted image：DWI）では脳実質と比べて高信号となる．

5．術後再発例

鼓膜形成術や鼓室形成術を施行した後に，再建した鼓膜に再び穿孔をきたすことがある．Tanらが行った鼓膜形成および鼓室形成術I型の報告26,097症例を対象としたメタアナリシスによると，手術による穿孔閉鎖率は86.62%（95%信頼区間：85.27-87.92%）という結果で，穿孔閉鎖率は① 年齢，② 移植組織が筋膜，③ 穿孔のサイズで有意差があり，特に年齢に関しては，17歳以下で穿孔閉鎖率が低いことが指摘されている[7]．小児例で穿孔閉鎖率が低い原因として，側頭骨が発育途上であり，中耳圧の調節能が未熟で，多くの症例で耳管機能が不十分なこと，術後の予防措置が守られないことなどが考えられる．

外耳道後壁削除・乳突開放術における乳突腔障害（cavity problem）は，広い乳突削開腔で，外耳道入口部の拡大が不十分，不徹底な外耳道後壁や顔面神経稜の削開などが原因で生じやすい．

治　療

慢性中耳炎の治療目標は，耳漏の停止，鼓膜の治癒，感染の根絶，合併症の予防，再発の予防である．慢性中耳炎に対する一般的な治療法は再発例にも適応することが多く，吸引や耳浴をはじめとした耳処置などの保存的治療と手術治療が挙げられる．また，患者の基礎疾患に糖尿病などの合併があれば，併存疾患への介入が必要である．

1．保存的治療

保存的治療は慢性中耳炎の基礎となる治療で，耳洗浄，吸引，タンポンドレナージなど様々な手

段を組み合わせる．丹念に耳漏を取り除き清潔な耳内環境を整えることが必要で，通院が頻回となることもしばしばである．小児例では，患者教育により，点耳薬などのコンプライアンスを遵守することで治癒率に差がでることが報告されている[8]．また，細菌検査や薬剤感受性試験の結果に基づいて治療をすすめる．肉芽が形成されている場合には，それ自体が感染巣となるため，外来診療においても可能な限り鉗除する．

現在，本邦で慢性中耳炎に適応のある点耳抗菌薬には，レボフロキサシン（コムレクス®），オフロキサシン（タリビッド®），セフメノキシム塩酸塩（ベストロン®），ホスホマイシンナトリウム（ホスミシンS®），塩酸ロメフロキサシン（ロメフロン®），クロラムフェニコール（クロロマイセチン®）などが臨床使用されている．コムレクス®の添付文書によれば，中耳炎患者の持続性耳漏からMRSAおよび緑膿菌が分離されたケースでも臨床効果および菌の消失を認められたと記載されている．ただし，多くの薬剤においてMRSA，緑膿菌，真菌に対する感受性は乏しい．歴史的にはポビドンヨード液，ピオクタニン液，ブロー液（13%酢酸アルミニウム溶液），アルベカシン硫酸塩などのアミノグリコシド系抗菌薬などが耳漏を伴う慢性中耳炎に用いられてきた．2024年に日本耳科学会から聴器毒性を有する薬剤の使用に関する注意喚起（https://www.otology.gr.jp/common/pdf/news20240422.pdf）が発表された．我々は，ブロー液やアルベカシン硫酸塩を慢性中耳炎再発例に対して局所投与することがあり，有害事象なく劇的に著効する症例をいくつも経験している．しかし，これらの薬剤には不可逆的な内耳障害のリスクがあるため，他に代替手段がない限られた症例で一時的に使用すべきであり，倫理的なプロセス，患者へのインフォームドコンセント，使用後も十分な観察は欠かせないものと考えている．

2．手術治療
1）手術のタイミング
慢性中耳炎再発例における手術のタイミング

は，緊急性，初期治療からの病状経過，病態，重症度，基礎疾患，年齢などを多角的に検討する．たとえば，緊急性の高い合併症としては，脳膿瘍や髄膜炎が挙げられる．耳内所見で多量の耳漏・痂皮・壊死傾向など重度の炎症性変化，頭痛，発熱，意識レベルの変化を伴う場合は，髄膜炎や脳膿瘍などが鑑別となるため，速やかに髄液移行性の高い抗菌薬投与と細菌検査を行う．造影MRI検査が有用で，膿瘍があれば脳実質内にリング状の造影効果を認める．脳神経外科などの専門医と相談のうえ，緊急手術に備える必要がある．

緊急性に乏しい場合，耳漏がコントロールされていたほうが手術成績がよい．そのため，術前は保存的治療を継続し耳を乾燥させた状態を目指している．その際，かかりつけ医と連携すると，患者の負担が軽減するメリットがある．

ピンホール状の鼓膜穿孔については，耳管機能不全でしばしば認められるが，聴力低下や耳漏の原因でなければ，換気孔としての役割が期待できるため完全閉鎖を追求しなくてもよいケースもある．

高齢化に伴い，耐術能が不良で外科的治療が難しいケースが増加している．手術が困難な場合は，補聴器装用などの代替手段を適切に検討する．

2）術式の選択
術後の再穿孔に対する術式の選択について，穿孔のサイズ，鼓膜の硬化病変，手術回数，鼓室内の肉芽の程度，乳突蜂巣の含気化，聴力検査およびパッチテストの結果などを総合的に検討する．また，術前に耳漏の制御が不応であった場合や，MRSAなどの耐性菌が原因となった場合には，人工骨の留置を避ける．

術後に生じた鼓膜穿孔のサイズが鼓膜緊張部の10%程度の小穿孔であれば，外来の診療ユニットで行うような鼓膜閉鎖術でリカバーできることは多い．4%キシロカインを適度に含ませたガーゼタンポンで鼓膜を麻酔し，探針で穿孔縁を新鮮化しながら残存したグラフトや周りの組織を寄せていく．最後にポリグリコール酸シートにジメチル

イソプロピルアズレン軟膏を塗布して鼓膜を閉鎖する．この手技を4週ごとに複数回行い，少しずつ穿孔を縮小させていく．ただし，硬化性病変が多く残存している場合には効果が乏しい．

鼓膜穿孔のサイズが概ね鼓膜緊張部の50％までの中穿孔に対して，鼓膜形成術underlay法を第一選択としている．基本的な方法は初回手術時と同様だが，鼓膜穿孔縁を新鮮化し，硬化性病変があれば除去する．グラフトには側頭筋膜を用いて，underlayで固定する．新鮮化が広範囲にわたり鼓膜が大きく欠損すると，グラフトの接着に苦慮することがある．

サンドイッチ法は，鼓膜穿孔のサイズが鼓膜緊張部の50％を超える中～大穿孔や，広範囲の硬化性病変，他の術式で再穿孔が生じた場合など幅広い症例で適応としている．サンドイッチ法では，鼓膜を固有層上で分層剥離を行い，鼓膜の硬化性病変や不良肉芽を除去し，側頭筋膜を鼓膜上皮層と固有層の間に固定する．大穿孔や鼓膜の癒着を認める場合には，薄切軟骨で側頭筋膜を裏支えする．サンドイッチ法は，浅在化鼓膜が問題となるが，鼓膜前方で線維性鼓膜輪と上皮の間に筋膜を挿入する際に上皮を挙上しすぎないこと，術後に鼓膜前方の上皮が浮いてこないようにタンポンで適度に押さえることが重要である．

術後鼓膜の分層剥離は，症例によっては困難なことがあり，その場合はover-under tympanoplastyを行っている．Over-under tympanoplastyでは，鼓膜穿孔縁を新鮮化し，外耳道に切開を加え，外耳道鼓膜弁を挙上する．鼓膜輪前方ではunderlay，ツチ骨柄ではoverlayとなるように側頭筋膜を挿入し，最後に外耳道鼓膜弁を戻す．2002年にKartushらが本術式を報告しており，鼓膜閉鎖率は90％（120例中108例）で，浅在化鼓膜は全例で認めなかったとしている[9]．サンドイッチ法よりも簡便で，片手操作が中心となる経外耳道的内視鏡下耳科手術でも有用である．

また，近年は，術後の鼓膜穿孔に対して，鼓膜再生療法で，良好な結果を得た症例を経験してい

る．この方法は，鼓膜穿孔縁を新鮮化し，トラフェルミン製剤を含浸させたゼラチンスポンジを穿孔縁に充填し，フィブリン糊で固定する．硬化性病変については十分に除去することが重要と考えられている[10]．これらの一連の手技を4週間ごとに行う．我々は，再穿孔例については鼓膜緊張部50％の中穿孔までを適応としているが，従来の方法といかに使い分けていくかは今後の課題である．

3）乳突腔障害への対応

乳突腔障害に対する手術方法は，術者によって様々だと思われるが，我々は，炎症した上皮の摘出，外耳道入口部拡大，顔面神経稜や残存したセルの削開と乳突腔の粘膜除去，死角や凹凸が少ない腔の作成を目指している．乳突腔を単に開放しただけでは骨面が露出しやすく，創傷治癒の過程で非常に薄く血流に乏しい上皮が生着することとなる．こうした上皮は，細菌バリア機能や皮膚のmigration機能の低下により，乳突腔障害を再発しかねない．乳突腔障害の再発予防には，上皮下の軟性組織が重要と考えており，乳突尖端部を骨パテ，軟骨，筋膜，上方茎側頭筋弁の順に多層的な乳突部分充填術を併施している．骨パテは，感染を防ぐため，血液などの汚染を洗浄した後，水分を取り除きフィブリン糊を練り込む．乳突尖端部を中心に骨パテを充填しフィブリン糊で固定する．骨パテが外界に露出しないように，薄切軟骨を敷き詰めていき，骨パテの脱落を防ぐ．薄切軟骨はさらに筋膜で被覆し，最後に上方茎側頭筋弁を充填する．また，外耳道後壁削除・乳突開放術では，創面が広く露出する傾向があり，上皮化には月単位の時間を要する．我々は，広く露出した創面の補強や上皮化の足場として，吸収性のポリグリコール酸シートを使用している[11]．術後経過中に不良肉芽が生じることが多く，外来で適宜除去しながら上皮化を促す必要がある．

4）計画外再手術の困難さ

計画外再手術では，過去の術式が自分と異なるコンセプトで行われていることも少なくない．ま

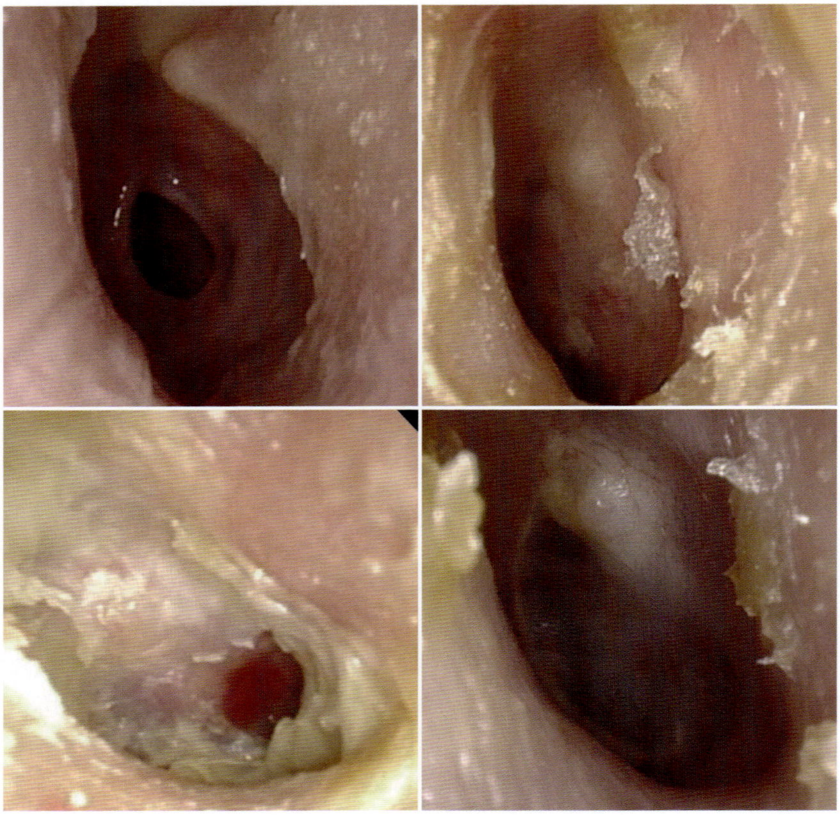

a	b
c	d

図 2.
症例1：左耳内所見
　a：初診時
　b：術後2か月目
　c：術後4か月目
　d：ブロー液投与後2か月目

た，移植に使用する質の高いグラフトがほとんど残っていないことも経験する．

　我々は，初回手術で乳突腔削開術を行う場合，外耳道後壁保存型手術が第一選択としているが，乳突蜂巣発育不良例では骨が癒合し，再削開をしたとしてもワーキングスペースが狭く，外耳道後壁の保存が困難な傾向がある[12]．

　過去に骨パテなどで乳突充填術が行われた症例では，重要構造物との位置関係を把握することが困難で難易度の高い手術となり，出血をコントロールし良好な術野を確保することや，メルクマールとなる構造を同定しながら手術をすすめることが重要である．

　限られた条件の下で行われる計画外再手術は難易度が高く，術者は様々な術式を学び，症例ごとに臨機応変な対応が要求される．

症例提示

　これまで述べてきたように慢性中耳炎再発例の病態は多様であり，症例ごとに臨機応変に対応す る必要がある．以下に我々が保存的治療および手術治療を行った慢性中耳炎再発例の4症例を提示する．

症例1：MRSA中耳炎術後の真菌感染に対するブロー液の使用例

【症　例】　82歳，男性

【現病歴】　左MRSA中耳炎に対して，経外耳道的内視鏡下鼓室形成術IIIi-M型を施行，鼓膜穿孔部には，サンドイッチ法で側頭筋膜を移植した．術後2か月目までは経過良好であったが，その後の受診が一時中断した．術後4か月目に耳漏を認め再度受診に至る．

【耳内所見】　初診時から術後4か月までの耳内所見を図2に示す．初診時，鼓膜穿孔と耳漏を認めた（図2-a）．術後2か月目，上皮化は良好であった（図2-b）．術後4か月目，膿性耳漏と鼓膜の腫脹を認めた（図2-c）

【細菌検査】　*Aspergillus fumigatus*

【治療経過】　真菌感染による慢性中耳炎再発として，耳内の清掃やブロー液の使用など保存的治

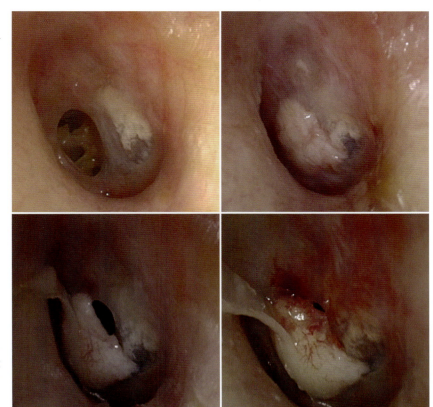

図 3.
症例 2：左耳内所見
 a：初診時
 b：術後 2 か月目
 c：術後 3 か月目
 d：鼓膜閉鎖術．穿孔縁を新鮮化しつつ，上皮や遺残した移植筋膜を寄せて穿孔を縮小させていく．

療を開始した．再発治療後 2 か月で耳漏は消失した（図 2-d）．治療後 6 か月現在，耳内は乾燥を保っており経過は良好である．

症例 2：鼓膜形成術（接着法）後の再穿孔に対する鼓膜閉鎖術例

【症　例】　86 歳，女性

【現病歴】　左慢性穿孔性中耳炎に対して，鼓膜形成術（接着法）を施行．術後 2 か月目までは経過良好であったが，術後 3 か月目の定期診察時，偶発的に鼓膜穿孔を認めた．

【耳内所見】　初診時から術後 3 か月までの鼓膜所見を図 3 に示す．初診時，鼓膜緊張部に中穿孔を認めた（図 3-a）．術後 2 か月目，明らかな穿孔は認めなかった（図 3-b）．術後 3 か月目，鼓膜穿孔を認めた（図 3-c）．

【治療経過】　穿孔サイズが鼓膜緊張部の 10％程度で，グラフトの一部が生着，乾燥耳であった．年齢なども考慮し，外来通院による鼓膜閉鎖術の方針とした．

【手術所見】　術式：鼓膜閉鎖術．4％キシロカイン含浸ガーゼタンポンで麻酔．鼓膜穿孔縁を新鮮化し，移植筋膜や周囲の上皮で穿孔を縮小させるように寄せていく（図 3-d）．アズノール軟膏を塗布したネオベールで被覆した．

【術後経過】　初回の鼓膜閉鎖術から 4 週間後の診察では鼓膜穿孔は縮小傾向となったが閉鎖に至らなかった．2 回目の鼓膜閉鎖術を実施し，初回手術から 8 週間後に鼓膜閉鎖を認めた．

症例 3：術後耳の穿孔残存に対する鼓膜再生療法例

【症　例】　56 歳，女性

【現病歴】　10 年前，当科にて右耳の弛緩部型真珠腫に対して，鼓室形成術 I 型を施行した．術後より滲出性中耳炎を認め，鼓膜チューブ留置術を施行した．鼓膜チューブが自然に脱落するたび，鼓膜が閉鎖し滲出性中耳炎が再発していたため，鼓膜チューブ留置術を複数回施行するに至った．3 年前より鼓膜が閉鎖することなく，中穿孔で，

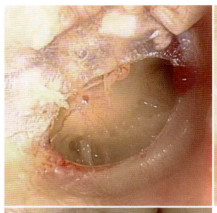
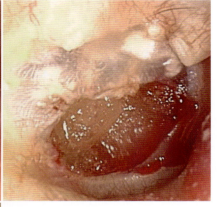
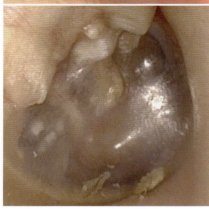

図 4.
症例 3：右耳内所見
　a：鼓膜再生療法．鼓膜穿孔縁を新鮮化
　b：鼓膜再生療法．トラフェルミン製剤を含浸させたゼラチンスポンジを充填
　c：術後 3 年

伝音難聴が生じたため手術治療に至る．
　【既往歴】　皮膚動脈炎に対してプレドニゾロン服用中．
　【耳内所見】　耳漏のない中穿孔．硬化性病変は認めなかった．
　【治療経過】　既往歴から創傷治癒遅延のリスクがあり，低侵襲で外来で可能な治療を希望されたため，鼓膜再生療法の方針とした．
　【手術所見】　4％キシロカイン含浸ガーゼタンポンで麻酔．鼓膜穿孔縁を新鮮化（図 4-a）．トラフェルミン製剤を含浸させたゼラチンスポンジを穿孔部に充填し，フィブリン糊で固定した（図 4-b）．
　【術後経過】　初回から 4 週間後，鼓膜穿孔は縮小傾向であったが，閉鎖に至らなかった．2 回目の鼓膜再生療法を施行し，初回から 8 週間後，鼓膜の閉鎖を認めた．術後 3 年経過したが，滲出性中耳炎は再発せず，経過良好である（図 4-c）．

症例 4：他院術後の cavity problem に対する乳突部分充填術

　【症　例】　77 歳，男性
　【現病歴】　約 20 年前に他院で両耳手術（詳細不明）．左耳漏の再発と寛解を繰り返すため手術目的に当科受診となる．
　【耳内所見】　乳突腔が外耳道に開放されていたが，凹凸が著明で顔面神経稜が高く残存していた．皮膚および鼓膜の発赤，痂皮の沈着，膿性耳漏，上鼓室に陥凹部を認めた（図 5）．
　【治療経過】　外耳道後壁削除・乳突開放型鼓室形成術後の乳突腔障害に対して，外来で保存的治療を行っていたが改善せず，乳突部分充填術の方針とした．
　【手術所見】　① 左耳後部を切開し，側頭筋膜上で耳介を挙上，外耳道軟骨部を環状に切開した．② 上方に茎を有する側頭筋弁を作成した．③ 側頭骨を削開し，乳突腔内が目視できる術野を作成，肉芽状の上皮を一塊に除去した．④ ドリルで顔面神経稜を低く削り，遺残している乳突蜂巣を

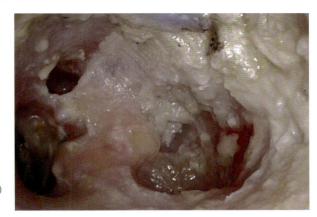

図 5.
症例 4：左耳内所見（初診時）

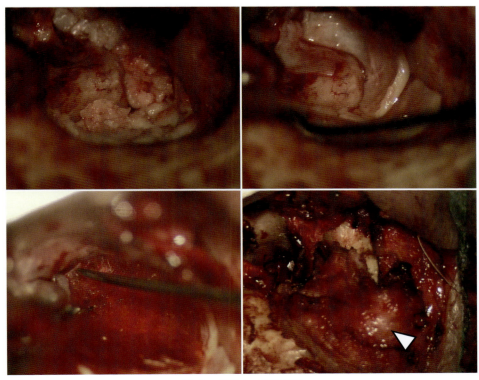

a	b
c	d

図 6. 症例 4：手術所見
a：乳突尖端部に骨パテを充填
b：骨パテが露出しないように，薄切軟骨を敷き詰めていく．
c：薄切軟骨および露出した骨を側頭筋膜で被覆
d：側頭筋弁（白矢尻）で乳突腔を充填

削開した．⑤ 削開した乳突尖端部に骨パテ（図6-a），薄切軟骨（図6-b），筋膜（図6-c），上方茎側頭筋弁（図6-d）の順に充填した．⑥ 耳甲介腔の皮膚を切開し軟骨を除去，外耳道入口部を拡大した．

【術後経過】 術後1年現在，耳漏は認めず経過良好である（図7）．

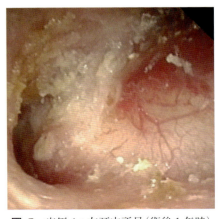

図 7. 症例 4：左耳内所見（術後1年時）

参考文献

1) Acuin J：Chronic suppurative otitis media：burden of illness and management options. World Health Organization Geneva, 2004.

2) 日本耳科学会用語委員会：中耳の慢性炎症性疾患の概念と用語について. Otol Jpn, **32**(4)：419-429, 2022.

3) 飯野ゆき子, 原渕保明, 岸部 幹ほか：成人難治性中耳炎の診断アルゴリズム—ANCA 関連血管炎性中耳炎を正しく診断するために—. Otol Jpn, **23**(3)：282-284, 2013.

4) Jones LL, Hassanien A, Cook DG, et al：Parental smoking and the risk of middle ear disease in children：a systematic review and meta-analysis. Arch Pediatr Adolesc Med, **166**(1)：18-27, 2012.

5) Moualed D, Masterson L, Kumar S, et al：Water precautions for prevention of infection in children with ventilation tubes(grommets). Cochrane Database Syst Rev, **2016**(1)：CD010375, 2016.

6) Hoffman GS, Kerr GS, Leavitt RY, et al：Wegener granulomatosis：an analysis of 158 patients. Ann Intern Med, **116**：488-498, 1992.

7) Tan HE, Santa Maria PL, Eikelboom RH, et al：Type I Tympanoplasty Meta-Analysis：A Single Variable Analysis. Otol Neurotol, **37**(7)：838-846, 2016.

Summary 鼓室形成術Ⅰ型の有効性に関するメタアナリシス. 年齢, 穿孔の大きさ, グラフトの違いが成功率に影響する.

8) Elsayed Yousef Y, Abo El-Magd EA, El-Asheer OM, et al：Impact of Educational Program on the Management of Chronic Suppurative Otitis Media among Children. Int J Otolaryngol, **2015**：624317, 2015. doi：10.1155/2015/624317.

9) Kartush JM, Michaelides EM, Becvarovski Z, et al：Over-under tympanoplasty. Laryngoscope, **112**：802-807, 2002.

Summary Over-under tympanoplasty は, 従来法よりも技術的に容易で, 優れた成功率をもつため, あらゆるレベルの術者に有用である.

10) Kanemaru SI, Kita SI, Kanai R, et al：Tympanic Membrane Regeneration Therapy for Pediatric Tympanic Membrane Perforation. Otol Neurotol, **45**：1030-1036, 2024.

Summary 小児慢性中耳炎における鼓膜再生療法と従来法の比較検討. 鼓膜再生療法は閉鎖率が高く, 正常な鼓膜の再生が期待できる.

11) 吉田尚生, 平塚康之：広範な硬膜露出を伴った錐体部真珠腫の術後長期経過. 耳喉頭頸, **95**(1)：80-84, 2023.

12) 吉田尚生, 平塚康之, 草野純子ほか：中耳真珠腫の再形成性再発に対する計画外再手術の臨床検討. Otol Jpn, **33**(1)：36-41, 2023.

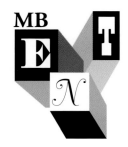

◆特集・みみ・はな・のど 保存的治療 vs 手術治療―私の選択基準―

真珠腫性中耳炎再発例の保存的治療と手術治療

和田忠彦*

Abstract 真珠腫性中耳炎の再発には,遺残性再発と再形成再発がある.遺残性再発では,保存的に経過観察という選択肢はなく,原則手術による真珠腫の摘出となる.また,遺残性再発を可能な限り減らす工夫として,真珠腫母膜の連続性を保った剝離操作の徹底や症例によっては計画的段階手術の考慮が大切である.
再形成再発では,鼓膜の状態によって保存的な経過観察とするか手術加療とするかに分けることができる.鼓膜陥凹底部が観察できれば,経過観察としてよい.一方で,鼓膜陥凹底部が観察できない場合や陥凹部に耳垢付着や感染を伴う場合は,手術加療とする.症例を提示しながら再発時の手術方法や注意点などを述べる.

Key words 真珠腫性中耳炎(cholesteatoma), 段階手術(planned staged tympanoplasty), 遺残性再発(residual cholesteatoma), 再形成再発(recurrent cholesteatoma)

真珠腫性中耳炎術後の follow について(図 1)

真珠腫性中耳炎に対する治療には,外耳道後壁保存型術式,外耳道後壁削除型術式や内視鏡下鼓室形成術など様々な術式がある.術式などにより術直後の follow は異なる.

当院で主に施行している外耳道後壁保存型術式では,上皮の欠損部(欠損部は筋膜(underlay 法)にて覆う)の範囲や外耳道側壁欠損部の範囲などで多少異なる.

典型的な弛緩部型真珠腫では,上皮欠損部は弛緩部に限局しており,術後 1 週間後に耳内ガーゼ交換(第一交換)を行った後,約 1 か月程度にわたり週 1 回のガーゼ交換としている.術後 1 か月後より耳内ガーゼは挿入せず,通常上皮化され乾燥耳になっている.また,同時に外耳道形態が維持されているかも確認する必要がある(図 2).

緊張部型真珠腫や 2 次性真珠腫では,鼓膜全体を側頭筋膜で形成するケースが多い.術後 1 週間後に耳内ガーゼ交換を行い,術後 1 か月の間は耳内ガーゼの湿潤度合いにより交換を週 2 回程度行い,耳内ガーゼの湿潤度合いが改善され耳内ガーゼが乾燥傾向になれば週 1 回程度のガーゼ交換として,術後 1〜2 か月で鼓膜は上皮化され乾燥耳となる.

このように,術直後の follow は,鼓膜の欠損部範囲や耳内ガーゼの状態や外耳道形態の状態を考慮して,症例ごとに臨機応変に対応する必要がある.

術後の中長期的な follow については,術式にかかわらず概ね同じである.術後 3 か月,6 か月には術後の聴力評価を行い,同時に鼓膜の状態や外耳道の形態を評価する.特に,外耳道保存型術式後の真珠腫性中耳炎では,外耳道側壁再建した軟骨の位置や鼓膜陥凹の有無なども同時に評価する.術後 1 年では,鼓膜や外耳道の形態に加えて,鼓室内の真珠腫遺残や鼓室内含気の程度などを側頭骨 CT で評価する.段階手術の有無にもよるが,

---

* Wada Tadahiko, 〒553-0003 大阪府大阪市福島区福島 2-1-7 関西電力病院耳鼻咽喉科,部長

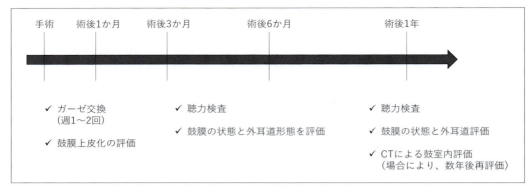

図 1. 真珠腫性中耳炎術後の follow

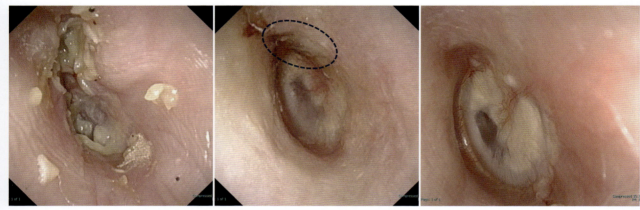

図 2. 術前後の鼓膜写真
a：術前鼓膜．弛緩部型真珠腫で，弛緩部に感染を伴った耳垢が付着している．
b：術後1か月鼓膜．上皮欠損部（円破線）は弛緩部のみであり，術後1か月で上皮化している．
c：術後6か月鼓膜．鼓膜は乾燥し，形態も良好である．

鼓室内や乳突腔の遺残再発評価などは経時的にCTを行うことで可能である．筆者自身，段階手術にて鼓室内遺残再発が確認できなかったにもかかわらず長期間経過後に遺残再発が確認できた例を1例（先天性真珠腫例）経験しており，術後数年後に再度CTで評価することが望ましいと考えている．

真珠腫性中耳炎術後再発時の対応

真珠腫性中耳炎術後再発には，遺残性再発と再形成再発に区別され，術後の観察ではその2つの再発に注意を払う必要がある．経験症例の多い術者ほど真珠腫の再発に関して痛い経験をされていると思うが，筆者自身の経験の中で印象に残っている症例を提示しながら再発時の対応について述べる．

1．遺残性再発

遺残性再発では，保存的に経過をみるという選択肢はなく，原則手術による真珠腫の摘出となる．遺残性再発の有無を評価するには，主にCTが有用であるが，最近ではMRIによる評価も有用であるという報告[1]もある．しかし，最終的な確定診断は手術により視覚的に確認する方法となる．そのため，予期せぬ遺残性再発をできるだけ減らすには，真珠腫母膜の連続性を保った剝離操作の徹底が大切である．また，症例によっては計画的段階手術の考慮をすることが必要である．

真珠腫の清掃では，出血のコントロールされた良好な術野展開のもと，真珠腫母膜に沿った剝離操作を行う．特に，顕微鏡下では明視しづらい外耳道後壁内側面や鼓室洞などは『真珠腫母膜の連続性を保つ』ことをしっかりと意識した剝離が求

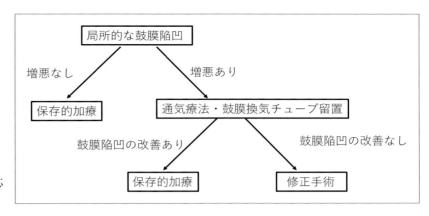

図 3.
術後の鼓膜陥凹時の対応

められる．近年では，真珠腫性中耳炎に対する内視鏡下鼓室形成術による報告[2]もあり，現在では多くの施設で内視鏡下鼓室形成術が導入され，筆者自身も真珠腫の鼓室洞や前鼓室進展例などでは，耳性内視鏡による確認や清掃を追加で行っている．

計画的段階手術の適応として，① 真珠腫の剥離操作時に真珠腫母膜の連続性が破綻した症例，② 鼓室内の含気化が不良な症例，③ 感染を合併している症例が挙げられる．具体的には ① では，鼓室洞に進展し，真珠腫母膜が非常に薄く，粘膜周囲との癒着が高度な症例や真珠腫が広範囲に乳突蜂巣内の隅々まで進展している症例などである．② では，鼓膜の癒着が広範囲に及び鼓室内粘膜の保存も困難である症例などである．③ では，MRSAや緑膿菌などの耐性菌により肉芽増生があり，感染が高度な例である．しかし，計画的段階手術は，患者への身体的・精神的負担が大きく，患者の社会的な背景も十分に考慮しながら対応すべきである．

2．再形成再発

再形成再発では，遺残性再発と同様に非常に注意を払う必要がある．外耳道後壁保存型術式が9割を占める当院では，再形成再発をいかに抑えるかが重要となる．再形成再発は，局所的な鼓膜陥凹から始まる．軽度な鼓膜陥凹で維持される症例から局所鼓膜陥凹が高度になり徐々に奥深く進展し，感染を起こす例まであり多様である．

局所的な鼓膜陥凹でかつ鼓膜陥凹上皮の底部が観察できる症例は，保存的加療としている．また，通気療法や術後鼓膜喚気チューブ留置により鼓膜陥凹が改善する症例[3]も同様に保存的加療としている．しかし，局所的な鼓膜陥凹が徐々に進み，鼓膜陥凹底部が観察できない症例や鼓膜陥凹部に感染をきたす症例は修正手術を行っている（図3）．

再形成再発になる要因の一つとして，鼓室内含気がある．その鼓室内含気に影響を与えるものとして，年齢・乳突蜂巣発育の有無[4]・耳管機能[5]・術中の中耳粘膜保存状態[6)7]などが報告されている．森山ら[8]は真珠腫が乳突洞にまで進展し，粘膜保存が困難であった例では乳突腔を充填することや，再手術例や計画的段階手術の鼓膜陥凹例では乳突腔を充填している．さらに，小島ら[9]の報告では外耳道後壁保存型術式後の再形成再発例では，乳突腔の充填をしなかった例に多く，特に乳突洞の粘膜再生が不良であったことが一因と考察されている．

しかし，症例によって鼓室内の含気化が得られずに局所的な鼓膜陥凹から再形成再発に至る症例がある．このように術後の鼓室内含気化程度を完全に予測することは困難であるため，筆者は手術中に前鼓室開放や後鼓室開放による換気ルートの作成のみならず外耳道後壁・側壁欠損部を薄切軟骨で再建し，物理的に鼓膜再陥凹を予防している．典型的な弛緩部型真珠腫の症例として，術前後の鼓膜写真と手術写真を示す（図4）．

3．症例提示

症例1：30代，女性．局所的な鼓膜陥凹が増悪し，修正手術に至った例

【経 過】 20XX年に真珠腫性中耳炎に対して他院にて鼓室形成術を施行．術後1年後に遺残性再発を認め当院紹介．遺残性再発は錐体隆起から

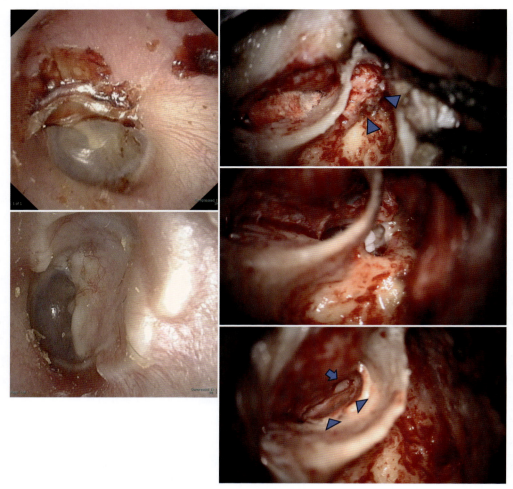

図 4. 典型的な弛緩部型真珠腫の症例
a：術前鼓膜．弛緩部に耳垢の付着を認める．
b：外耳道後壁保存し，乳突洞口にまで進展した真珠腫（矢尻）を認める．
c：真珠腫清掃後．後鼓室開放し，乳突削開側からアブミ骨上に留置した人工骨が明視できる．
d：薄切軟骨（矢尻）をツチ骨柄（矢印）に接着させている．薄切軟骨は人工骨のカバーも兼ねている．
e：術後鼓膜．ツチ骨柄と軟骨が隙間なく接着している．

a	b
e	c
	d

顔面神経水平部にかけて認め，清掃した．アブミ骨の形態に異常なく，ApaceramP®（Ⅲc）にて伝音再建し，外耳道側壁を軟骨で再建し手術を終えた．再手術後1年が経過し，ツチ骨柄と軟骨との隙間に局所的な鼓膜陥凹を認めた（図5-a）．ただ，局所的な鼓膜陥凹の底部は明視可能な状態であり経過観察とした．ところが，再手術後2年が経過し，局所的な鼓膜陥凹はさらに深くなり（図5-b, c），底部は観察できず鼓膜陥凹周囲に軽度耳垢蓄積を認め，再形成再発による修正術を施行した．

【手術内容】 ツチ骨柄と外耳道側壁再建された軟骨との間に局所的な鼓膜陥凹があり，前方は上鼓室前骨板手前まで，後方は乳突洞口まで認めた（図6-a）．真珠腫と前回の手術で外耳道側壁再建された軟骨を同時に切除した（図6-b）．また，ツチ骨を摘出し鼓膜の上半分を軟骨による鼓膜形成を行い，物理的なblockとした（図6-c）．術後2年経過し，鼓膜陥凹なく経過良好である（図6-d）．

【考察】 症例1のようにツチ骨柄とコルメラもしくは外耳道側壁再建した軟骨との間に局所的な陥凹を起こす症例があることは以前より報告している[10]．初回手術時に可能な限りツチ骨柄周囲

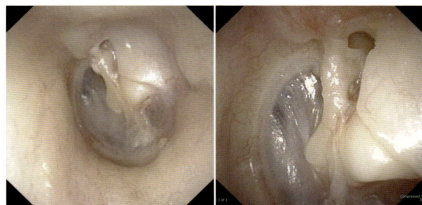

図 5. 症例 1

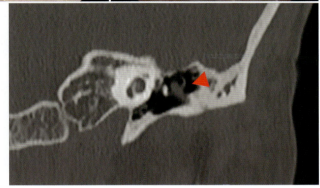

a：鼓膜（当院術後 1 年後）．ツチ骨柄と軟骨（外耳道側壁再建部）との間に局所的な陥凹を認めるが，陥凹の底部は観察できる．
b：鼓膜（当院術後 2 年後）．ツチ骨柄と軟骨（外耳道側壁再建部）との間に局所的な陥凹を認め，さらに深く入り込み陥凹底部が観察できない．
c：側頭骨 CT（当院術後 2 年後）．上鼓室に軟部陰影を認める．

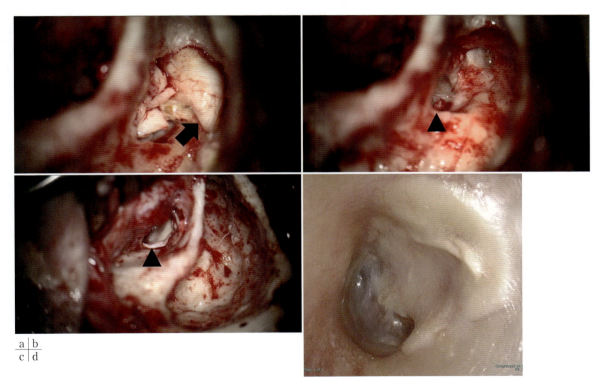

図 6. 症例 1
a：真珠腫（矢印）は上鼓室から乳突洞口まで認める．
b：真珠腫を清掃後，後鼓室開放からアブミ骨（矢尻）が確認できる．
c：薄切軟骨（矢尻）を鼓膜の前上から後上象限にかけて留置した．
d：鼓膜（再形成再発修正術後）．鼓膜の陥凹・段差はなくなり，平坦な鼓膜になってる．

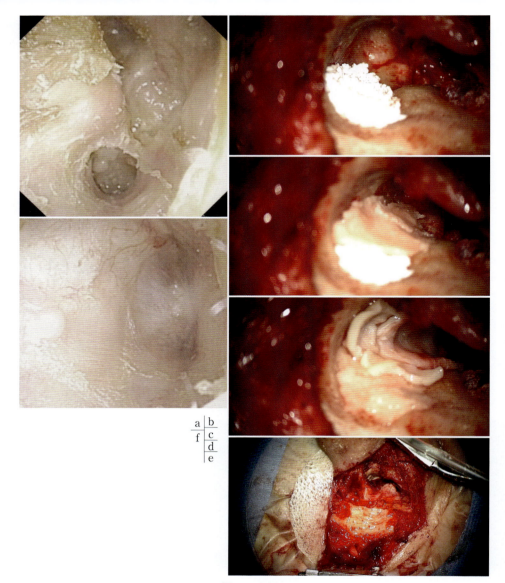

図 7. 症例 2
a：右鼓膜（術前）．鼓膜穿孔と上鼓室から乳突洞にかけて陥凹があり，周囲に耳垢が付着している．
b：乳突腔に人工骨（Apaceram 顆粒®）を留置している．
c：人工骨の上に骨パテを留置している．
d：骨パテの上に軟骨を留置している．
e：軟骨を側頭筋弁で被覆している．
f：右鼓膜（術後）．鼓膜は陥凹がなくなり，平坦化している．

の隙間がないように軟骨を留置することが必要である（図 4：典型的な弛緩部型真珠腫新鮮例の手術所見と術前後の鼓膜所見を提示する）．再形成再発時には鼓室内含気の状態も考慮して，場合によってはツチ骨をとることで鼓膜の段差をなくし，平坦化した鼓膜を形成する工夫も有効である．

症例 2：70 代，男性．外耳道後壁削除型鼓室形成（軟素材再建）術後の再形成再発

【経　過】 20XX 年，右真珠腫性中耳炎にて他院で右鼓室形成術施行．術後経過良好であったが，術後数年後より右耳漏が出現し，右再形成再発を認め当科紹介となる（図 7-a）．

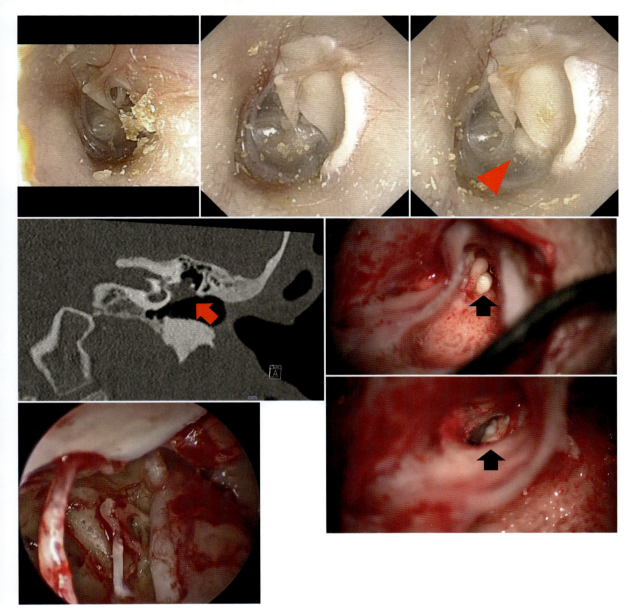

図 8. 症例 3

a	b	c
d	e	
g	f	

a：術前鼓膜．鼓膜は後上象限を中心に陥凹し，耳垢が付着している．
b：術後鼓膜（初回術後 1 年）．鼓膜弛緩部から後上象限にかけて薄切軟骨が留置されている．
c：術後鼓膜（初回術後 3 年）．薄切軟骨の下方に白色塊（矢尻）が透見できる．
d：側頭骨 CT（初回術後 3 年）．アブミ骨から顔面神経水平部にかけて軟部陰影（矢印）がある．
e：キヌタ骨短脚内側に白色塊（真珠腫：矢印）を認める．
f：鼓室内にも白色塊（真珠腫：矢印）を認める．
g：真珠腫清掃後．アブミ骨から顔面神経水平部に遺残した上皮は認めない（耳性内視鏡下）．

【手術内容】 顔面神経隆起が高く，上皮が乳突蜂巣内にまで入り込んでいた．顔面神経管隆起を神経直近まで低くし，上皮を剥離清掃した．鼓室内にアブミ骨は残存し，軟骨コルメラにて伝音再建を施行した．乳突腔の充填には，まず人工骨（Apaceram 顆粒®）で乳突腔後方の充填を行い，その上に骨パテと大きな軟骨片を留置し外耳道後壁を作成した．さらに，側頭筋弁を軟骨片上に留置し側頭筋膜にて鼓膜形成を行い手術を終えた（図 7-b～e）．

【考　察】　乳突蜂巣の中途半端な削開や高い顔面神経管隆起などでは，内腔に比して入口部が狭く，壁面に不必要な凹凸や深い陥凹が形成され，形態上の問題が起こる．これにより，術後耳処置（耳垢除去）が困難になり，結果的に局所的な上皮陥凹部の感染・耳垢蓄積に至る場合がある（いわゆる再形成再発）．このように，真珠腫清掃の術式が，外耳道後壁削除型鼓室形成でも再形成再発になる可能性はある[11]．一度削除した外耳道後壁は簡単に再建することは困難であるが，この症例では，乳突腔を人工骨（Apaceram 顆粒®）と骨パテと軟骨と側頭筋弁にて多層充填することで，よりなだらかな外耳道形態を作成した[12]（図7-f）．

症例3：7歳，男児．真珠腫母膜の薄い緊張部型真珠腫での遺残性再発例

【経　過】　幼児期より左滲出性中耳炎にて近医で follow 中，就学時より左難聴と左耳漏の増悪があり左緊張部型真珠腫と診断され（図8-a），当科紹介となる．

【手術内容】　経外耳道よりアプローチを行い，耳小骨連鎖を維持したまま薄い真珠腫母膜を丁寧に剝離挙上した．鼓膜の再陥凹を予防するため，上鼓室から鼓膜の後上象限にかけて薄切軟骨にて鼓膜および外耳道を再建した（図8-b）．術後3年が経過し，後上象限に留置した軟骨の足側より白色塊を認め，遺残性再発と診断し再手術を施行した（図8-c, d）．遺残した真珠腫は錐体隆起から顔面神経水平部周囲に存在したものと思われた．外耳道後壁を保存しながら乳突腔側よりキヌタ骨を摘出し，後鼓室開放を十分に行った．外耳道および乳突腔側から（combined approach で）真珠腫を摘出した（図8-e〜g）．

【考　察】　初回手術時の真珠腫清掃は，真珠腫母膜の連続性を保ち挙上でき，かつ内視鏡下による後鼓室点検も追加し，真珠腫の遺残がないと判断し一期的手術とした．しかし，結果的には真珠腫母膜が薄く上皮遺残を顕微鏡下でも視覚的にとらえることができず，錐体隆起から顔面神経水平部に再発をきたした．また，鼓膜の後上象限を軟骨にて再建したため，遺残性再発の発見が遅れた症例でもある．真珠腫母膜の薄く破れやすい例では，顕微鏡下・内視鏡下ともに真珠腫上皮と鼓室内粘膜との区別が困難[13]であり，より慎重な対応として遺残性再発の可能性を考慮して，術後数年間は定期的に CT などの画像診断を考慮する必要があったと考える．また，患者の年齢的な要素も考慮し，真珠腫母膜の薄く破れやすい小児例では計画的段階手術の適応範囲を広げて考慮する必要がある．

文　献

1) Kosling S, Bootz F：CT and MR imaging after middle ear surgery. Eur J Radiol, 40：113-118, 2001.
   Summary 術後耳の評価における CT/MRI の役割についてまとめられた総説．CT で認められる軟部組織は非特異的なものが多く，真珠腫やコレステリン肉芽腫などの鑑別に MRI が有用であることが示されている．

2) 欠畑誠治（編）：TEES（経外耳道的内視鏡下耳科手術）手技アトラス．中山書店, 2018.

3) 和田忠彦，岩永迪孝，藤田明彦ほか：口蓋裂を合併した真珠腫性中耳炎に対する術後成績. Otol Jpn, 32(4)：393-401, 2022.
   Summary 耳管機能が不良とされる口蓋裂合併の真珠腫では薄切軟骨による鼓膜陥凹予防や鼓膜換気チューブ留置併用により再形成再発を抑制するのに有効であったことが示されている．

4) 松田圭二，森満　保，東野哲也ほか：前鼓室開放術を併用した外耳道後壁保存真珠腫手術前後の中耳腔含気. 耳鼻, 42：805-813, 1996.

5) 藤田明彦，倉田響介，高北晋一ほか：鼓室形成術後の鼓室の含気化と耳管機能—CT による評価—. 耳鼻臨床, 87：1509-1513, 1994.

6) Tanabe M, Takahashi H, Honjo I, et al：Factora affecting recovery of mastoid aeration after ear surgery. Eur Arch Otorhinolaryngol, 256：220-223, 1999.

7) Lan MY, Lien CF, Lien WH：Using high resolusion computed tomography to evaluate middle ear cleft aeration of postoperative cholesteatoma ears. J Chin Med Assoc, 66：217-223, 2003.

8) 森山　寛, 小島博己, 志和成紀ほか：弛緩部型真珠腫に対する適切な術式選択について．耳展, **48**：18-27, 2005.

9) 小島博己, 吉田隆一, 森山　寛ほか：弛緩部型真珠腫の術後成績からみた「真珠腫進展度分類案2008年」の検討．Otol Jpn, **20**：677-683, 2010.

10) 和田忠彦, 岩永迪孝, 藤田明彦ほか：弛緩部型真珠腫における進展度分類と聴力成績の検討．日耳鼻会報, **116**：83-90, 2013.

11) 和田忠彦, 岩永迪孝, 藤田明彦ほか：鼓室形成術後の真珠腫再形成再発に対する再手術症例の検討．Otol Jpn, **27**(1)：18-23, 2017.
　Summary　真珠腫の再形成再発を外耳道後壁保存型および削除型術式に分け検討し, 外耳道後壁削除型術式においても再形成再発が起こることを認識する必要があることが示されている.

12) 藤田明彦：術後乳突腔障害に対する乳突腔充填術．耳鼻臨床, **117**(1)：8-9, 2024.

13) 飯野ゆき子：小児の中耳真珠腫に対する鼓室形成術．耳鼻臨床, **94**：390-391, 2001.

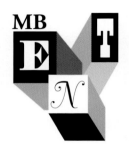

◆特集・みみ・はな・のど 保存的治療 vs 手術治療―私の選択基準―

耳管機能不全の保存的治療と手術治療

吉岡哲志*

Abstract 耳管機能不全には，耳管開放症と耳管狭窄症が含まれる．耳管開放症は耳管が開放することにより苦痛な自覚症状を伴うものであるが，正確な診断をまず行うことと，重症度を症状と所見・生活への支障度により評価することが重要である．自然軽快が多い疾患であり生活指導や保存的治療で対応するが，これらが無効である場合には手術治療が検討される．現在，頻繁に行われるのは耳管ピン手術である．効果が高いが，異物を挿入する手術であり有害事象もあることから，適応の判断は慎重に行う．PHI-10 問診票などにより重症度を評価する．その実際について記載した．耳管狭窄症は耳管開大不良（機能的障害）と狭窄（器質的障害）を両方含む概念であり，単体の疾患というよりは，慢性中耳炎・癒着性中耳炎・小児の中耳炎疾患と密接にかかわる病態であって，これら各疾患の治療方針に依存する．狭窄症に対する手術治療として登場したバルーン耳管拡大術についても言及した．

Key words 耳管機能障害（Eustachian tube dysfunction），耳管（Eustachian tube），耳管開放症（patulous Eustachian tube），耳管ピン（Kobayashi plug），耳管ピン手術（silicone plug（Kobayashi plug）insertion），耳管狭窄症（stenotic eustachian tube），バルーン耳管拡大術（balloon eustachian tuboplasty：BET）

はじめに

耳管は中耳と咽頭をつなぐ 4 cm ほどの小管であり，頭蓋底深部を走行する．平素は閉鎖し，耳管周囲筋が嚥下などで収縮し，間欠的に開大する．鼓室の異物排泄，換気，異物防御の機能を有し[1]，その障害により中耳疾患を発症する．特に，小児期において各種中耳疾患が惹起されやすいことは知られるところである．

排泄能は，中耳炎患者において障害されているという説と，否定的な説があるが，その障害は本来は少数で，むしろ炎症性変化の結果としての障害であるとの説が強い[2]．換気能・防御能は，耳管の「受動的開大能」と「能動的開大能」で規定される．咽頭側からの圧負荷により耳管が開放するか，が受動的開大能であるが，小児期に低い開大圧は成人になるにしたがい高くなる．嚥下運動などにより能動的に耳管が開大し，鼓室内圧を平衡にする力が能動的開大能であるが，これは小児や滲出性中耳炎患者において障害されており，成長とともに改善する[3)4)]．障害の要因として，耳管が脆弱で虚脱しやすいことによって，筋の収縮運動が開大に有効に作用しないのではないか，成長とともにフレームが形成されて耳管開大機能が獲得されるのではないかとされる．つまり，耳管は機能を獲得するために「より堅固に」完成し，平素は閉鎖し，開くべきときには虚脱せず明確に開放するように変化する．

その耳管の機能障害には，「耳管狭窄」「耳管開放」がある．狭窄には機能的・動的・解剖学的な

---

* Yoshioka Satoshi，〒 444-0827 愛知県岡崎市針崎町字五反田 1 番地 藤田医科大学耳鼻咽喉科頭頸部外科学（岡崎医療センター），准教授

表 1. 耳管開放症診断基準案 2016（抜粋）

確実例：1＋2＋3
疑い例：1＋（2 or 3）
1. 自覚症状がある
　　自声強聴，耳閉感，呼吸音聴取の 1 つ以上
2. 耳管閉塞処置（A または B）で症状が明らかに改善する
　　A. 臥位・前屈位などへの体位変化
　　B. 耳管咽頭口閉塞処置（綿棒，ジェルなど）
3. 開放耳管の他覚的所見がある（以下の 1 つ以上）
　　A. 鼓膜の呼吸性動揺
　　B. 鼻咽腔圧に同期した外耳道圧変動
　　C. 音響法にて ① 提示音圧 100 dB 未満または ② 開放
　　　　プラトー型

（文献 5 より転載）

狭窄があり，開放は「閉鎖障害」「鼻すすり型」を別に扱う場合がある．脆弱な耳管は「開放」になったり「閉鎖障害」になったり「狭窄」になったりし，病態は複雑に絡み合う．本稿では耳管開放症を中心にその病態，診断と治療の実際について詳説する．

耳管開放症

耳管が開放状態になり，苦痛な症状が惹起される病態である．従来稀とされてきたが，耳閉感で受診する患者の相当数にみられ，潜在的な患者数は多い．問診から耳管閉鎖障害（開放）を疑うことが特に重要である．女性，高齢者に多く，女性では若年層にも多い．

1．診　断

耳管開放症診断基準案 2016[5]（表 1）にしたがい，「症状」「開放所見」「閉鎖による症状の消失」の確認により慎重に診断する．さらに「自覚的な重症度」「患者背景」の確認を行う．以下に詳説する．

1）自覚症状

三大症状として自声強聴，耳閉感，呼吸音聴取が挙げられ，この順で出現頻度が高い．また，耳鳴（パチっ，カチカチ，ザーザーなど），しゃべりづらさ（客観的にも鼻声様＝機能的鼻声）を認める．ただし，これらのいずれの症状も他疾患で出現することも少なくない．呼吸音聴取は本症に特異度が高いが，出現率は 7 割程度といわれる．症状が体位により変動する特徴を捉える（臥位・前屈位で症状がすみやかに消失）ことが重要である．

2）所見～開放状態の確認

症状から本疾患を疑った場合，他覚的な所見を捉える．鼓膜の呼吸性動揺（呼吸に同調する鼓膜位置の変動）を認める．患側鼻孔で深呼吸を行い，鼓膜弛緩部や後上象限を観察する．動揺があれば，開放耳管の証明となる．また，バルサルバ負荷（鼻をつまみ息こらえ）後に，鼓膜の膨隆が直ちに復す．客観性は劣るが，オトスコープで自声強聴と呼吸性耳鳴を確認（話声の聴取＝患者にナニヌネノ，バビブベボなどと発語させ，観察者が聴取）することや，耳管通気時にカテーテルを近づけただけで強大な通過音が聴取されることも開放状態を示唆する．

3）背景の確認

体重減少や脱水をきたす要因がある場合が多いため，必ず確認する．代表的な背景として，① 急激なダイエット，神経性食欲不振症，② 妊娠出産，産褥期，③ 長時間の立位（立ち仕事），運動，④ 血液透析，利尿薬，⑤ 経口避妊薬，⑥ 基礎疾患（悪性腫瘍，上顎移動手術，上咽頭への放射線照射，膠原病，神経筋疾患），⑦ 鼻咽頭への陽圧負荷（CPAP，吹奏楽器の演奏）が挙げられる．これらの示唆される背景の出現時期と，病悩期間が一致していれば本疾患の要因と考えられる．なお，甲状腺眼症（バセドウ眼症）の新薬として薬事承認されたテプロツムマブが今後普及すると予想されている．同薬により高率に耳管開放症が惹起されるため，注意すべきである[6]．

4）所見～閉鎖による症状・所見の消失の確認

臥位・前屈・頸部圧迫，あるいは耳管閉塞処置により，自覚症状と呼吸性鼓膜動揺の消失を確認する．閉鎖処置は耳管咽頭口への綿棒挿入や医療材料の留置で行う．綿棒の利用では，紙軸綿棒を弯曲させ，軟性内視鏡で観察しながら耳管咽頭口を閉鎖させる．医療材料は，口腔保湿ジェル注入が治療的診断として平易で有用である（後述）．医療用ゼラチンスポンジや可吸収性止血材料を利用する報告もある．いずれの処置も過大に行うと中耳炎のリスクとなることに留意し，実施前に処置

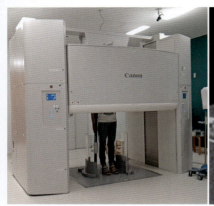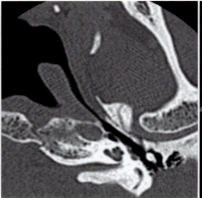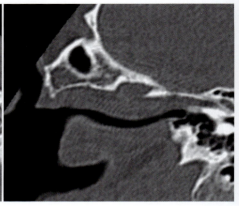

図 1. 立位 CT による診断
機器：キヤノンメディカル社 TSX-401R．a：外観，b：軸位断，c：矢状断．立位・座位で開放する耳管を描出可能．座位 CT と比し撮影時間が短く，撮像範囲が広く，十分なコントラスト分解能を有する．

の意義とリスクについて説明して行う．なお，臥位によっても閉鎖しない例が数％に認められるため注意を要す．

5）耳管機能検査装置の使用

耳管開放状態の確認に使用する．耳管機能検査装置には，耳管鼓室気流動態法（TTAG），インピーダンス法，音響耳管法，加圧減圧法があるが，中でも音響耳管法が頻用される．鼻腔内から音を提示し，嚥下動作で耳管が開放した際の音圧を外耳道で測定する．本来 200～700 msec 程度で再閉鎖する耳管が閉鎖しない場合（開放プラトー型）開放状態と判断する．また鼻腔の提示音が，耳管が開放状態であると小さい提示音（100 dB 未満）に自動調整され，耳管開放状態と判断できる（提示音圧の低下所見）．また，TTAG において呼吸時に鼻腔と外耳道の圧波形が同期していれば，耳管開放状態と判断できる（詳細は耳管機能検査マニュアル[7]を参照）．耳管の開放状態を客観的に評価できるが，検出率は低い．

6）耳管 CT

本疾患は臥位で無症状である特徴があるが，座位で行うコーンビーム CT 装置を用いて撮影すると開放耳管が撮像されることがある．現時点で診断基準案に画像検査は組み入れられていないが，開放耳管を可視できる．筆者は立位で撮影できる CT により，同症の診断を行っている[8]（図 1）．

2．治療

本疾患については，本稿執筆時点でいまだ合意の得られた治療ガイドラインは策定されていない．本疾患の誘因は多様であり，また症状の程度も無症状から生活に著しい困難をきたす症例まで様々である．診断と治療において重要なのは，耳管開放状態が「本人にとって，生活に支障があるほど苦痛か」に主眼を置くことである．治療選択は，どの程度の問題を引き起こしているかどうかに着目し，患者ごとに個別的に考える．自然軽快が多く，明確な背景がある場合には，その排除によって好転が期待できる疾患であるので，正確な診断，鑑別診断とともに，侵襲を伴う治療に先だって十分な理解と生活指導を時間をかけて行うことで解決をまず図ることが肝要である．以下に，現時点でコンセンサスを得られている治療法について示す．

1）経過観察・生活指導

前項に示した診断を確実に行うとともに，病態の説明を行う．患者は多くの場合，診断が遅延し強い不安をもち来院するため，病態について丁寧に教示し理解いただくのみで，治療が不必要な場合も多い．また，経過観察のみで半数程度の症例が自然軽快する．生活指導を行うが，ダイエットを控え体重を減らしすぎないようにすること，脱水を伴うような過度な運動を控え，適切な水分補給をうながすなどの指導を行う．体重減少のエピソードがある症例の多くは自然軽快する．

症状のコントロールを自己で行えることを理解いただき，実践できるよう指導を行う．体位変換

（軽く頸部を前屈・回旋する），スカーフ・ネクタイを強めにまく（スカーフ療法），頸部・顎下部の用手圧迫などである．

前述したような明らかな要因が示唆される場合には，その除去を試みる．特に，経口避妊薬については休薬や黄体ホルモン含有量が少ない薬剤への変更で多くの場合軽快する．基礎疾患の治療には他科との連携が必要な場合もある．

なお，副交感神経系の刺激をうながす民間療法や鍼灸の報告があり，効果が示唆されるという報告がある．効果は限定的と思われるが生活指導の一部に取り入れられるかもしれない[9]．

2）生理食塩水点鼻療法[10][11]

生理食塩水を数 mL 患側鼻腔に点鼻し，頸部を後屈，患側を下側に傾け，数秒保持させることで耳管内に流入させる手法であり，患者自身で手軽に行える．適切な点鼻が行われれば点鼻直後から症状軽減を自覚できる．中耳腔内への流入により中耳炎を惹起した報告があるので留意する（なお，現在処方薬，あるいは一般用医薬品として生理食塩水を入手できない．医療機関での処置以外での使用はコンタクトレンズ用食塩水などでの代用となるが，推奨されない）．

3）内　服

上記の生活指導ならびに保存的な治療とともに，内服治療を試行するが，アデノシン三リン酸（ATP）と漢方薬の報告がある．ATP については松田らにより一定の効果が報告され[12]，有意な改善をみたとされる．適応外使用であることに留意する．漢方薬については補中益気湯[13]，加味帰脾湯[14]が頻用され，一定の効果が報告されているが，これらはいわゆる補気剤であり「身体の水分のバランスを整え，過剰な脱水をおさえ，エネルギーを頭部方向へ上昇させる」．また，加味帰脾湯には精神安定作用がある．他，半夏白朮天麻湯，帰耆建中湯の報告がある．

4）鼓膜テープ貼付

粘着スキンクロージャーテープ（Steri-Strip（3M）など）を3～5 mm 径にトリミングし，鼓膜面に貼付する．鼓膜の動揺を抑制し，音声の強聴を減弱する効果を期待するものであり，86％で耳閉感の消失と改善，44％で呼吸音聴取の改善をみるとの報告がある[15][16]．違和感が強くても剝脱できないことをあらかじめ説明して実施する．数週間で自然に移動・剝脱する．

5）耳管内処置（経耳管咽頭口）

開放耳管を閉鎖させる処置，あるいは耳管内の粘膜浮腫を誘発させる処置であり，処置後に自覚症状は消失する．ルゴールジェル（市販口腔内保湿用ジェルに少量のヨードグリセリンを混和）が頻用されており，1週間程度の効果持続が期待できる．すみやかに症状が消失するため患者満足度は高い．圧入しすぎると鼓室内に注入してしまうので，耳管咽頭口開口部をふさぐ程度で慎重に行うとともに，中耳炎のリスクを伴うことを説明して行う（図2）．留置材料としてルゴールジェルの他に，ベゾルト末（サリチル酸：ホウ酸＝1：4），希釈ヨードグリセリン，小川液（ゼルフォルム，グリセリン，生食），医療用ゼラチンスポンジ（スポンゼル，ゼルフォーム），可吸収性止血剤（サージセル），アテロコラーゲン，自家脂肪組織などの報告があり，非吸収性材料としてテフロン，シリコンなどの報告がある．万一，鼓室内注入になってしまったら，鼓膜切開による排出・洗浄が望ましい[17]．数回の処置で治癒する場合もあるが，治療効果としてのエビデンスが十分ではないこと，内頸動脈がすぐ外側にあり危険，ルゴールに粘液腺萎縮作用があるため逆効果ではないか，などの議論が終わっていない[18][19]．

6）手術療法

難治性耳管開放症患者に対しては手術療法が検討される．咽頭側からの手術手法として耳管咽頭口結紮術，自家脂肪組織耳管粘膜下注入移植術，アテロコラーゲン耳管咽頭管注入術，医療スポンジ挿入術の報告があり，鼓室側からの手術手法として耳管ピン手術，人工耳管手術，軟骨耳管内挿入術，鼓膜への軟骨移植術の報告があるが，現在耳管ピン挿入術が保険適用となり，広く行われる

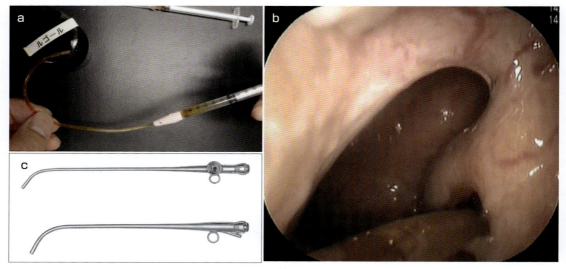

図 2. 耳管閉塞処置
軟性内視鏡で観察しながら，切断した 8 Fr 多用途チューブでルゴール混和ジェルを耳管咽頭口から注入する．専用の通気管(c，高原氏式欧氏管カテーテル)もある．

ようになりつつある[20)~22)]．本手術は鼓膜切開し，経鼓膜的に耳管鼓室口から 23 mm のシリコン製のピンを挿入，耳管軟骨部まで留置するものであり，認可施設・認可医師により実施される．治療効果は高い(80%程度で有効)が，異物を体内に挿入する手術であり，比較的合併症が多い(滲出性中耳炎 14.7%，鼓膜穿孔残存 19.4%)ため，適応を慎重に判断する．なお，根治治療ではないが，症状の軽減に鼓膜換気チューブ留置が有益な場合がある[23)]．

3．私の選択基準

図 3 に，自験例 110 人のあらましを示す[24)]．2015 年，耳管ピン実施認定前の時点の統計であり比較的軽症者も多く含むが，市中の実態を反映しているのではないかと考える．筆者は耳管開放症を疑う患者が来院した時点で，既述の診断基準案に則りまず慎重に確実な診断を行う．患者の多くは「このまま聞こえなくなるのではないか」「徐々に悪化し生涯にわたり問題が続くのではないか」といった不安に駆られて受診されることが多く，また前医で診断がつかずに受診されることも多い．疾患概念を診断根拠とともに詳細に説明し，自然軽快が多いことや，治療しうる疾患であることなどを説明する．体重減少のエピソードがある場合は，特に生活指導や自己での症状コントロールの教示を先行する．なお，自験例ではなんらかの体重減少があった方は 110 人中 54 人で，平均 7.0 kg 減少，BMI 平均 19.94 であった．

図のごとく，保存的治療で軽快が期待できる疾患であるが，説明のみでの終了が概ね 1/4，また経過観察のみが 1/4 で，なんらかの治療を行ったのは半数程度にとどまり，さらにその 7 割程度は非観血的治療のみで軽快あるいは治療が有効であった．つまり，生活指導や先行治療が無効で，手術も視野になる患者は全体の 1 割程度であることに留意すべきである．耳管ピン手術を希望される患者でも，まずは指導と非観血的な治療により好転させられないか気を配るようにしている．体重減少がある方は体重を増やす努力をしていただき，その推移を確認する．体重が復すようであれば症状が好転するのを待機する．また，薬剤の影響が示唆される場合には薬剤変更・中止で症状が好転するのを待機する．治療は生活指導などの他に，内服，鼓膜テープ貼付，耳管内処置(ルゴールジェル)の順で行っているが，複数を組み合わせる場合もある．これらにより患者の満足感があれば保存治療で経過観察を行っているが，テープ貼付とジェル注入については効果は限定的で永続的ではないので反復して受診していただく必要がある．筆者は概ね 1 か月に一度程度受診していただ

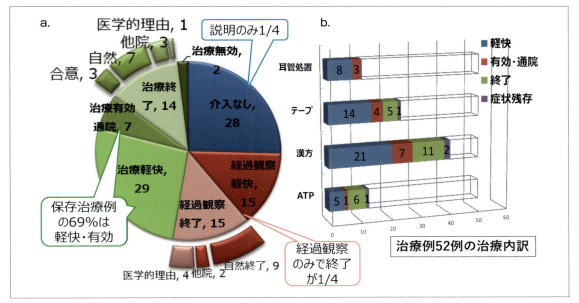

図 3. 自験例のあらまし（n＝110）
説明のみが1/4，経過観察のみが1/4で，なんらかの治療を行ったのは半数程度にとどまる．
治療例52例の内訳と効果をbに示す．

現在のご自身の症状はどの程度ですか？			
よい0　1　2　3　4　5　6　7　8　9　10悪い			
	よくある	たまにある	ない
症状のために集中しにくいことがありますか？	4	2	0
症状がひどいために、人の話が聞き取りにくいことがありますか	4	2	0
症状のためにイライラすることがありますか？	4	2	0
開放症から逃れられないと感じることがありますか？	4	2	0
症状のために、人とのつきあいに支障がありますか？	4	2	0
症状のためにフラストレーションを感じることがありますか？	4	2	0
症状のために仕事や家事全般に支障がありますか？	4	2	0
症状のために家族や友人との間で緊張感を感じたり関係がうまくいかないと感じることがありますか？	4	2	0
開放症以外のことに注意を向けられないことがありますか？	4	2	0
症状のために、不安になることがありますか？	4	2	0
点/40点			

図 4. Patulous Eustachian Tube Handicap Inventory 10（PHI-10）
　　　耳管開放症状による生活への支障度に目を向けた問診票
　　　（文献25より引用）

くようにしている．
　前述のごとく，本疾患の治療の「尺度」は"患者にとってどの程度生活に支障をきたしているか"に依存する．Ikedaらは，苦痛度に目を向けた問診票（PHI-10）を作成した[25]（図4）．筆者もこれを利用している．同問診票で高得点（全般で7点以上，全体で26点以上）で，特に「仕事や家事全般に支障がある」場合には耳管ピン手術を視野に考慮する．例として，保育士が園児とともに歌唱ができない，講演中に話せなくなってしまう，立ち仕事の美容師が客と会話できない，悪性疾患で予後不良だが残された時間を会話を楽しみながら過ごしたい，などの具体的な問題を抱えた方に手術を考慮した．保存的治療が無効あるいは限定的

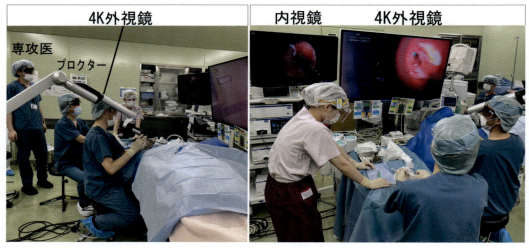

図 5. 耳管ピン挿入術
当科は全身麻酔下，手術室で行う．外視鏡と内視鏡を併置することで安全性と確実性を高めている．周囲のスタッフが状況を共有できる．

表 2. 耳管狭窄症診断基準（2018 年 10 月 3 日，日本耳科学会承認）

1. 広義の耳管狭窄症
   ・定義：耳管の開大不良や狭窄により起こる中耳病態または耳症状
   ・診断の要件：①+②+③　ただし①+②＝疑い例とする
     ① 耳管が機能的または器質的に開きにくい
     ② 慢性的（3 か月以上遷延する）中耳病態または耳症状がある
     ③ 耳管閉鎖障害が否定される
2. 狭義の耳管狭窄症
   ・定義：耳管が器質的に狭窄しているために起こる中耳病態または耳症状
   ・診断の要件：広義の要件の①②③を満たし，さらに以下 ④ を満たす
     ④ 耳管の受動的開大圧（正常値 150～550 daPa）が高く（＞800 daPa），かつ，用手で行う逆通気が通らない

（文献 27 より引用）

耳管狭窄症

1. 診 断

耳管狭窄症は単体の疾患というよりは，慢性中耳炎・癒着性中耳炎・小児の中耳炎疾患と密接にかかわるもので画一的な扱いができるものではない．つまり，様々な中耳疾患や耳症状の背景に潜む病態であって，耳管開大不良（機能的障害）と狭窄（器質的障害）を両方含む概念である[26]．

耳管狭窄症の診断，治療については，日本耳科学会より「耳管狭窄症診断基準」が発表されている[27]（表 2）．ここでは耳管狭窄症は「耳管の開大不良や狭窄により起こる中耳病態または耳症状」と定義されている．「狭義」のものは実際に耳管が

で，PHI-10 が高値の場合，概ね 6 か月程度の全病悩期間で耳管ピン手術の提案をするようにしているが，症例により柔軟に対応している．

耳管ピン手術は局所麻酔下で行う施設も多いが，当施設では全身麻酔下，手術室で 1 ないし 2 泊入院で行うことを原則としている．安全かつ確実に行えるよう，外視鏡と内視鏡を併置して実施している（図 5）．留置手術前には耳管鼓室口の形態を十分に CT で確認している．ピンのサイズは 4 号を基本とするが，音響法での提示音圧が低い場合（95 dB 未満）にはより大きな 5 号ピンも考慮する．手術実施後は鼓膜穿孔の残存ならびに中耳炎が惹起されないかを慎重に経過観察する．

狭くなっている，あるいはほぼ詰まっている（閉塞）もので（器質的狭窄・閉塞），「広義」のものはさらに，耳管自体は必ずしも狭くはないが，嚥下などの際に耳管を自らの力で開くことができない病態（機能的狭窄・閉塞）を含む．その要因として，各種中耳疾患などの一部に耳管狭窄症が存在するものと，飛行機やトンネルなどの気圧変化の際に耳症状が惹起されるものに大別される．

診断においては耳閉感，耳痛，自声強聴などの自覚症状を確認し，聴力検査，インピーダンスオージオメトリなどを確認する．耳管カテーテル通気やバルサルバ通気が実施できるかの確認を行う．耳管機能検査装置も有用であり，耳管音響法で開放所見が得られないことやTTAGおよびインピーダンス法で外耳道圧が上昇しないことで確認するが，これらは正常耳あるいは耳管開放症でもしばしばみられることに注意する．また，鼓膜穿孔がある場合には加圧減圧法により客観的な通気圧が測定できる．耳管の物理的な閉塞，つまりアデノイド肥大，万一の上咽頭癌などの有無にも注意をはらい，上咽頭を確認するとともに，症例に応じて各種画像診断も行う．

2．治　療

耳管狭窄症の治療として，鼻症状があれば鼻副鼻腔炎の治療，また耳管通気，耳管自己通気，耳管バルーン拡大術（balloon eustachiantubo-plasty：BET）が挙げられる．また，直接の治療ではないが，中耳換気の好転のために鼓膜チューブ留置術も選択肢となる．

3．私の選択基準

診断基準に基づき診断を行うが，実際には各中耳疾患の部分症状であることが多く，軽症や一過性のものも多い．小児においては，中耳疾患がある場合には小児滲出性中耳炎治療ガイドラインならびに急性中耳炎ガイドラインに基づいて治療を行っている．なお，鼻処置および鼻副鼻腔炎の治療も並行するが，同ガイドラインでもこれらに対する治療について言及されており，耳管狭窄に対しても有効性があると考える．

耳管通気については従前，頻繁に受診し通気を行うことが広く行われてきた．開放状態の確認や鼓膜癒着の確認などにおいて診断的価値も高いが，死亡事故を含む通気に伴う有害事象の報告や，通気後数十分以内に鼓室は陰圧に戻ることから，近年ではあまり行われないようである．一概に否定されるものではないが，筆者もほとんど行っていない．自己通気については風船によるオトヴェント（Otovent®，医療機器認可済），陽圧を鼻腔側から負荷する器具であるイヤーポッパー（EarPopper®，医療機器認可済．海外には複数の他商品あり）などの製品が販売されている．低頻度では効果は限定的であるが，1日3回以上の実施で効果が見込めるとする報告が多く[28]～[30]，小児滲出性中耳炎診療ガイドラインでは1日3回以上の励行を勧めている．筆者も頻繁に推奨している．これらの治療によっても好転しない場合で，鼓膜癒着や滲出液貯留が好転しなければ，鼓室内換気チューブ留置術を実施している．鼓膜の菲薄化や高度なアテレクターシスの場合にはsubannular tube（SATチューブ）も有用である[31]．

4．新しい治療BETについて

前述のごとく，難治性耳管狭窄症の治療として耳管バルーン拡大術（BET）が登場している．

前述の耳管狭窄症診断基準において適応指針が定められており，「狭義の耳管狭窄症．ただし，骨部狭窄が明らかな例を除く」とされている．専用の拡張用バルーンカテーテルを用いる．本邦でも2018年12月に日本ストライカー社の器具が薬事承認を受けているが，保険適用にはなっていない．本デバイスは，鼻腔経由で耳管咽頭口に挿入したバルーンを拡張させて耳管咽頭口および耳管軟骨部の狭窄部位を拡大する手技である．多くの報告で高い効果が期待される結果が出ているが，詳細な耳管機能などの検討が行われているとはいえないようである．先行実施施設からの報告では，狭義の耳管狭窄症には効果は限定的であり，その適応基準については，引き続き検討が必要と思われる[32][33]．

おわりに

耳管はすべての中耳疾患の根幹をなす重要，かつ繊細な臓器である．その機能障害は患者ごとに個別的で多様である．他疾患と同様，丁寧な診断と治療，なにより患者への十分な説明やコミュニケーションをとりながら，安全を担保しつつ最善を尽くしていく努力が求められる．

参考文献

1) Bluestone CD, Paradise JK, Beery QC：Physiology of the eustachian tube in the pathogenesis and a management of middle ear effusions. Laryngoscope, **82**：1654-1670, 1972.

2) 吉岡哲志：小児科医の疑問に答える―耳管の形態と機能：成人とはどう違うのか？ 小児科診療, **77**(7)：885-890, 2014.
   Summary 小児と成人の耳管機能と形態についての差異とその評価方法について詳細を解説.

3) Bylander A, Ivarsson A, Tjernström O：Eustachian tube function in normal children and adults. Acta Otolaryngol, **92**：481-491, 1981.

4) 本庄 巌：耳管と中耳病態. 第88回日本耳鼻咽喉科学会宿題報告. 京都大学医学部耳鼻咽喉科, 1987.

5) 耳管開放症診断基準案 2016. https://www.otology.gr.jp/common/pdf/guideline_jikan2016.pdf(2024年10月アクセス)

6) McGwin Jr, Owsley C, Vicinanzo MG, et al：Teprotumumab Related Hearing Loss：A Large-Scale Analysis and Review of Voluntarily Reported Patient Complaints to the Food and Drug Administration(FDA). Ophthalmic Plast Reconstr Surg, **40**(6)：639-642, 2024.

7) 耳管機能検査マニュアル 2016：https://otology.gr.jp/common/pdf/guideline_jikankensa2016.pdf(2024年10月アクセス)

8) 吉岡哲志, 浅井康徳, 楯谷一郎ほか：立位CTによる耳管開放症患者の撮影経験. 日耳鼻会報, **127**(4)：617, 2024.

9) 石川 滋：自律神経系と耳管開放症. 日耳鼻会報, **115**：447, 2012.

10) Shambaugh GE：Continuously open eustachian tube. Arch Otolaryngol, **27**：420-425, 1938.

11) Oshima T, Kikuchi T, Kawase T, et al：Nasal instillation of physiological saline for patulous Eustachian tube. Acta Otolaryngol, **130**：550-553, 2010.

12) 松田雄大, 守田雅弘, 甲能直幸ほか：耳管開放症におけるアデノシン三リン酸(ATP)の治療効果. 耳鼻臨床, **105**：721-727, 2012.

13) 竹越哲男, 小暮敏明, 斎藤 晶：耳管開放症に対する第1選択薬としての補中益気湯の有効性. MB ENT, **185**：23-28, 2015.

14) 石川 滋：耳管開放症に対する薬物療法の試み―加味帰脾湯の使用経験―. 耳鼻臨床, **87**：1337-1347, 1994.

15) 村上信五, 中澤雅哉, 高橋真理子：耳管開放症の治療-保存治療と手術治療の使い分け. Otol Jpn, **16**：212-215, 2006.

16) 村上信五, 渡辺暢浩, 宮本直哉ほか：耳管開放症の簡易治療. Otol Jpn, **10**：486, 2000.

17) 菊地俊晶：耳管開放症の診断と治療〜660例の経験より〜. Otol Jpn, **24**：257-262, 2014.
    Summary 耳管開放症の各保存的治療の効果や合併症について詳細を報告.

18) 山口展正：耳管開放症の治療的診断. Otol Jpn, **10**：150-154, 2000.

19) 鈴木宏隆, 岩佐英之, 倉野 香ほか：耳管開放症における耳管咽頭口ジェル注入療法の多施設による検討. 日耳鼻会報, **120**：596, 2017.

20) 大島猛史：耳管開放症の診断と治療―特に手術について―. 日耳鼻会報, **119**：1366-1372, 2016.

21) 池田怜吉：耳管開放症の病態と手術治療. 頭頸部外科, **29**：7-11, 2019.

22) 池田怜吉：耳管ピンを用いた耳管開放症の治療. 耳喉頭頸, **94**：6-11, 2022.

23) 池田怜吉：難治性耳管疾患に対する診断並びに治療に関する研究. Otol Jpn, **33**：7-13, 2023.

24) 吉岡哲志, 犬塚恵美子, 内藤健晴ほか：当科における耳管開放症の診療の現況〜特に診断基準の考察〜. Otol Jpn, **25**：525, 2015.

25) Ikeda R, Kikuchi T, Kobayashi T,et al：New Scoring System for Evaluating Patulous Eustachian Tube Patients. Otol Neurotol, **38**：708-713, 2017.

26) 吉岡哲志, 犬塚恵美子, 内藤健晴ほか：一般耳鼻咽喉科医に対する, 耳管疾患に関するアンケート調査. Oto Jpn, **28**：537, 2018.

27) 耳管狭窄症診断基準. https://www.otology.gr.jp/common/pdf/obstructed_eustachian_

tube201810.pdf（2024 年 10 月アクセス）

28）Bidarian-Moniri A, Ramos MJ, Ejnell H：Auto-inflation for treatment of persistent otitis media with effusion in children：a cross-over study with a 12-month follow-up. Int J Pediatr Otorhinolaryngol, **78**：1298-1305, 2014.

29）Perera R, Haynes J, Glasziou P, et al：Autoinflation for hearing loss associated with otitis media with effusion. Cochrane Database Syst Rev, **2013**（5）：CD006285, 2013.

30）五島史行，矢部はる奈，小川　郁ほか：小児滲出性中耳炎に対する通気治療器"Ear popper®"

の使用経験．耳展, **50**：330-332, 2007.

31）高橋晴雄：耳管狭窄症の診断基準と保存的治療．MB ENT, **263**：23-27, 2021.

32）大島英敏：耳管狭窄症に対するバルーン耳管開大術（BET）．MB ENT, **263**：28-35, 2021.

33）Poe D, Anand V, Dean M,et al：Balloon dilation of the eustachian tube for dilatory dysfunction：A randomized controlled trial. Laryngoscope, **128**：1200-1206, 2018.

　Summary　ランダム化比較試験にて，BET が 6 週間後のティンパノグラムと ETDQ-7 を有意に改善させた.

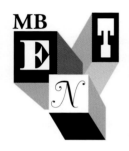

◆特集・みみ・はな・のど 保存的治療 vs 手術治療—私の選択基準—

メニエール病の保存的治療と手術治療

森岡繁文[*1]　内田真哉[*2]

Abstract　メニエール病は，難聴，耳鳴，耳閉感などの聴覚症状を伴うめまい発作を反復する内耳性めまい疾患であり，その病態は内リンパ水腫である．メニエール病には，めまい発作を反復する急性期（発作期）とめまい発作のない間歇期があり，急性期と間歇期によって治療は異なる．また，平衡機能症状と聴覚症状に対して，それぞれ適切な治療を選択する必要がある．急性期治療は薬物治療が中心となり，めまいに対しては炭酸水素ナトリウムや抗めまい薬，制吐薬，抗ヒスタミン薬，安定剤などを用い，難聴に対しては突発性難聴に準じた治療が適応される．間歇期治療，すなわち発作予防治療については，生活指導と浸透圧利尿薬を中心とする薬物治療を行うが，難治性症例に対しては中耳加圧療法，内リンパ嚢開放術，選択的前庭機能破壊術を段階的に検討する必要がある．

Key words　メニエール病(Ménière's disease)，内リンパ水腫(endolymphatic hydrops)，保存的治療(conservative treatment)，内リンパ嚢開放術(endolymphatic sac surgery)，経皮的内視鏡下耳科手術(percutaneous endoscopic ear surgery)

はじめに

メニエール病は，難聴，耳鳴，耳閉感などの聴覚症状を伴うめまい発作を反復する内耳性めまい疾患であり，その病態は内リンパ水腫である．メニエール病には，めまい発作を反復する急性期（発作期）とめまい発作のない間歇期があるが，間歇期にも浮動感，ふらつき，聴覚症状などが残存することがある．そのため，急性期と間歇期によって，また平衡機能症状と聴覚症状に対して，それぞれ適切な治療を選択する必要がある（表1）．なおメニエール病診療に際しては，日本めまい平衡医学会より発刊されている「メニエール病・遅発性内リンパ水腫診療ガイドライン2020年版」を参考にされたい．

メニエール病の急性期治療

急性期治療の目的は，めまい症状の軽減と感音難聴の改善である．

1．めまいに対する治療

めまいが高度の場合は，入院で安静，補液治療を行う．急性期めまいに対するエビデンスの確立された治療法はないが，経験的に7％炭酸水素ナトリウム注射液の点滴静注(20～250 mL)が広く行われている．また必要に応じて，制吐薬（塩酸メトクロプラミド，ドンペリドン）や抗不安薬（ジアゼパム）の投与を行う．自宅安静が可能な場合は，抗めまい薬（ジフェニドール，ベタヒスチン，アデノシン三リン酸）や抗ヒスタミン薬（ジフェンヒドラミン）を服用し，外来治療が可能である[1)2)]．

2．難聴に対する治療

急性期の感音難聴の治療は，突発性難聴の治療

[*1] Morioka Shigefumi, 〒602-8026 京都府京都市上京区釜座通丸太町上ル春帯町355-5　京都第二赤十字病院耳鼻咽喉科・気管食道外科，副部長

[*2] Uchida Masaya, 同，部長

表 1. メニエール病の治療薬

メニエール病，特にめまい治療に用いる薬剤と使用法の一例を示す．

急性期めまい（入院）			
炭酸水素ナトリウム	メイロン®	1回 20〜250 mL	1日1回 点滴静注
塩酸メトクロプラミド	プリンペラン®	1回 10 mg	1日1〜2回 静注または筋注
ドンペリドン	ナウゼリン®	1回 60 mg	1日1〜2回 直腸内
ジアゼパム	セルシン®	1回 5〜10 mg	必要に応じて 3〜4時間ごと筋注
急性期めまい（外来）			
ベタヒスチンメシル酸塩	メリスロン®	1回 12 mg	1日3回 内服
ジフェニドール塩酸塩	セファドール®	1回 25 mg	1日3回 内服
アデノシン三リン酸ニナトリウム水和物	アデホスコーワ顆粒10%®	1回 100 mg	1日3回 内服
ジフェンヒドラミン・ジプロフィリン	トラベルミン配合錠®	1回 1錠	1日3回まで屯用内服
間歇期めまい			
イソソルビド	イソバイド®シロップ	1回 30 mL	1日3回 内服

（文献 2 より作成）

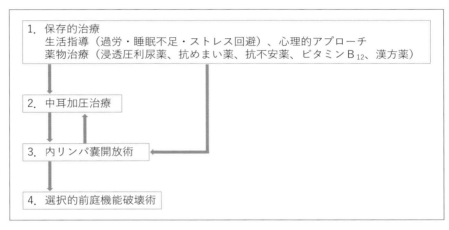

図 1.
メニエール病の間歇期の治療アルゴリズム
メニエール病間歇期の発作予防治療の段階的治療アルゴリズムを示す．
（文献 1 より転載）

と同様に副腎皮質ステロイドの投与が広く行われている．ステロイド全身投与の明確なエビデンスはいまだに確立されていないが，他に有効な治療法が確立されていない現状から，メニエール病急性期の感音難聴に対するステロイド治療は推奨される治療であると考える[1)3)]．

メニエール病間歇期の発作予防治療

1. メニエール病間歇期の治療アルゴリズム

間歇期治療の目的は，めまい発作の予防である．間歇期の症状は各患者の重症度により大きく異なるため，重症度に応じた段階的治療が推奨されている．2008年のSajjadiらが報告したメニエール病の治療アルゴリズムを基に，メニエール病・遅発性内リンパ水腫診療ガイドライン2020年版では，重症度に応じた段階的治療アルゴリズムを提示している[1)4)]（図1）．もっとも低侵襲の保存的加療をStep 1として，有効性が確認されない場合は，Step 2：中耳加圧療法，Step 3：内リンパ囊開放術，Step 4：選択的前庭機能破壊術へと段階的に治療を進めていくこととなる．Step 2：中耳加圧療法は治療機器の生産が需要に追いつかず，なかなか治療が開始できない場合があり，そのような場合はStep 2として内リンパ囊開放術が選択されることがある[5)]．

2. Step 1：保存的治療

メニエール病の発症にはストレス，肉体的・精神的過労，睡眠不足が関与することが知られている．そのため，ストレスをできるだけ回避するような生活指導が必要である．代表的なストレス解消策として，適度な運動，有酸素運動がメニエール病に有効と報告されている[6)7)]．

メニエール病発作間歇期の薬物治療の基本は浸透圧利尿薬（イソソルビド）による内リンパ水腫の軽減である．イソソルビドは1日90 mL，投与期間は最終めまい発作から6か月として，再発時にはその都度投与を行うことが望ましい．また，イソソルビドと併用もしくは単独で，抗めまい薬，ビタミンB$_{12}$薬，漢方薬などが投与されることがある．抗めまい薬（ベタヒスチン，ジフェニドール）は短期投与でめまい症状を抑制する可能性があるが，ベタヒスチンは1年に及ぶ長期投与は無効と報告されており，間歇期治療薬として使用する際には投与期間に留意する必要がある[8)9)]．漢方薬は，苓桂朮甘湯，五苓散，柴苓湯，半夏白朮天麻湯，真武湯などの利水薬がめまい治療に使用されている[10)〜13)]．苓桂朮甘湯は内服開始後1〜14日と効果発現が比較的早く，幅広い症例に用いることが可能だが，特に立ちくらみを伴う不安が強く神経質な症例に有効である．甘草を成分に含むため，低カリウム血症を伴う高血圧を呈する偽アルドステロン症に注意が必要である．五苓散は，口渇，浮腫，尿量減少を伴う症例に効果的で，比較的早期の効果発現が期待でき，長期投与でも副作用が少ない．柴苓湯は，五苓散に抗炎症作用を有する小柴胡湯を合わせた漢方薬である．著しく体力の低下した虚証の症例への処方は控えたほうがよい．また，成分に甘草を含むほか，黄芩を含むため，間質性肺炎や肝機能障害の可能性があり，長期投与の際には定期的な検査が必要である．

ステロイド鼓室内注入術の有効性を示したランダム化比較試験がある．プレドニゾロン62.5 mg/mLを2週ごとに2回投与することで，治療後18〜24か月後に90％のめまい抑制率であり，ゲンタマイシン鼓室内注入術と同等の効果であったと報告されている[14)]．この結果から，ガイドラインにはStep 2，Step 3無効時に後述するStep 4：ゲンタマイシン鼓室内注入術に先行してステロイド鼓室内注入術を行う選択肢が記載されている．ステロイド鼓室内注入術は，内耳破壊術でないことはもちろん，低侵襲にどの医療機関でも実施可能な治療であることから，Step 2，Step 3無効例に限らずに適応となる可能性があり，今後アルゴリズムのどこに組み込むべきか，議論の余地がある[3)]．

3．Step 2：中耳加圧療法

中耳加圧療法は，鼓膜換気チューブを挿入した後に，スウェーデンにて開発された携帯型中耳加圧装置Meniett®を使用して陽圧刺激を加える治療として広がった．本邦では，鼓膜換気チューブを必要とせずに，経鼓膜的に陽圧と陰圧を交互に加える非侵襲的中耳加圧装置であるFEET01®が2017年に薬事承認され，2018年に保険収載されている．中耳加圧療法を実施する際には，めまい平衡医学会から発行されている適正使用指針に従う必要がある（https://www.memai.jp/wp-content/uploads/2020/07/chujikaatsusochishishin2018.pdf）．対象はメニエール病または遅発性内リンパ水腫確実例の診断基準を満たし，生活指導のみの保存的治療を2週間（Stage 1），生活指導と与薬のみの保存的治療を2週間（Stage 2），生活指導と与薬のみの保存的治療をさらに4週間（Stage 3）行ってもめまい発作を繰り返すもので，メニエール病診療ガイドラインの重症度分類に基づく総合的重症度Stage 4「進行し，外科的治療が考慮される時期」を満たすものとされる．FEET01®を患者に貸し出し，1回3分間，1日2回使用するように指導する．月に1度外来受診とし，めまいの月平均発作回数からめまい係数（治療後のめまいの月平均発作回数÷治療前のめまいの月平均回数×100）を算出し治療効果判定を行う．めまい係数は0を著明改善，1〜40を改善，41〜80を軽度改善，81〜120を不変，≧121を悪化と判断する．1年後に著明改善であれば完解と判断し治療を中止する．改善もしくは軽度改善の場合，36か月以内であれば完解に至るまで治療を継続できる．不変もしくは悪化の場合は，治療を中止して，Step 3：内リンパ嚢開放術を検討する．

中耳加圧療法の治療効果の発現機序はいまだに不明な点が多い．前庭水管に耳石を含む代謝性や

細胞性の debris が詰まることで前庭水管が閉鎖し，内リンパ嚢への内リンパ液の排出が障害され，内リンパ水腫が生じると考えられている[15]．中耳加圧により鼓膜から耳小骨・卵円窓経由で，もしくは中耳腔から正円窓経由で内耳圧が変化し，閉塞していた前庭水管が再開通することで内リンパ水腫が改善する機序が考えられている．または，内耳圧の変化により内リンパ嚢から内リンパ液の産生を促すナトリウム利尿ホルモンや，内リンパ嚢での内リンパ液の吸収を促す糖タンパク質が分泌されることで，前庭水管の debris が内リンパ嚢に排出され内リンパ水腫が改善する機序が考えられている[5)16)17]．

FEET01® による中耳加圧療法は Meniett® による治療と同等の有効性であることが示されている[18]．また，FEET01® による中耳加圧療法は，1年後の著明改善および改善の割合は 80% 以上と報告されており，高い治療効果が期待でき，また合併症も少なく安全な治療である．しかし，治療可能な施設が少ないことや半導体不足により生産が需要に追いついていないことが問題である[5)19)20]．なお，中耳加圧療法は難聴や耳鳴などの聴覚症状の改善は期待できないことに留意が必要である．

4．Step 3：内リンパ嚢開放術

内耳機能の温存を目指しながら，メニエール病の病態である内リンパ水腫を直接減荷することが内リンパ嚢開放術の目的である．中耳加圧療法の対象は難治性めまいに限られるが，内リンパ嚢開放術は難治性めまいに加えて，進行する感音難聴も対象となる．そのため，内リンパ嚢開放術の適応としては，少なくとも 3〜6 か月の薬物心理療法に抵抗性であり，めまいが頻発し，難聴が進行する難治例と考えられている[4]．手術前には，適切な診断と内リンパ水腫の推定が望ましい．内リンパ水腫推定検査としては蝸牛水腫に対するグリセロールテスト，蝸電図，前庭水腫に対するフロセミドテスト，フロセミド VOR，グリセロール VEMP などが知られている[21]．近年はガドリニウ

ム造影剤を用いた内耳造影 MRI により内リンパ水腫の評価が可能であるが，検査が施行可能な施設は限られている現状がある[22]．

術直後には一過性に体動時のめまいを認めることがある．また，術後は一過性に聴力が低下し数か月かけて術前レベルかそれ以上まで回復することが多い[23]．術後 2 年の治療成績としては，めまいの完全抑制が 43.0〜84.4%，聴力低下 10 dB 以下の聴力温存成績が 74.0〜86.5%，10 dB 以上の聴力改善成績が 19.0〜36.5% と報告されている[24)〜27]．

<内リンパ嚢開放術の手術手技>

手術は顕微鏡下に耳後部切開から広く乳突削開を行うことが多い．外側半規管，後半規管の輪郭がわかるまで広く迷路周囲蜂巣を削開し，S 状静脈洞の輪郭がわかるまで S 状静脈洞周囲蜂巣を削開する．内リンパ嚢は，外側半規管の延長線である Donaldson 線より奥まったところにあることを念頭に，S 状静脈洞前方の retrofacial air cells を後半規管の弯曲に沿って削開を進め，後頭蓋硬膜を露出していく．内リンパ嚢を上縁から尾側に向かって露出した後に，内リンパ嚢を L 字に切開し開放する．内リンパ嚢開放部には，ゼルフィルムやステロイド付きスポンゼルなどを挿入し閉鎖を予防する[23)28]．

当科では，経外耳道的内視鏡下耳科手術（TEES）では到達できない乳突蜂巣病変に対する低侵襲内視鏡手術として，経皮的内視鏡下耳科手術（PEES）を考案，実施している[29]（図 2）．PEES は，側頭骨の 10 mm 大の骨開窓部より内視鏡や機器を挿入し，ナビゲーションシステムを用いて病変位置を確認しながら行う鍵穴手術であり，乳突削開範囲は最小限となり，より広範囲の正常蜂巣の温存が可能となる．そして，内リンパ嚢開放術にも PEES が有効と考えて実施している[30]．具体的な手術方法としては，ナビゲーションシステムの方向指向性プローベを用いて，耳後部から内リンパ嚢に最短で到達できる位置を確認し，そこに約 20 mm の皮膚切開を行う．開窓予定位置か

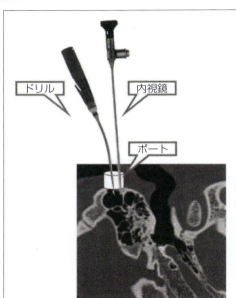
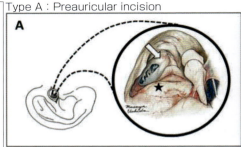
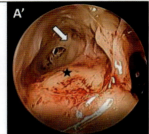
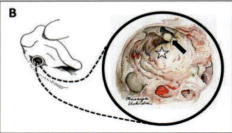
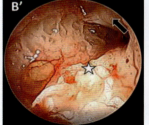

図 2．経皮的内視鏡下耳科手術（PEES）の概要　　　　　　　　　　　　　　　　　　　　　　a｜b
a：PEES の模式図．側頭骨に作成した鍵穴より，内視鏡，ドリル，鋼製器具などを挿入して手術を行う．
b：PEES の 2 通りのアプローチ方法．Type A は耳前部からアプローチし，上鼓室，顔面神経膝部など
　へアクセスが可能．Type B は耳後部からアプローチし，乳突蜂巣，乳突洞などへアクセスが可能
（文献 29，30 より転載）

ら 3 mm のダイヤモンドバーにて骨削開を進める．内視鏡下水中下乳突削開を行い，乳突洞に到達し，外側半規管，キヌタ骨を確認する．そこから S 状静脈洞は露出せずに，後頭蓋窩硬膜を露出していき頸静脈球の方向に削開を拡大すると，後頭蓋窩硬膜上に扇状の内リンパ嚢を確認できる．内リンパ嚢はやや色調が白く縦に血管が走っていることで，内視鏡下に硬膜との鑑別が可能である．内リンパ嚢を L 字に切開し，切開部にステロイドを含浸させたスポンゼルを置いて終了としている（図 3）．

　PEES で内リンパ嚢開放術を行うメリットは，耳後部創や乳突削開範囲が小さいことでより低侵襲な手術であること，内視鏡下水中下乳突削開を行うため削開部を常に明視下に置くことが可能となり安全な手術につながること，また内視鏡下に拡大視を行うことで内リンパ嚢の同定が可能となること，S 状静脈洞の透見，露出を要さず周囲蜂巣の温存が可能であり出血リスクを減らすことができることが挙げられる．一方，デメリットとしては，乳突洞の到達にはナビゲーションガイドが必要であること，削開範囲が狭いためランドマークが確認しにくいこと，出血時の対応が困難な場合があることが考えられる．これらはナビゲーションシステムの精度向上や，顕微鏡手術での手術解剖を熟知することで副損傷を避けることが可能と考えられ，また，万が一に備えて顕微鏡や外視鏡手術に移行できるように準備をしておくことも必要である．

5．Step 4：選択的前庭機能破壊術

　内リンパ嚢開放術は内耳機能温存手術であることから，最初に選択される手術である．しかし，内リンパ嚢開放術を行っても症状の改善しない難治症例に対しては，内リンパ水腫のめまい受容器である前庭・半規管機能を抑制する目的で，選択的前庭機能破壊術（ゲンタマイシン鼓室内注入術，前庭神経切断術）が選択される．難聴増悪の可能性があるため，良聴耳への施術や両側メニエール病症例に対しては禁忌となる．また，前庭機能が高度に障害されることから，めまい発作が抑制されても術後のふらつき，運動時の不安定感，暗所歩行障害などが長期に持続する可能性がある．そ

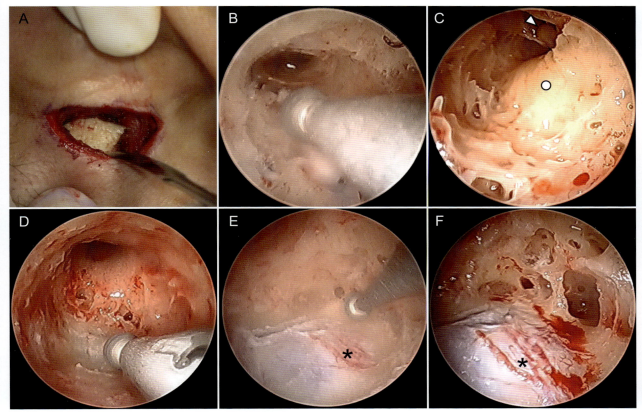

図 3. PEES での内リンパ嚢開放術
A：耳後部の 20 mm 小切開より側頭骨を露出．ここから PEES Type B を施行
B：ナビゲーションシステムをガイドに内視鏡下水中下乳突削開を行い，乳突洞を目指す．
C：乳突洞に到達．外側半規管隆起（丸印），キヌタ骨短脚（矢尻）が確認可能
D：外側半規管，後半規管をランドマークに，後頭蓋硬膜の露出を目指す．
E：内視鏡下水中下乳突削開で後頭蓋硬膜，内リンパ嚢（アスタリスク）を露出
F：内リンパ嚢をはっきりと内視鏡で視認し，開放が可能

のため，前庭代償の起こりにくい高齢者や中枢神経系の障害が合併している症例では適応に注意が必要である．また，反対側の前庭機能が低下している場合は，選択的前庭機能破壊術により両側前庭障害となり強い平衡障害が持続する可能性があるため，適切な術前評価と手術適応の選択が必要である．

1）ゲンタマイシン鼓室内注入術

ゲンタマイシン鼓室内注入術は，ゲンタマイシンが内耳の中で前庭を選択的に障害する特徴を用いた治療法である．ゲンタマイシン 0.65 mL（26 mg）に炭酸水素ナトリウム注射液 0.35 mL を加えて pH を調整した薬液 1 mL を鼓室内に注入する．標準化されたプロトコールはないが，以下の 2 通りの注入方法が知られている．① shot-gun 法：1 日 3 回，4 日間連続投与を 1 クールとして，聴力・平衡機能の経過をみながら 2～3 クール行う．② titration 法：薬剤を 1 回注入し，効果を検定して不十分の場合には追加注入を行う．治療 5～10 年のめまい完全抑制は 80% 前後，聴力温存成績は 50～60% と報告されている[28]．なお，本邦では保険診療として本治療を行うことはできない．

2）前庭神経切断術

前庭神経切断術は，手術により前庭神経を選択的に切断する手術である．前庭神経へのアプローチ法は，後 S 状脈洞アプローチ，中頭蓋窩アプローチ，後迷路アプローチ，後頭下アプローチなどがある．良好なめまい抑制効果と聴力温存が期

待できるが，エビデンスとしては確立していない．治療5～10年のめまい完全抑制は90％以上，聴力温存成績は50～60％と報告されている[28]．

おわりに

急性期治療，間歇期治療ごとのメニエール病に対する治療について述べた．病期が急性期か，間歇期か，また対象病態がめまいか，難聴か，はっきりと認識して治療に臨むことが重要である．特に，難治性症例に対する間歇期発作予防治療はアルゴリズムに沿って，患者と相談しながら病態に応じた治療選択が必要である．

文 献

1) 日本めまい平衡医学会（編）：メニエール病・遅発性内リンパ水腫診療ガイドライン2020年版．金原出版，2020．
2) 將積日出夫：難聴・めまい メニエール病．耳喉頭科，**95**：261-264，2023．
   Summary メニエール病に対する薬物療法の実際を急性期，間歇期に分けて具体的に述べている．
3) 堀井 新：主な耳鼻咽喉科疾患におけるステロイドの使い方 めまいに対するステロイド療法．JOHNS，**39**：391-393，2023．
4) Sajjadi H, Paparella MM：Meniere's disease. Lancet（London, England），**372**：406-414, 2008.
5) 今井貴夫：重症メニエール病への対応 中耳加圧治療の適応と限界．耳喉頭頸，**95**：822-825，2023．
   Summary 重症メニエール病に対する中耳加圧療法の適応，方法，治療効果，限界について述べられている．
6) 大貫純一，高橋正紘，小田桐恭子ほか：メニエール病の長期治療成績 メニエール病に対する生活指導の効果．Equilibrium Res，**63**：149-154，2004．
7) 高橋正紘：生活指導と有酸素運動によるメニエール病の治療．Otol Jpn，**20**：727-734，2010．
8) Adrion C, Fischer CS, Wagner J, et al：Efficacy and safety of betahistine treatment in patients with Meniere's disease：primary results of a long term, multicentre, double blind, randomised, placebo controlled, dose defining trial

(BEMED trial). BMJ, **352**：h6816, 2016.
9) Albera R, Ciuffolotti R, Di Cicco M, et al：Double-blind, randomized, multicenter study comparing the effect of betahistine and flunarizine on the dizziness handicap in patients with recurrent vestibular vertigo. Acta Otolaryngol, **123**：588-593, 2003.
10) 鈴木康弘，堤 剛：私の推奨─代表的な漢方薬の使い方 苓桂朮甘湯と五苓散，柴苓湯をメニエール病に用いる．耳喉頭頸，**92**：984-987，2020．
11) 坪田雅仁：「めまいの漢方治療」めまいの漢方診療 総論．Equilibrium Res，**80**：292-295，2021．
12) 岡安 唯，北原 糺：エビデンス各論 漢方薬（方剤） 五苓散，柴苓湯．JOHNS，**39**：622-624，2023．
13) 五島史行：めまいの漢方治療．MB ENT，**297**：39-43，2024．
14) Patel M, Agarwal K, Arshad Q, et al：Intratympanic methylprednisolone versus gentamicin in patients with unilateral Ménière's disease：a randomised, double-blind, comparative effectiveness trial. Lancet（London, England），**388**：2753-2762, 2016.
15) Gibson WP, Arenberg IK：Pathophysiologic theories in the etiology of Meniere's disease. Otolaryngol Clini North Am, **30**：961-967, 1997.
16) Qvortrup K, Rostgaard J, Holstein-Rathlou NH：The inner ear produces a natriuretic hormone. Am J Physiol, **270**：F1073-F1077, 1996.
17) 將積日出夫，本島ひとみ，丸山元祥ほか：中耳加圧療法の問題点．Otol Jpn，**14**：240-243，2004．
18) Watanabe Y, Shojaku H, Junicho M, et al：Intermittent pressure therapy of intractable Meniere's disease and delayed endolymphatic hydrops using the transtympanic membrane massage device：a preliminary report. Acta Otolaryngol, **131**：1178-1186, 2011.
19) 二見駿平，神田裕樹，三輪 徹ほか：メニエール病・遅発性内リンパ水腫に対する中耳加圧治療効果の検討．Equilibrium Res，**82**：519-525，2023．
20) Tram Anh D, Takakura H, Nakazato A, et al：Long-term effects of middle ear pressure therapy with the EFET01 device in patients with Ménière's disease and delayed endolymphatic hydrops in Japan. Acta Otolaryngol, **143**：840-844, 2023.

21) 將積日出夫：内リンパ水腫推定検査. MB ENT, **288**：56-64, 2023.

22) Nakashima T, Naganawa S, Sugiura M, et al：Visualization of endolymphatic hydrops in patients with Meniere's disease. Laryngoscope, **117**：415-420, 2007.

23) 北原　紀：メニエール病の病態・診断・治療Update　内リンパ囊開放術. 日耳鼻会報, **125**：1446-1448, 2022.

24) Huang TS, Lin CC：Endolymphatic sac ballooning surgery for Menière's disease. Ann Otol Rhinol Laryngol, **103**：389-394, 1994.

25) Moffat DA：Endolymphatic sac surgery：analysis of 100 operations. Clin Otolaryngol Allied Sci, **19**：261-266, 1994.

26) Gibson WP：The effect of surgical removal of the extraosseous portion of the endolymphatic sac in patients suffering from Menière's disease. J Laryngol Otol, **110**：1008-1011, 1996.

27) 伊藤妙子, 乾　洋史, 宮坂俊輝ほか：メニエール病に対する内リンパ囊開放術の効果. 耳鼻ニューロサイエンス, **34**：13-16, 2020.

28) 北原　紀, 岡安　唯：めまい治療法の最新知見 めまいに対する手術療法. JOHNS, **38**：1371-1374, 2022.
Summary 内リンパ囊開放術の治療効果やステロイド投与や乳突腔への開放による上乗せ効果について検討している.

29) Uchida M, Morioka S, Mizutari K：Experiences of Percutaneous Endoscopic Approach for the Mastoid Lesions：A Novel Minimally Invasive Ear Surgery. Otol Neurotol, **45**：169-175, 2024.

30) 竹村優佳子, 内田真哉, 野田凌平ほか：経皮的内視鏡下耳科手術で行った内リンパ囊開放術の1例. 京都医学会雑誌, **70**：45-48, 2023.
Summary 難治性メニエール病症例に対する経皮的内視鏡下耳科手術での内リンパ囊開放術を行った最初の報告である.

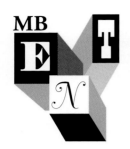

◆特集・みみ・はな・のど 保存的治療 vs 手術治療—私の選択基準—

末梢性顔面神経麻痺の保存的治療と手術治療

木村拓也[*1] 山田啓之[*2]

Abstract 顔面神経麻痺治療の中心は保存的治療であるが，顔面神経麻痺の治療率を向上させるためには保存的治療で治癒を得られない可能性のある重症麻痺への治療戦略が非常に重要である．顔面神経減荷術は，この高度麻痺に対する数少ない追加治療の一つである．しかし，発症早期に施行する必要があるため，急性期には適切な保存的治療を行いつつも，至適時期を逃さないように手術適応を判断していくことが重要である．

Key words 顔面神経麻痺(facial nerve paralysis)，Bell 麻痺(Bell's palsy)，Ramsay Hunt 症候群(Ramsay Hunt syndrome)，顔面神経減荷術(facial nerve decompression)，リハビリテーション(rehabilitation)

はじめに

顔面神経麻痺の原因疾患の多くは Bell 麻痺や Hunt 症候群が占め，この 2 疾患で全体の約 7 割といわれている．Bell 麻痺は保存的治療によって 90% 程度治癒が期待できる．また，Bell 麻痺よりも予後が悪い Hunt 症候群や水痘帯状疱疹ウイルス(varicella zoster virus：VZV)によって発症するが顔面神経麻痺以外の症状を伴わない ZSH (zoster sine herpete)においても保存的治療で 70% 程度の治癒を得られるため，顔面神経麻痺治療の中心は保存的治療であり，まずは発症早期に質の高い治療を行うことが重要である．保存的治療によってある程度の治癒率は望めるとはいえ，顔面神経麻痺の後遺症を残した場合には，機能的にも審美的にも患者の QOL に与える影響は甚大である．そのため，少しでも顔面神経麻痺の治療率を向上させる必要があり，それには保存的治療では治癒を得られない可能性のある重症麻痺への治療戦略が非常に重要といえる．顔面神経減荷術は，この重度麻痺に対する数少ない追加治療の一つである．しかし，発症早期に施行した場合は，治療効果についてエビデンスがあるが，実情としては早期施行が必ずしも容易でないことや，減荷範囲についてコンセンサスが得られていない現状がある．本稿では，発症頻度の高い Bell 麻痺と Hunt 症候群の保存的治療について 2023 年に改訂された顔面神経麻痺診療ガイドライン 2023 年版[1] (以下，ガイドライン)に沿ってまとめた後に，手術治療である顔面神経減荷術の顔面神経麻痺治療における現状，手術適応，手術のポイントについて概説する．

保存的治療

1．顔面神経麻痺の保存的治療の流れ[1]

ガイドラインには顔面神経麻痺の経過を急性期，回復期(発症から 3～12 か月)，生活期(発症から 12 か月以降)に区分している．急性期は原因疾患の診断を行うとともに，麻痺の重症度を見極め，それに応じた薬物治療を行う．ただし，薬物治療を行っていても発症 1 週間以内は麻痺の増悪を認めることがあるため，麻痺の進行を注視し

[*1] Kimura Takuya，〒 101-0063 東京都千代田区神田淡路町 2-25 神尾記念病院耳鼻咽喉科
[*2] Yamada Hiroyuki，愛媛大学医学部耳鼻咽喉科・頭頸部外科，准教授

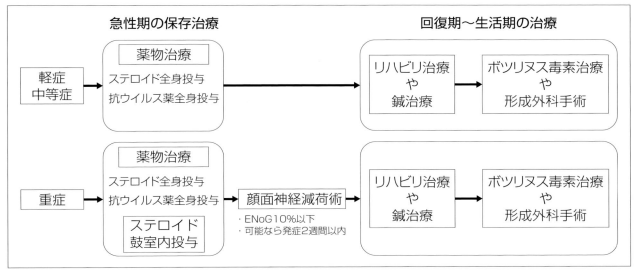

図 1. 顔面神経麻痺の保存的治療の流れ

て，重症の症例には後述する手術適応にあてはまれば顔面神経減荷術を行うようになる．また，リハビリテーション治療も行われる．回復期はリハビリテーション治療を継続しつつ，鍼治療が導入されることもある．後遺症が出現した症例には生活期でも治療が必要となり，リハビリテーション治療を行うとともに，病的共同運動や拘縮に対してボツリヌス毒素治療や形成外科手術が行われる（図 1）．

2. 薬物療法

Hunt 症候群は VZV が，Bell 麻痺の約 6 割で単純ヘルペスウイルス 1 型（HSV-1）が原因である[2]．両ウイルスともに膝神経性に潜伏感染しており，再活性化すると側頭骨内で神経浮腫を生じさせ，絞扼，虚血の悪循環から麻痺が発症する．そのため，薬物治療の主体は炎症や浮腫に対する副腎皮質ステロイドホルモンとウイルスの増殖を抑制するための抗ウイルス薬となる．ガイドラインのシステマティックレビューでは Bell 麻痺に対してはプレドニン換算で 1 mg/kg/日程度（男性で 60 mg/日，女性で 40 mg/日）の通常量での副腎ステロイド全身投与を行うことを「強く推奨」し，Hunt 症候群に対しては「弱く推奨」している．また，プレドニン換算で 120～200 mg/日の高用量での副腎皮質ステロイド全身投与については Bell 麻痺の「軽症～中等症では行わないことを弱く推奨」し，「重症では行うことを弱く推奨」している．Hunt 症候群でも「軽症～中等症では行わないことを弱く推奨」し，「重症では行うことを弱く推奨」している．一方，抗ウイルス薬については Bell 麻痺で「軽症～重症で通常の副腎皮質ステロイド全身投与に併用することを弱く推奨」し，Hunt 症候群では「抗ウイルス薬を投与することを強く推奨」している．これらを基にガイドラインでは麻痺程度に準じた治療強度を提示している．Bell 麻痺，Hunt 症候群ともに，プレドニン換算で軽症では 30 mg/日，中等症では 60 mg/日，重症では 120～200 mg/日の副腎皮質ステロイドの投与を行う．重症ではその量が 120～200 mg となるため原則入院治療が勧められている．麻痺発症から 8 日以降に治療開始する症例においては，麻痺の悪化はこの時期には生じないため軽症例ではステロイドを投与せず，中等症と重症例では上述の用量に準じて副腎皮質ステロイドを投与するよう記載されている．また，発症 14 日以降で治療を開始する場合は治療効果が期待できないため副腎皮質ステロイドの投与は推奨しないとしている．抗ウイルス薬に関しては，Bell 麻痺の中等症，重症では単純疱疹用量での投与を，Hunt 症候群では，重症度にかかわらず帯状疱疹用量での投与が勧められている．Bell 麻痺と診断された症例の一部は ZSH の可能性があり，Bell 麻痺でも発症直後から重症

の症例や強い耳痛などを訴える症例には帯状疱疹用量での抗ウイルス薬を投与することも提示されている. 抗ウイルス薬はウイルスの増殖阻害薬であり, すでに増殖したウイルスに対する効果は期待できない. そのため, ウイルス増殖が十分でない発症3日以内の早期でなければ有効性に乏しく, 発症から日数が経過している症例での投与は行わない. 発症1週間程度は, 麻痺は徐々に進行していくため初診時にたとえ軽症であったとしても, 数日の内に麻痺が進行し, 再診時には重症となる場合も多い. また, Hunt症候群においては初診時に顔面神経麻痺, 第8脳神経症状, 耳帯状疱疹の3徴すべてを呈していることは必ずしも多くなく, 1/3の症例では, 顔面神経麻痺が耳帯状疱疹に2日以上先行するため[3], 初診時はBell麻痺と診断され, 経過でHunt症候群と診断される場合も多い. 重症度, Hunt症候群か否かは治療方針, 予後に大きくかかわるので, 軽症で外来治療を選択した場合も, こまめにフォローアップを行い, 麻痺の進行によって治療方針を変更することが重要である.

3. ステロイド鼓室内投与

ガイドラインでは, Bell麻痺とHunt症候群の重症急性期症例では, 通常量のステロイド全身投与に加えてステロイド鼓室内投与を行うことを弱く推奨している. 顔面神経は側頭骨内では顔面神経管内を走行するが, その骨壁でもっとも薄い場所は水平部であり, 0.1〜0.3 mmといわれている. また, この水平部では骨壁の欠損や顔面神経がヘルニア状に突出していることがあるため, 鼓室内に投与したステロイドは直接, 顔面神経内に移行すると考えられている. 鼓室内への投与を行う際の姿勢は臥位で行い, 可能な程度で後屈してもらうと鼓室のやや上方を走行する水平部に薬剤が届きやすい. また, 投与後は15〜30分程度は嚥下を禁止する. 当科ではその間, 臥位・後屈を保つようにしている. 使用する薬剤はデキサメタゾンで, 1.65〜5 mg/回を複数回行うよう記載されている.

4. リハビリテーション治療

重症の顔面神経麻痺では, 神経再生による随意運動の改善に伴い, 拘縮と病的共同運動が出現する可能性が高い. リハビリテーション治療の目的は, これらを予防・軽減することである. 急性においては, 弛緩性麻痺の段階から表情筋マッサージを指導し, 自主訓練を促す. 発症3か月以降の回復期には徐々に拘縮, 病的共同運動が顕在化してくるので, 病的共同運動が軽微な段階から, バイオフィードバック療法を開始する. リハビリテーションの詳細については, ガイドラインをご参照いただきたい.

顔面神経減荷術

顔面神経は側頭骨内を長く細い骨管である顔面神経管を走行したのちに, 茎乳突孔より頭蓋外に出て末梢に分布していく. ウイルス性神経炎などにより神経が障害されると, 炎症による浮腫が起こり, 狭い骨管内で圧迫・絞扼されて, その結果虚血に陥る. 虚血はさらなる神経障害, 浮腫を引き起こし, この悪循環により神経変性がさらに進行していく. 顔面神経減荷術の目的は, 顔面神経管の骨壁を除去することにより, 神経絞扼を解除して麻痺急性期における虚血, 浮腫, 絞扼による悪循環を止めて神経変性の進行を防ぐことであり, 減荷術自体に神経再生を直接改善する作用はない. そのため, 完全神経変性にまで至ってしまい, ENoGが無反応となっている場合では, 上記の機序を鑑みると治療効果は限定的であると考えられ, そこに至る前のできるだけ早期に手術を行うことが望ましい. 本邦のガイドラインにおいては, 減荷術は有効性の報告がある一方で, 論文のエビデンスの質が不十分なことからBell麻痺, Hunt症候群ともに「重症の急性期の患者へ行うことを弱く推奨」するとされている. 一方, 米国耳鼻咽喉科・頭頸部外科学会(AAO-HNS)のBell麻痺診療ガイドラインでは, エビデンスの低さ, 経中頭蓋窩法の手術侵襲の大きさ, 重篤合併症の可能性, コストの高さを考慮され標準治療としては

推奨しないとされている．しかし，Yanagihara ら[4]は副腎皮質ステロイドの全身投与に加え減荷術を行うと副腎皮質ステロイドの投与のみの症例より柳原法で38点以上に回復する症例が有意に多いこと，また柳原法で22点以下となる症例が有意に減少することを報告しており，減荷術が有効な症例が少なからず存在するといえる．

1．Bell 麻痺，Hunt 症候群での手術適応と施行時期

神経変性が完成する前の発症2週間以内が至適時期とされており，それを超える晩期手術における治療効果については十分なエビデンスが得られていない[5]．ガイドラインにおいての手術適応としては，重度麻痺症例(柳原法で10点以下またはHouse-Brackmann法で grade Ⅴ～Ⅵ)でENoG 10%以下であり，予後不良と考えられる症例である．手術時期としては前述したように発症からできるだけ早期にするのが理想である．発症早期に上記基準を満たす場合は，手術適応の判断は問題ないが，実際には手術適応を判断するまでに時間がかかる症例も多い．これは側頭骨内で発生した神経障害は，Wallerian 変性により末梢に進んでいき，茎乳突孔に到達するまで72時間程度を要し，ENoG で神経障害を十分検出するためには，障害がさらに末梢に広がることを待つ必要があり，実際に ENoG が 10% 以下となるのに発症から7～14日かかる症例も多いためである．そこから手術を計画するとなると，発症3週間以降で手術を行うことになることが多いのが実情である．発症から1か月以降での手術であれば，期待するような効果が得られない可能性もあり，手術に際して治癒に至らない可能性があることや，手術による難聴のリスクが少なからず存在することを十分に患者に説明したうえで，慎重かつ迅速に適応を判断する必要がある．

2．減荷範囲

適切な減荷範囲については現状一致した見解が得られていない．顔面神経管には，内耳道から迷路部に移行する metal segment と，水平部のアブ

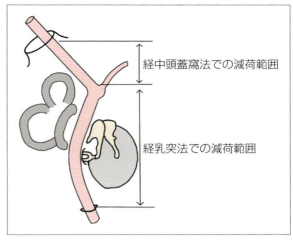

図 2．顔面神経減荷術における減荷範囲

ミ骨周囲から錐体部(第二膝部)にかけての2か所の生理的狭窄部位がある．経中頭蓋窩法では前者を，経乳突法では後者の減荷を行うことができる(図2)．減荷術の目的である絞扼解除の観点で考えると経中頭蓋窩法と経乳突法を併用し全減荷を行うことが理想的であると思われる．Bell 麻痺，Hunt 症候群ともに，全減荷術の効果が経乳突法に比して良好であったとの報告もある[2]．しかし，経中頭蓋窩法を行うためには開頭手術が必要となり，手術侵襲が大きく，頭蓋内出血や髄液漏などの重篤な合併症を起こす可能性がある．また，耳鼻咽喉科と脳外科で協力して手術を行う必要があるため施行可能な施設はごく限定されている．欧米では経中頭蓋窩法を行うことが支持されている一方で，本邦では経乳突法が広く行われている．経乳突法では，metal segment の減荷はできないが，迷路部から膝部，鼓室部，錐体部，乳突部まで減荷することが可能である．しかし，鼓室部より中枢側の確実な減荷のためにはキヌタ骨を一時的に取り出す必要があり，術後に伝音難聴や高音域の感音難聴を生じる可能性がある[6]．キヌタ骨の摘出を行わずに偏位させることにより減荷を行う方法も提唱されているが，耳小骨にドリル先端が接触すると感音難聴を起こす可能性があるため，合併症なく十分な減荷を行うためには相当量の技量が必要である[7][8]．

3．手術手順とポイント

前述したように顔面神経減荷術の目的は顔面神

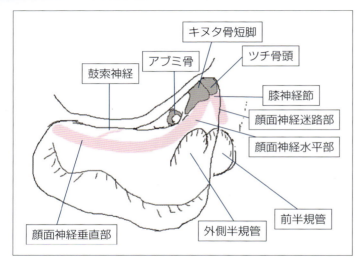

図 3.
顔面神経の走行
経中頭蓋窩法では内耳道から迷路部に移行する metal segment を，経乳突法では迷路部の一部から水平部，垂直部までの減荷を行うことができる．

経管内の減圧をはかり，神経の完全変性への進行予防である．そのため，手術操作によるさらなる神経障害を避けなければならない．愛護的な操作が術後の麻痺改善に重要であり，繊細な手技が求められる．経乳突法の標準的な術式の手順[9]を以下に記すが，(1)～(6)までは術野の展開，(7)と(8)が神経への操作，(9)と(10)が閉創の操作となる．

〈術野の展開〉

(1) 皮膚切開・骨膜切開と剝離：耳後部の切開は耳介付着部よりやや後方で耳介付着部の高さから耳垂の上端あたりまで大きく切開する．そうすることで前方は頬骨弓根部，骨部外耳道，後方は隅角部，下方は胸鎖乳突筋付着部まで広く展開することができ，その後の視野や操作を有利に進めることができるようになる．骨膜の切開は外耳道後縁より約 5 mm 後方で切開する．

(2) 乳突削開：皮質骨を削開し，天蓋，S 状静脈，乳突洞，外側半規管，耳小骨を確認する．その後，上鼓室を開放し，外耳道後壁を削開しながらキヌタ骨短脚の確認を行う．

(3) 後鼓室開放：キヌタ骨短脚およびその先端の前下方で行う．はじめは 3 mm 程度のバーで削開し，mastoid の下方までバーを全体的に動かし顔面神経周囲の骨を削ると神経同定時の手間を省くことができる．

(4) キヌタ・アブミ関節の離断とキヌタ骨の抜去：この操作はゆっくり丁寧に行う必要がある．また，キヌタ骨を抜去せず，関節の間にゼラチンスポンジなどを挟み込み内耳障害を予防する方法もある．

(5) 後キヌタ骨靱帯(buttress)の削開，サジ状突起の確認

(6) 外側半規管周囲の削開：外側半規管の皮質骨を削り，可能な範囲でその高さを低くすることで水平部周囲(やアブミ骨周辺)のよい視野を得ることができ，その後の操作が容易となる．ただし，半規管瘻孔にならないよう注意が必要である．

〈神経への操作〉

(7) 顔面神経の同定と開放：本操作による神経障害を予防するためには，いち早く神経が透見されたことに気づく必要があり，そのためには顔面神経を同定する前から周囲の局所解剖を参考にその走行を予測する必要がある．図 3 に顔面神経の走行を示す．走行の予測にはこの全体像の把握が必須である．また，顔面神経管を開放後，神経鞘を切開するか切開しないかは議論のあるところである．当科では神経の血流を保つ観点から最近では神経鞘の切開していない．

① 垂直部の開放

外側半規管の前下方(サジ状突起上方)に削開の前から水平部が透けて見えることが多い．そこで，この部位と外側半規管をもとに第二膝部から垂直部のおおよその位置を予測する．第二膝部は外側半規管と錐体隆起の間を走行し，その屈曲は 95～120°である．一方，外側半規管は前方が頭側に

30°傾き，それに沿って水平部が走行する．そこで垂直部を予測する際は，外側半規管と水平をなす直線に対して直角に屈曲して走行していることをイメージすると予測しやすい．実際は顔面神経の走行には個人差があるため，4〜5 mm の大きめのダイヤモンドバーを用いて mastoid の内側を全体的に平面になるように削り，予測した部位以外にも注意を払う必要がある．

② 水平部の開放

水平部はサジ状突起の上方を末梢に下がるように通り，外側半規管とアブミ骨の間を走行する．重要な器官が狭い空間につまっているため，アブミ骨にバーやピックが当たらないよう，また半規管瘻孔を作らないように注意しながら操作する．この操作では 1〜2 mm の細いバーを用いる．

③ 迷路部の開放

この部位の解剖学的特徴として，側頭骨内の顔面神経は膝神経節がもっとも頭側にあることが挙げられる．つまり，迷路部は膝神経節から中枢に向かって下方に走行し，水平部も末梢に向かって下降している．また，膝神経節には顔面神経の栄養動脈である中硬膜動脈の枝が入ることも知っておくべき特徴で，本操作で栄養血管を損傷しないようにすることが重要である．迷路部を開放するには中頭蓋底，上半規管，顔面神経水平部で囲まれる蜂巣を削開し，迷路部と膝神経節の同定を行う．この操作は術野が狭いため，1 mm 近くの細いダイヤモンドバーを使い，こまめに削開を止め，頻回に術野をきれいにする．そうすることで削開の進行を確認する．

（8）ステロイド留置：止血用ゼラチンにデキサメタゾンを含有させ，顔面神経周囲に留置する．

〈閉創の操作〉

（9）耳小骨再建：本術式では抜去したキヌタ骨を元の位置に戻すが，術中に使用した生理食塩水などの表面張力でキヌタ骨短脚が外側の側壁や内側の半規管についてしまい，再建が難しいことがある．これらへの対応として，キヌタ骨を戻す時に耳小骨の関節面や側壁，外側半規管などを吸引

で乾燥させること，外側半規管と側壁の間を広くするために外側半規管の高まりを低くし，側壁を外耳道側に削り込んでおくことが挙げられる．

（10）閉　創

最後に

耳鼻咽喉科は顔面神経麻痺の急性期治療において重要な役割を担っている．その急性期治療では保存的治療が中心となるが，重症麻痺に対してはステロイド鼓室内投与や顔面神経減荷術が施行される．しかし，このような症例では後遺症が出現する可能性が高いため，早期からリハビリテーションを導入することが望まれる．また，固定後の後遺症はボツリヌス毒素治療や形成外科手術なども必要となる．耳鼻咽喉科医は急性期以降も積極的に他科と連携をとり，治療にあたることが重要である．

文　献

1) 日本顔面神経学会(編)：顔面神経麻痺診療ガイドライン 2023 年版．金原出版，2023.
   Summary　2023 年に改訂され，顔面神経麻痺治療の基礎知識がまとめられており，Clinical Question を設定し，各々についてシステマティックレビューに基づいた推奨度が決められている．

2) 村上信五：Bell 麻痺と Hunt 症候群：7-22．第116 回日本耳鼻咽喉科総会宿題報告　ウイルス性顔面神経麻痺—病態と後遺症克服のための新たな治療—．中西印刷，2015.
   Summary　病因の側面からウイルス性顔面神経障害として末梢性顔面神経麻痺にアプローチされており，基礎研究から臨床研究まで幅広い知見を得ることができる．

3) Murakami S, Hato N, Horiuchi J, et al：Treatment of Ramsay Hunt syndrome with acyclovir-prednisone：significance of early diagnosis and treatment. Ann Neurol, 41：353-357, 1997.

4) Yanagihara N, Hato N, Murakami S, et al：Transmastoid decompression as a treatment of Bell palsy. Otolaryngol Head Neck Surg, **124**：282-286, 2001.

5) Gantz BJ, Rubinstein JT, Gidley P, et al：Surgical management of Bell's palsy. Laryngoscope, **109**：1177-1188, 1999.

6) 欅原崇宏, 萩森伸一, 綾仁悠介ほか：顔面神経減荷術における聴力変化の検討. FACIAL NERVE RESEARCH JAPAN, **37**：95-97, 2017.

7) 村上信五, 松田太志, 渡邉暢浩ほか：経乳突顔面神経減荷術後の聴力低下を予防する手術手技の工夫. FACIAL NERVE RESEARCH JAPAN, **20**：129-131, 2000.

8) 齋藤武久：キヌタ骨をはずさずに行う顔面神経減荷術（経乳突法）の術後聴力. Otol Jpn, **20**（5）：704-710, 2010.

9) 柳原尚明：顔面神経減荷手術. 側頭骨内顔面神経　病態と治療. 愛媛大学医学部耳鼻咽喉科学教室. pp. 141-172, 1986.

よくわかる 耳管開放症
―診断から耳管ピン手術まで―

著者 小林俊光　池田怜吉 ほか

2022年5月発行　B5判　284頁　定価8,250円（本体7,500円＋税）

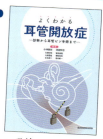

耳管開放症とは何か…病態や症状、検査、診断に留まらず、耳管の構造、動物差まで、現在までに行われている本症の研究の全てと世界初の耳管開放症治療機器「耳管ピン」の手術やその他治療法についても紹介し、耳管開放症を網羅した本書。研究の歴史や機器開発の過程なども余すところなく掲載し、物語としても楽しめる内容です。目の前の患者が耳管開放症なのか、そして治療が必要な症状なのか、診療所での鑑別のためにぜひお役立てください。

目次

Ⅰ. 耳管閉鎖障害とは？
1) 耳管閉鎖障害の分類
2) 耳管閉鎖障害における自声強聴の苦痛

Ⅱ. 耳管の動物差
1) 耳管開放の観点から；in vivo での計測結果を含めて

Ⅲ. 耳管閉鎖障害の疫学
1) 一般人口における耳管開放症の頻度
2) 東北大学における耳管開放症の外来統計
3) 開業医における耳管閉鎖障害の頻度
4) 「耳管開放症・耳管閉鎖不全の診療の実態ならびに耳鼻科医の意識」に関する全国アンケート調査

Ⅳ. 耳管開放症の診断法
1) はじめに
2) 問　診
3) 鼓膜所見
4) オトスコープによる患者発声の外耳道からの聴取
5) 耳管機能検査装置を用いた検査
6) 内視鏡的診断法
7) 新しい音響学的診断法の考案と臨床応用
8) 耳管の新しい画像診断法

Ⅴ. 耳管開放症の症状に関する研究
1) はじめに
2) 自声強聴に関する研究
3) 耳管開放症の症状としての鼻声についての研究

Ⅵ. 耳管開放症の原因
1) はじめに
2) 体重減少に伴う耳管開放症
3) 妊娠と耳管開放症
4) 成長ホルモン欠乏と耳管開放症
5) 低血圧と耳管開放症
6) 透析・脱水と関連した耳管開放症
7) シェーグレン症候群と耳管開放症
8) 上顎前方延長術に伴う耳管開放症
9) 顔面外傷に伴う耳管開放症
10) 三叉神経障害による耳管開放症
11) 上咽頭がんに対する放射線療法後の耳管開放症
12) 急性中耳炎後に一過性に発症した耳管開放症

Ⅶ. 体位変化と耳管開放症
1) はじめに
2) 体位変化に伴う耳管機能変化－ヒトにおける計測－
3) 体位変化に伴う耳管機能の変化－動物実験－
4) 体位変化および頸部圧迫時の耳管の変化（内視鏡所見）
5) 体位変化の耳管および周囲構造への影響（画像解析）

Ⅷ. 鼻すすり型耳管開放症
1) はじめに
2) "鼻すすりロック"による耳管開放症状の軽減
3) 鼻すすり型耳管開放症が引き起こす中耳病変
4) 鼻すすり型耳管開放症の取り扱い
5) 鼻すすり型耳管開放症と真珠腫

6) 鼻すすりロック時の耳管咽頭口所見
7) 耳管の鼻すすりロック現象
　－CT, MRIによる観察－
8) 鼻すすりによる耳管の変形
　－有限要素モデルを用いた解析－

Ⅸ. 耳管開放症の隠蔽（masked patulous Eustachian tube）
1) はじめに
2) 鼓膜形成術後に顕在化した耳管開放症
3) 耳硬化症に合併した隠蔽性耳管開放症
4) 真珠腫における隠蔽性耳管開放症

Ⅹ. 耳管開放症診断基準
1) 耳管開放症診断基準案2016
2) 耳管開放症診断基準に則った診断の実際
3) 耳管開放症確実例における自覚症状と検査陽性率

Ⅺ. 耳管閉鎖障害の治療
1) 総説－本邦および世界における耳管閉鎖障害治療の現況
2) 我々の治療方針
（生活指導／生理食塩水点鼻療法／ルゴールジェル注入療法／鼓膜への操作による治療／耳管ピンによる治療）

文献
付録（問診表・PHI-10）
索引

全日本病院出版会　〒113-0033 東京都文京区本郷 3-16-4　Tel:03-5689-5989
www.zenniti.com　Fax:03-5689-8030

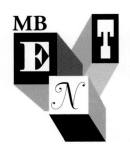

◆特集・みみ・はな・のど 保存的治療 vs 手術治療—私の選択基準—

急性副鼻腔炎の保存的治療と手術治療

川畠雅樹*

Abstract 急性副鼻腔炎の多くはウイルス感染が発端となり，通常は抗菌薬を用いることなく10日以内に消退する．一方，5日以上経過してから再燃する場合や膿性鼻漏などが10日以上持続する場合には急性細菌性副鼻腔炎が疑われる．急性細菌性副鼻腔炎においては，臨床症状と鼻腔所見により重症度を評価し，重症度に基づいて抗菌薬治療を選択する．鼻処置や副鼻腔自然口開大処置なども症状改善に有用である．急性細菌性副鼻腔炎の多くは保存的治療により改善するが，稀ながら眼窩内合併症や頭蓋内合併症をきたすことがあり，手術治療を要する場合がある．これらの合併症はいったん発症すると重篤な症状を呈することが多く，診断・治療の遅れは失明に至ることや致命的になることもある．合併症が疑われる際には，迅速な検査の施行と関連する他科と十分に連携をとり，手術治療の時期を逃さないようにすることが重要である．

Key words 急性副鼻腔炎（acute sinusitis），鼻性眼窩内合併症（rhinogenic intraorbital complication），鼻性頭蓋内合併症（rhinogenic intracranial complication），内視鏡下鼻副鼻腔手術（endoscopic sinus surgery：ESS），細菌感染症（bacterial infection）

はじめに

急性副鼻腔炎は耳鼻咽喉科日常診療で遭遇する頻度の高い上気道疾患である．一方で，鼻副鼻腔は眼窩や中枢神経系に近接していることから，炎症の波及により種々の眼窩内合併症や頭蓋内合併症を起こすことがある．合併症を伴った急性副鼻腔炎症例のうち眼窩内合併症は61.5%，頭蓋内合併症は38.3%[1]と報告されている．鼻性眼窩内合併症には眼窩蜂巣炎，眼窩骨膜下膿瘍などがあり，鼻性頭蓋内合併症には髄膜炎，脳膿瘍，硬膜外膿瘍，硬膜下膿瘍，海綿静脈洞血栓症がある．頻度は高くはないものの，ひとたび発症すると急速に増悪し重篤な後遺症を残しうるため，早期の診断と適切な治療が欠かせない．

急性副鼻腔炎

感冒後の副鼻腔炎では，ライノウイルスやパラインフルエンザウイルスなどのウイルス性がほとんどで，細菌性は成人では0.5〜2.0%，小児では6〜13%といわれている[2,3]．ウイルス性副鼻腔炎は通常10日以内に消退するが，細菌性副鼻腔炎は5日以上経過してから再燃し，膿性鼻漏，頬部痛，発熱などを伴う．

膿性鼻漏などの症状が10日間以上持続する場合や，軽快した症状が再度増悪した場合などに急性細菌性副鼻腔炎と判断し抗菌薬治療を行う．急性副鼻腔炎の起炎菌は肺炎球菌，インフルエンザ菌，モラクセラ・カタラーリスの3菌種で半数以上を占め，一部の嫌気性菌も関与する．高齢者では黄色ブドウ球菌，小児では化膿連鎖球菌も重要な起炎菌である[4]．スコアリングシステムに基づき重症度を評価し，重症度に基づいた抗菌薬治療の選択を行う[5]（表1）．中等症〜重症例に対する抗菌薬治療の第一選択薬はアモキシシリンが推奨されている．抗菌薬の内服が必ずしも急性副鼻腔炎

---

* Kawabata Masaki，〒890-8520 鹿児島県鹿児島市桜ヶ丘8-35-1 鹿児島大学耳鼻咽喉科・頭頸部外科学分野，助教

表 1. 急性副鼻腔炎スコアリングシステムと重症度分類

	症状・所見	なし	軽度／少量	中等度以上
臨床症状	鼻漏	0	1（時々鼻をかむ）	2（頻繁に鼻をかむ）
	不機嫌・湿性咳嗽（小児）	0	1（咳がある）	2（睡眠が妨げられる）
	顔面／前頭部痛・圧迫感（成人）		1（がまんできる）	2（鎮痛剤が必要）
鼻腔所見	鼻汁・後鼻漏	0（漿液性）	2（粘膿性少量）	4（中等量以上）

軽症：1～3，中等症：4～6，重症：7～8

（文献 5 より転載）

の合併症を予防するとは限らないため，合併症の発現に注意を払いながら経過をみることが重要である[6]．

鼻性眼窩内合併症

1．病　態

副鼻腔は眼窩に隣接することから，炎症が眼窩内に及び視力障害や眼球運動障害などの合併症を起こすことがある．副鼻腔から眼窩内への感染は，眼窩紙様板などの薄い骨壁や眼窩骨壁の血管や神経に沿った小さな間隙を介して起こり，特に前・後篩骨神経管では神経血管貫通部にしばしば骨欠損があり，篩骨洞や前頭洞後下壁から炎症が眼窩へと波及しやすい．さらには，副鼻腔や眼窩の静脈は血液の逆流を防ぐ弁構造がない状態で交通しているため，副鼻腔の内圧の上昇により経静脈的に眼窩内や海綿静脈洞に炎症が波及しやすいという特徴がある[7]．小児では眼窩紙様板が非常に薄く骨裂隙を有していること[8]，隣接する篩骨洞が生下時からすでに発育していることなどにより篩骨洞から眼窩内側壁を介した炎症波及がもっとも多い[9]．一方，前頭洞が発育する 10 歳台以降は眼窩上壁に沿った炎症波及をしばしば認めるようになる[10]．

2．診　断

急性副鼻腔炎に続発する眼瞼の発赤・腫脹，眼球突出，眼球運動障害，視力障害などの症状がみられる場合は，眼窩内合併症を疑い直ちに CT 検査あるいは MRI 検査を行い炎症の進展範囲を確認する必要がある．眼窩内合併症は Chandler らによって提唱された分類が診断や治療法の選択に広く用いられ，5 つの病型に分類される[11)12)]（図 1）．いずれの病態でも眼瞼の発赤・腫脹はほぼ必発である．眼瞼の腫脹は上眼静脈から篩骨静脈への血流が障害されることによって生じ，上眼瞼に強いのが特徴である．グループ 1（炎症性浮腫）では，眼窩内に所見はなく，眼窩中隔より前方の軟

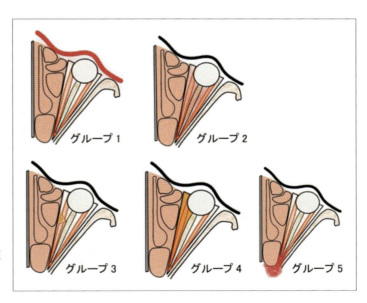

図 1．
急性副鼻腔炎の眼窩内合併症の分類
（文献 12 より転載）

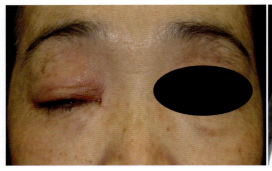 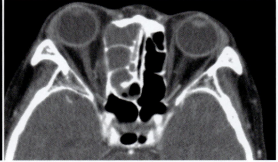

図 2. グループ 2（眼窩蜂巣炎） a｜b
a：右眼瞼の発赤・腫脹を認める．
b：造影 CT．右眼窩内軟部組織の浮腫と軽度眼球突出を認める．

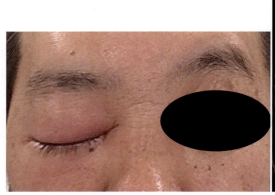 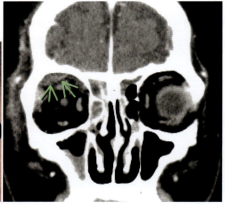

図 3. グループ 3（眼窩骨膜下膿瘍） a｜b
a：右眼瞼の発赤・腫脹を認める．
b：造影 CT．右眼窩上壁にレンズ状の液体濃度陰影を認める．

部組織の腫脹が認められる．グループ 2（眼窩蜂巣炎）では眼窩内の浮腫が認められ，眼窩内圧の上昇により眼球突出を伴う．眼瞼の発赤・腫脹や眼痛が主な症状であるが，時に眼球運動障害や視力低下をきたし重篤となることがあるので注意を要する（図 2）．眼窩蜂巣炎の 11％が失明に至ると報告されている[13]．グループ 3（眼窩骨膜下膿瘍）では，眼球運動障害，視力低下をきたすことが多い．CT 検査においては，骨膜下に境界明瞭な眼窩内に膨隆する液体濃度陰影として認められる（図 3）．手術適応の点から眼窩骨膜下膿瘍の有無の診断が重要であり，眼窩内側だけでなく上壁や下壁の病変の有無も注意深く観察し，眼窩内炎症の原因となった副鼻腔を同定する．グループ 4（眼窩内膿瘍）は眼窩内に生じた膿瘍が低吸収域として認められる（図 4）．副鼻腔の炎症が眼窩尖端部から海綿静脈洞に波及するとグループ 5（海綿静脈洞血栓症）となり，脳神経のⅡ，Ⅲ，Ⅳ，V_1，Ⅵが傷害され眼窩尖端症候群を呈する．造影 CT 検査において，血栓が形成された部位の造影効果が欠損する filling defect がみられる[14]．また，MRI 拡散強調画像において脳静脈血栓が高信号に描出される[15]．海綿静脈洞血栓症の症例では D ダイマーが高値を示すことも参考になる[16]．

3．治療

グループ 1（炎症性浮腫）あるいはグループ 2（眼窩蜂巣炎）までの病態であれば抗菌薬の静脈内投与を行い，24～48 時間の経過において改善しない，あるいは眼症状が増悪する場合に手術を行う[17]．視力障害を認める場合は，その予後は不良なことが多いことから眼科医と連携し早期に手術療法を行う．また，視神経鞘内や眼窩内の浮腫を

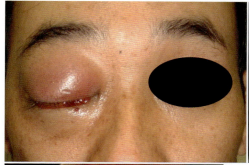
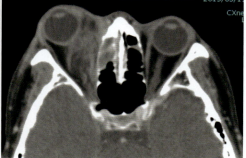
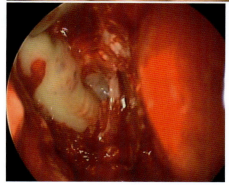

図 4.
グループ 4(眼窩内膿瘍)
a：右眼瞼の著明な発赤・腫脹を認める．
b：造影 CT．右眼窩内膿瘍が低吸収域として認められる．
c：ESS 所見．右眼窩紙様板の一部を除去し，排膿を行った．

軽減する目的でステロイド薬の併用も考慮する[18]．

抗菌薬は第 3 世代セファロスポリンと嫌気性菌に対する抗菌薬(クリンダマイシンやメトロニダゾール)の併用，あるいはカルバペネム系抗菌薬など髄液移行性の高い薬剤を初期治療として選択し，MRSA の存在が疑われるときはバンコマイシンなどを併用する[19]．その後，細菌検査による起炎菌の薬剤感受性を参考に適切な抗菌薬への変更を考慮する．グループ 3(眼窩骨膜下膿瘍)以上の重症例では強力な抗菌薬治療とともに積極的に手術を行うべきであり[20]，内視鏡下鼻副鼻腔手術(ESS)により原因となっている副鼻腔，膿瘍腔を開放して十分なドレナージをつける．ESS にて対応できることが多いが，膿瘍が眼窩内側以外に存在する場合や広範囲に進展している場合は鼻外切開による排膿を考慮する．

小児の骨膜下膿瘍は抗菌薬治療に比較的反応しやすく，視力障害がなければ保存的に経過をみる選択肢がある．手術が必要な場合においても副鼻腔の開放は最小限にとどめ，後部篩骨洞や蝶形骨洞は開放しない[21]．

鼻性頭蓋内合併症

1．病　態

鼻性頭蓋内合併症には髄膜炎，脳膿瘍，硬膜外膿瘍，硬膜下膿瘍，海綿静脈洞血栓症などがある．前頭洞，篩骨洞，蝶形骨洞の炎症と関連し，なかでも前頭洞を感染源とするものが 80％ を占める[22]．感染経路としては，前頭洞後壁の骨欠損部からの直接的波及，鼻前頭静脈から上眼窩静脈を経て海綿静脈洞に至る経路や前頭洞後壁骨内の板間静脈を経て上矢状静脈洞から左右の横静脈洞へと至る間接的波及がある．頭蓋内病変が副鼻腔から離れていても副鼻腔炎由来の感染波及が十分に考えられることに注意が必要である．

鼻性頭蓋内合併症は成人よりも小児で発症しやすく，なかでも 10 歳台に多くみられる．この年代では椎間静脈の発達が未熟で，赤色骨髄が多く骨髄炎を生じやすいためと考えられている[23]．前頭洞前壁の骨髄炎により前額部に形成された骨膜下膿瘍は特に Pott's puffy tumor と呼ばれる(図 5)．

2．診　断

発熱，項部硬直，意識障害が細菌性髄膜炎の三徴であるが，これら三徴をすべて呈するのは 2/3

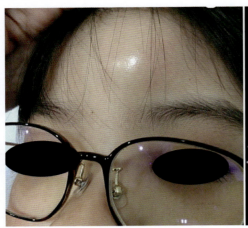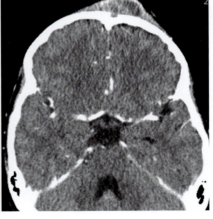

図 5.
Pott's puffy tumor
a：前額部の腫脹を認める．
b：前額部皮下に被膜の造影効果増強を伴う液体貯留を認める．

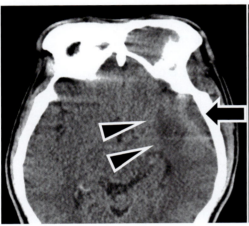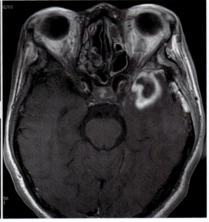

図 6.
脳膿瘍（先端巨大症合併例）
a：造影 CT．左前頭洞陰影と左側頭葉の低吸収域（矢尻），硬膜外膿瘍（矢印）を認める．
b：造影 MRI．左側頭葉にリング状の造影効果のある病変を認める．

以下[24]とされており，少しでも髄膜炎を疑った場合は血液培養検査，髄液検査を行う．ただし，頭蓋内圧亢進時には腰椎穿刺は禁忌である．頭蓋内膿瘍の主な症状は発熱，頭痛，痙攣や意識障害などの神経症状であるが，これらのすべてが出現するのは9～28％とされており，典型的な症状が出現しないことが多い．重度の症状に乏しく，感情や行動の微妙な変化や認知機能の低下のみ認められる場合があることに注意が必要である．また，血液検査においても白血球数増加を伴わないことが多い[25]．頭蓋内膿瘍の中で，硬膜下膿瘍は硬膜外膿瘍や脳膿瘍と比較して進行が速く，意識障害，脳神経麻痺，片麻痺，痙攣発作などの重篤な症状に対して迅速な対応が必要となる．

頭蓋内合併症を疑った場合，頭蓋内の画像診断が必須である．迅速に撮影できる利便性からCT検査を行うことが多いが，単純CTのみでは初期の脳膿瘍を同定できないため，確実な診断のためには造影CTが必要である．頭蓋内病変を的確に診断するためには造影MRI検査が有用で，膿瘍形成前の脳炎の段階で検出可能である[26]（図6）．急性副鼻腔炎の頭蓋内合併症での致死率は2～7％とされ，発症から診断に至るまでの時間が長いほど予後不良になるため[27]，早期診断・早期治療が極めて重要である．

3．治　療

頭蓋内合併症に対する治療としては，抗菌薬の投与とともに原因となる副鼻腔病変に対する外科的ドレナージ術が必要である．抗菌薬は脳脊髄液への移行性や複数の起炎菌による混合感染を考慮し，第3世代セファロスポリンとメトロニダゾールの併用が推奨されている[28]．抗菌薬の投与が遅れると予後に影響するため，頭蓋内合併症を疑った場合はすみやかに開始する．

副鼻腔病変に対しては，ESS によりドレナージを行うことで副鼻腔の内圧を解除するとともに起炎菌を同定することができる．外科的ドレナージの有無や遅れが予後に影響することが報告[29]されており，早期に ESS を行うことが求められる．全身状態が悪く手術時間に制限がある場合には開放する副鼻腔を必要最小限に留め，後日開放が不十分であったと判断される場合は，頭蓋内合併症が軽快してから ESS を二次的に行うことも考慮する．

頭蓋内膿瘍を形成した場合，多くは外科的ドレナージが必要となる．脳神経外科と連携し，臨床経過や画像所見を注意深く観察し，適切な手術時期を逃さないようにすることが重要である．

参考文献

1) Ali A, Kurien M, Mathews SS, et al：Complications of acute infective rhinosinusitis：experience from a developing country. Singapore Med J, 46：540-544, 2005.

2) Gwaltney JM Jr：Acute community-acquired sinusitis. Clin Infect Dis, 23：1209-1223, 1996.
Summary ウイルス感染が発端となり，細菌感染に移行するという急性副鼻腔炎の感染相の考え方の元となった副鼻腔炎の疫学について詳細にまとめられている．

3) Wald ER, Guerra N, Byers C：Upper respiratory tract infections in young children：duration of and frequency of complications. Pediatrics, 87：129-133, 1991.

4) 鈴木賢二，黒野祐一，池田勝久ほか：第6回耳鼻咽喉科領域感染症臨床分離菌全国サーベイランス結果報告．日耳鼻感染症エアロゾル会誌，8：193-211, 2020.

5) 日本鼻科学会（編）：急性副鼻腔炎診療ガイドライン 2010 年版（追補版）．日鼻誌, 53：103-160, 2014.

6) Babar-Craig H, Guputa y, Lund VJ：British Rhinological Society audit of the role of antibiotics in complications of acute rhinosinusitis：a national prospective audit. Rhinology, 48：344-347, 2010.

7) Harris GJ：Subperiosteal abscess of the orbit. Arch Ophthalmol, 101：751-757, 1983.

8) Huang SF, Lee TJ, Lin KL：Concomitant bilat-

eral orbital and brain abscesses–unusual complications of pediatric rhinosinusitis. Change Guang Med J, 28：51-55, 2005.

9) Noordzij JP, Harrison SE, Mason JC, et al：Pitfalls in the endoscopic drainage of subperiosteal orbital abscess secondary to sinusitis. Am J Rhinol, 16：97-101, 2002.

10) Cavaliere M, Volino F, Parete G, et al：Endoscopic treatment of orbital cellulitis in pediatric patients：transethmoidal approach. Arch Soc Esp Oftalmol, 88：271-275, 2013.

11) Chandler JR, Langenbrunner DJ, Stevens ER：The pathogenesis of orbital complications in acute sinusitis. Laryngoscope, 80：1414-1428, 1970.
Summary Chandler らによって整理された眼窩内合併症の病期分類についての論文．

12) 鼻副鼻腔炎診療の手引き作成委員会：鼻副鼻腔炎診療の手引き．日鼻誌, 63：1-83, 2024.
Summary 2024 年に改訂された鼻副鼻腔炎診療の手引き．臨床の現状に即してまとめられている．

13) Israele V, Nelson JD：Periorbital and orbital cellulitis. Pediatr Infect Dis J, 6：404-410, 1987.

14) Schuknecht B, Simmen D, Yüksel C, et al：Tributary venosinus occlusion and septic cavernous sinus thrombosis：CT and MRI findings. Am J Neuroradiol, 19：617-626, 1998.

15) Favrole P, Guichard JP, Crassard I, et al：Diffusion-weighted imaging of intravascular clots in cerebral venous thrombosis. Stroke, 35：99-103, 2004.

16) Komatsu H, Matsumoto F, Kasai M, et al：Cavernous sinus thrombosis caused by contralateral sphenoid sinusitis：a case report. Head Face Med, 9：9, 2013.

17) Fokkens WJ, Lund VJ, Hopkins C, et al：European position paper on rhinosinusitis and nasal polyps 2020. Rhinology, 58(S29)：96-101, 2020.
Summary 2020 年に 8 年ぶりに改訂された欧州の鼻副鼻腔炎に関するポジションペーパー．本邦の現状と異なる考え方についての情報を得られる．

18) 黒野祐一：鼻性眼窩内合併症．耳喉頭頸, 85：204-207, 2013.

19) Brook I：Microbiology and antimicrobial treatment of orbital and intracranial complications

of sinusitis in children and their management. Int J Pediatr Otorhinolaryngol, **73**：1183-1186, 2009.

20）春名眞一：鼻性眼合併症. MB ENT, **44**：67-73, 2004.

21）柏木隆志, 春名眞一：小児の副鼻腔炎. MB ENT, **237**：16-22, 2019.

22）森野常太郎, 原山幸久, 森脇宏人：蝶形骨洞炎による海綿静脈洞血栓症の1例. 耳展, **55**：178-182, 2012.

23）Remmler D, Boles R：Intracranial complications of frontal sinusitis. Laryngoscope, **90**：1814-1824, 1980.

24）Durand ML, Calderwood SB, Weber DJ, et al：Acute bacterial meningitis in adults. A review

of 493 episodes. N Engl J Med, **328**：21-28, 1993.

25）Yang SY, Zhao CS：Review of 140 patients with brain abscess. Surg Neurol, **39**：290-296, 1993.

26）Muzumdar D, Jhawar S, Goel A：Brain abscess：an overview. Int J Surg, **9**：136-144, 2011.

27）Jones NS, Walker JL, Bassi S, et al：The intracranial complications of rhinosinusitis：can they be prevented? Laryngoscope, **112**：59-63, 2002.

28）Hakan T：Management of bacterial brain abscess. Neurosurg Focus, **24**：E4, 2008.

29）成尾一彦, 細井裕司, 高瀬彩子：鼻性眼窩・頭蓋内合併症の一症例. 日鼻誌, **50**：127-135, 2011.

Monthly Book ENTONI

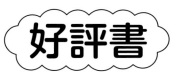 好評書

高齢者の頭頸部癌治療
―ポイントと治療後のフォローアップ―

No. 272(2022年6月号)
編集企画／朝蔭孝宏（東京医科歯科大学教授）
定価 2,750 円（本体 2,500 円＋税）

治療の選択肢、手術における方針・
適応や認知症・せん妄についても概説

- 化学療法・化学放射線療法
- 免疫療法
- 頭頸部癌治療後の嚥下機能
- 周術期管理
- サルコペニア・フレイル
- 頭頸部がん患者の認知症とせん妄
- 口腔・中咽頭癌手術
- 下咽頭・喉頭癌手術
- 鼻副鼻腔癌手術

頭頸部癌免疫療法の最前線

No. 246(2020年6月号)
編集企画／志賀清人（岩手医科大学教授）
定価 2,750 円（本体 2,500 円＋税）

免疫チェックポイント阻害薬の基本と
治療について最新の情報を網羅した 1 冊

- がん免疫療法とは？
- 頭頸部癌の免疫療法の開発
- 頭頸部癌の免疫療法の臨床
- 頭頸部癌の免疫療法の有害事象とその対策
- 頭頸部癌免疫療法の実際―症例から学ぶ①
- 頭頸部癌免疫療法の実際―症例から学ぶ②
- 頭頸部癌の化学療法と免疫療法の最適化
- 頭頸部癌の免疫療法の対象は？適応は
  どのように選択するのか？
- 頭頸部癌免疫療法の治療成績
- 今後期待される頭頸部癌の免疫療法

ヒトパピローマウイルス（HPV）
―ワクチン接種の積極的勧奨にあたり
知っておくべき知識―

No. 281(2023年3月号)
編集企画／山﨑知子（埼玉医科大学国際医療センター教授）
定価 2,860 円（本体 2,600 円＋税）

HPV 関連がん、その予防となり得るワクチン接種
の正確な情報、有効性、安全性を理解できる 1 冊

- 子宮頸がんにおける HPV ワクチンの安全性と有効性、今後の課題
- HPV ウイルスの特徴とその感染様式、生じる疾患について
- HPV 関連腫瘍：分子生物学的背景、免疫学的背景について
- HPV 陽性／陰性中咽頭がんについて（総論）
- 子宮頸がんについて（総論）
- HPV 関連腫瘍としての陰茎がん
- 肛門がんについて（総論）
- HPV 陽性中咽頭がんと子宮頸がんにおける
  発がんや疫学の類似点・相違点
- HPV 陽性中咽頭がんを対象とした治療開発
  （外科手術を中心に）
- HPV 陽性中咽頭がんを対象とした治療開発
  （抗がん薬・ICI・放射線治療）およびワクチン開発について

顔面神経麻痺を治す

No. 282(2023年4月号)
編集企画／萩森伸一（大阪医科薬科大学専門教授）
定価 2,860 円（本体 2,600 円＋税）

"治すこと"を重視し、投薬、手術手技、
リハビリテーションなど診療のコツを記述

- 顔面神経麻痺の診断と疫学
- 表情筋運動の評価と予後
- 顔面神経麻痺の電気生理学的評価と予後
- 顔面神経麻痺の薬物療法
- 顔面神経麻痺の新しい治療法―鼓室内ステロイド注入療法―
- 顔面神経減荷術の適応とコツ
- 小児の顔面神経麻痺
- 顔面神経麻痺患者への心理学的アプローチ
- 顔面神経麻痺のリハビリテーション
- 顔面神経麻痺の再建手術による治療
- 顔面神経麻痺のボツリヌス毒素による治療

 全日本病院出版会　〒113-0033　東京都文京区本郷 3-16-4　Tel：03-5689-5989
www.zenniti.com　Fax：03-5689-8030

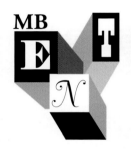

◆特集・みみ・はな・のど 保存的治療 vs 手術治療—私の選択基準—

慢性鼻副鼻腔炎の保存的治療と手術治療

中山次久*

Abstract 慢性鼻副鼻腔炎に対する保存的治療は，マクロライド少量長期療法として 14 員環マクロライド系抗菌薬と気道粘液溶解薬のカルボシステインの内服に，ステロイド点鼻薬を組み合わせることが多い．このような保存的治療を 3〜6 か月施行しても改善しない抵抗例に対して，内視鏡下鼻内副鼻腔手術が行われる．手術の適応に関しては，病態が 2 型炎症であるかどうかは問わない．手術手技に関しては副鼻腔の単洞化が必要であり，残存蜂巣は，再発のリスク因子の一つとなっている．術後再発をきたした好酸球性鼻副鼻腔炎に対する治療戦略は，生物学的製剤の登場により大きく変わってきている．つまり，鼻科領域の診療にあたる医師は，慢性鼻副鼻腔炎の病態を意識した診療，つまり基礎研究における知見に基づいて診療にあたることが迫られている．

Key words マクロライド少量長期療法(low-dose and long-term macrolide therapy)，ステロイド点鼻薬(nasal corticosteroid)，内視鏡下鼻内副鼻腔手術(endoscopic sinus surgery)，好酸球性ムチン(eosinophilic mucin)，生物学的製剤(biologics)

はじめに

2024 年に発刊された鼻副鼻腔炎診療の手引きにおいて，鼻副鼻腔炎は，「鼻副鼻腔の炎症により，鼻閉，鼻漏，後鼻漏，咳嗽などの呼吸器症状を呈し，頭痛，頬部痛，嗅覚障害などを伴う疾患」とされ，慢性鼻副鼻腔炎は発症から 12 週以上経過したものと定義される[1]．European Rhinologic Society の Position paper である EPOS2020 においても，慢性鼻副鼻腔炎の定義はほぼ同様であり，鼻閉もしくは鼻汁のどちらか 1 つの症状を呈しつつ，顔面痛，嗅覚障害を含めた症状のうち 2 つ以上の症状が 12 週以上持続するものと定義されている[2]．慢性鼻副鼻腔炎の病態は多様性に富んでいることから，層別化を行うことでその病態を理解しようとする試みがなされている．層別化のレベルよりフェノタイプとエンドタイプという 2 つの概念がある．フェノタイプは日常臨床で目にする臨床表現型による分類であり，エンドタイプは表現型を形成する機能的および病理学的に定義される疾患のサブタイプとされ，これらの概念により慢性鼻副鼻腔炎の分類も変化してきている．鼻副鼻腔炎診療の手引きでは，2 型炎症の関与で慢性鼻副鼻腔炎を大きく分け，その後，様々な手がかりとなる所見によって診断を行うとされ，エンドタイプによる分類を推奨している．一方，欧米ではこれまで一般的に鼻茸の有無によって，鼻茸を伴う慢性鼻副鼻腔炎(chronic rhinosinusitis with nasal polyps：CRSwNP)と鼻茸を伴わない慢性鼻副鼻腔炎(chronic rhinosinusitis without nasal polyps：CRSsNP)に分類されてきた．しかし EPOS2020 では，慢性鼻副鼻腔炎を原発性と歯性や全身疾患の一部で発症した慢性鼻副鼻腔炎などを続発性に分類し，原発性に関しては，副鼻腔炎病変が片側などの局所か両側でびまん性かで分け，その後エンドタイプで 2 型炎症の

---

* Nakayama Tsuguhisa, 〒 321-0293 栃木県下都賀郡壬生町北小林 880 獨協医科大学耳鼻咽喉・頭頸部外科，教授

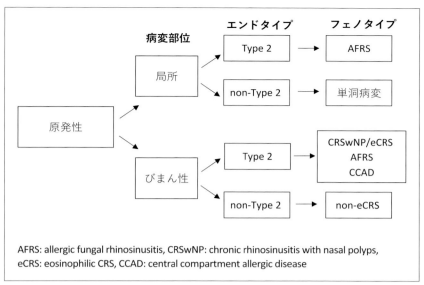

図 1. 原発性慢性鼻副鼻腔炎の分類
（文献 2 より）

有無でフェノタイプへと分類している（図1）．本邦の手引きと EPOS2020 で共通する点としては，エンドタイプで慢性鼻副鼻腔炎を分類するという点がこれまでと異なっている．

保存的治療

本邦では，びまん性汎細気管支炎（diffuse panbronchiolitis：DPB）に対するエリスロマイシン少量長期療法が 1980 年代に発見された経緯から，慢性鼻副鼻腔炎の保存的治療は，マクロライド少量長期療法として 14 員環マクロライド系抗菌薬と気道粘液溶解薬のカルボシステインの内服に，ステロイド点鼻薬を組み合わせることが多い．マクロライド少量長期療法は，マクロライド抗菌薬がもつ抗菌作用以外の過剰分泌抑制，サイトカイン産生抑制，バイオフィルム形成抑制などの作用によって効果が発現すると考えられている．本邦においては多くの慢性鼻副鼻腔炎に対する有効性の報告があるが，残念ながらエビデンスレベルの高い報告が少ない．海外における慢性鼻副鼻腔炎に対する 14 員環に 15 員環マクロライド系抗菌薬が含まれている有効性のメタアナリシスでは，CRSwNP では症状の改善は認めないものの，CRSsNP では症状は改善し，投与量に関しては本邦で用いられているのと同様に通常量の半量，投与期間については 12 週間以上の投与の有効性が示されている[3]．14 員環マクロライド系抗菌薬であるクラリスロマイシンに絞ったメタアナリシスでは，一部術後患者が含まれているものの，ステロイド点鼻薬にクラリスロマイシンを追加した場合に，自覚症状は CRSsNP において有意に改善し，内視鏡スコアと CT スコアは CRS 全体で改善している[4]．別のシステマティクレビューにおいても，マクロライド少量長期療法は CRSsNP において効果が認められている[5]．このような背景から EPOS2020 では，エビデンスレベルが不足していて有効性が不明とされ，米国における International Consensus Statement on Allergy and Rhinology：Rhinosinusitis 2021（ICAR-RS-2021）では，Grade B で治療オプションとされている．また，気道粘液調整・粘膜正常化剤であるカルボシステインは，海外においての推奨度は低いもしくは触れられていないが，本邦においてクラリスロマイシンとの併用療法の有効性が，多施設共同ランダム化比較試験においてクラリスロマイシン単独より高いことが示されている[6]．

ステロイド点鼻薬については，本邦においては慢性鼻副鼻腔炎への保険適用はないが，海外においてはエビデンスのある治療方法である．EPOS2020 では，ステロイド点鼻薬についてはメ

表 1. EPOS2020 による慢性鼻副鼻腔炎に対する治療エビデンス

治療	EPOS2020	ICAR-RS-2021 CRSsNP	ICAR-RS-2021 CRSwNP
生理食塩水による鼻洗浄	1a	B-Recommendation	No study-Option
長期間抗菌薬(マクロライド)	1a(−)	B-Option	B-Option
点鼻ステロイド	1a	A-Option	A-Strong recommendation
全身性ステロイド(短期間)	1a	C-Option	A-Strong recommendation
抗ロイコトリエン薬	1b(−)	C-No recommendation for non-allergic CRSsNP; Option for CRSsNP with comorbid allergy	A-Option
血管収縮薬	1b	Not applicable	Not applicable
抗 IL-5 抗体	1b	—	C-Option
抗 IL-4/IL-13(IL-4 receptor α)抗体	1a	—	A-Recommendation

(文献 2, 7 より)

タアナリシスにおいて，CRSsNP と CRSwNP の両方で，minimal clinical important difference (MCID) を上回らないものの症状スコアを改善し，CRSwNP では鼻茸の縮小効果が示されている[2]．また，そのエビデンスレベルも 40 を超えるランダム化比較試験を評価したメタアナリシスでもっとも高いレベルとされ[5]，ICAR-RS-2021 においても同様の評価であり，CRSsNP と CRSwNP の両方で Grade A で，特に CRSwNP において強く推奨されている[7]．抗ロイコトリエン薬については，モンテルカストが症状を改善する可能性があるが，有意差は認められていない[5]．EPOS2020 でも，ステロイド点鼻が使用できない場合を除いて，その使用を勧めていないが[2]，ICAR-RS-2021 では CRSsNP に対してはアレルギーの合併がない場合の使用は推奨されず，合併がある場合には治療オプションされているが，CRSwNP に対して治療効果は大きいものではないが，Grade A で点鼻ステロイドに追加もしくは代替となる治療オプションとされている[7]．抗ヒスタミン薬やアレルゲン免疫療法については，1 型アレルギーの慢性鼻副鼻腔炎の病態への関与が不明であり，エビデンスが不足している[2][5]（表 1）．

内視鏡下鼻内副鼻腔手術

手術治療に関しては，上記に挙げた保存的治療に抵抗性の症例については，内視鏡下鼻内副鼻腔手術の適応となる．一般的に，病態を別として大きな鼻茸や中鼻道の高度閉塞がある症例は，マクロライド少量長期療法の効果が期待できないため，一般的に手術の適応となる[1]．また，手術の適応については，慢性鼻副鼻腔炎の病態が 2 型炎症であるか，もしくは 1・3 型炎症が中心の従来型の慢性鼻副鼻腔炎であるかといったことは関係しない[2]．しかし，慢性鼻副鼻腔炎患者の保存的治療として一般的に行われるマクロライド少量長期療法は，前述したとおり CRSsNP において効果が高いが，CRSwNP においても好中球炎症，つまり 3 型炎症が中心の症例については効果が望まれる可能性がある．本邦の CRSwNP 患者においては，欧米と比較して 2 型炎症による好酸球性炎症を特徴とする症例の割合が低く，いわゆる non-2 型炎症の患者の中に好中球炎症を認める患者が少なからず存在するため[8]〜[10]，CRSwNP 患者であってもマクロライド少量長期療法は初期療法として行うべき治療であると考えられる．

内視鏡下鼻内副鼻腔手術を行う際には，鼻副鼻腔炎診療の手引きでも述べられているとおり，副鼻腔の単洞化が重要であるとされている[1]．その理由の一つとして，慢性鼻副鼻腔炎の中でも難治性である好酸球性鼻副鼻腔炎において副鼻腔内に貯留し，貯留液中に多くの好酸球が認められる好酸球性ムチンの存在が挙げられる．これまで，好酸球性鼻副鼻腔炎の病態については，鼻茸中の免疫細胞やサイトカイン・ケモカインの発現などの検討は多数なされてきたが，好酸球性ムチンの形

成機序については杯細胞の増生のみでは説明がつかなかった．しかし，近年好酸球性ムチン形成の機序が明らかになってきており，その粘稠性は，好酸球の細胞崩壊である extracellular trap cell death（ETosis）により放出された，網状の DNA 線維からなる細胞外トラップによるものと報告されている[11]．1・3 型炎症が中心の従来型の慢性鼻副鼻腔炎においては，坂倉の線毛機能に関する一連の研究において，線毛打頻度は正常症例と有意差がないものの，鼻汁による粘弾性は正常鼻汁よりはるかに高く，外層粘液の流動障害とともに，線毛間液の減少が認められ，粘液線毛相互作用の破綻が粘液線毛輸送機能を障害される要因であることが明らかになっている[12]．一方，好酸球性鼻副鼻腔炎においては，骨髄で産生された好酸球が，血中から組織中に移行した後，最終的に副鼻腔内で ETosis により好酸球性ムチンが形成されることから，分泌細胞から分泌される粘液を中心とした粘液線毛輸送機能障害とは異なる可能性があるが，非常に粘稠度が高い粘液が粘液輸送機能に障害をきたしていることは想像に難くない．また，好酸球性ムチンは 1・3 型炎症，特に 3 型炎症による好中球性炎症が中心の従来型の慢性鼻副鼻腔炎における粘液と比較し，CT 値，粘性，乾燥重量，疎水性が高いなどの組成が異なり，粘稠度も好中球性炎症による粘稠性分泌物よりも高いことが報告されている[13]．このような特徴をもつ粘稠性貯留液が副鼻腔内に貯留せず排泄されやすい形態にすることが，内視鏡下鼻内副鼻腔手術の目的の一つであるとともに，術後の生理食塩水による鼻洗浄や点鼻ステロイドが死角なく副鼻腔に到達し，鼻副鼻腔内処置が行える構造とすることが重要である．実際，手術後の篩骨洞の残存蜂巣が，術後再発と関連することが明らかにされている．手術後の篩骨蜂巣を CT にて，前上部，前下部，後部の 3 つのブロックに分けて，それぞれのブロックで，0：残存蜂巣なし，1：≧4 mm 以上の隔壁残存を認めるが，他の隔壁との連続性は認めない，2：2 つの隔壁の連続性を認めるが，完全な蜂巣を形成していない，3：完全な蜂巣として残存，として 4 段階に格付けして評価した結果，篩骨蜂巣の 3 つのブロックの中で篩骨蜂巣の前上部でもっとも残存蜂巣をきたしやすく，血中好酸球数や気管支喘息の合併などの病態にかかわる因子と並んで，術後再発と関連することが明らかになっている[14]．

内視鏡下鼻内副鼻腔手術後の保存的治療（表 1）

内視鏡下鼻内副鼻腔手術後のマクロライド少量長期療法についてのメタアナリシスでは，自覚症状は変化しないものの，内視鏡スコアを有意に改善し，アジア人でその傾向が強いことが報告されている[15]．鼻副鼻腔炎診療の手引き[1]においても，術後のマクロライド少量長期療法は，手術の効果を増強させるとしており，手術時に組織中の著明な好酸球浸潤を認め，臨床所見からも JESREC score が高値であり，好酸球性鼻副鼻腔炎と診断された症例であっても，1・3 型の炎症病態が少なからず関与することから，好酸球性鼻副鼻腔炎に対してもマクロライド少量長期療法は，術後の保存的治療としても使用する価値があると思われる．ステロイド点鼻薬においても EPOS2020 で，鼻茸再発の予防効果[2]，ICAR-RS-2021 においても，症状と内視鏡所見の改善と鼻茸再発率の低下が認められている．また，興味深いことに ICAR-RS-2021 においては，術後パッキングは癒着や中鼻甲介の外側化を防ぐことから Grade A の推奨を行っている．

2020 年 3 月より，IL-4/13 の受容体である IL-4Rα に対するモノクローナル抗体の Dupilumab が既存治療で効果不十分な鼻茸を伴う慢性鼻副鼻腔炎に保険適用となり，2024 年 8 月からは，IL-5 に対するモノクローナル抗体の Mepolizumab が同様に保険適用となった．生物学的製剤が慢性鼻副鼻腔炎の治療に導入されたことは，1980 年代の内視鏡下鼻内副鼻腔手術およびマクロライド少量長期療法以来の epoch-making ともいうべき治療法の登場であり，慢性鼻副鼻腔炎の治療の新たな

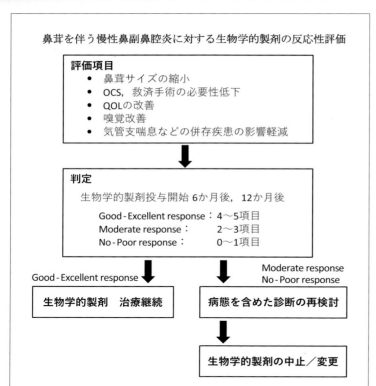

図 2.
EUFOREA/EPOS による鼻茸を伴う慢性鼻副鼻腔炎に対する生物学的製剤の有効性のモニタリング
（文献 18 より）

変革期に入っているともいえる．さらに，鼻科診療にかかわる耳鼻咽喉科・頭頸部外科医は，複数の生物学的製剤が上市されたことにより，手術をするだけではなく病態を意識した診療，つまり基礎研究における知見に基づいて診療にあたることが迫られている．現在上市されている 2 製剤は，ともに 2 型炎症をターゲットとしたものであることから，慢性鼻副鼻腔炎のエンドタイプを意識した診療が必要であるが，現在 2 型炎症エンドタイプを日常診療で予測できるようなバイオマーカーは存在しない．そのため，JESREC score と組織中好酸球数で診断された好酸球性鼻副鼻腔炎症例[16]を 2 型炎症エンドタイプであるとして扱っているのが実情である．生物学的製剤が十分に普及する前に報告された論文をもとにしているが，EPOS2020 で Dupilumab は 1a の推奨であるとともに，ICAR-RS-2021 においてもコストは高いものの Grade A の推奨である．一方，Mepolizumab は，EPOS2020 で 1b，ICAR-RS-2021 では Grade C で喘息合併の CRSwNP 患者への治療オプションとされている．また，興味深いことに，生物学的製剤である Dupilumab の効果は，術後再発症例に対して使用された場合に，前篩骨洞の開放が不十分であると，鼻茸の縮小効果が減少することが示されており[17]，生物学的製剤が登場した現在においても，内視鏡下鼻内副鼻腔手術における副鼻腔を単洞化する重要性は揺るいでいない．

生物学的製剤投与後のモニタリングについては，最適な治療によって慢性気道疾患の予防と疾病負荷の軽減を目指した国際非営利組織である European Forum for Research and Education in Allergy and Airway Diseases（EUFOREA）で同意された提言では，生物学的製剤投与後 6 か月後，12 か月後に 5 つの評価項目により判定する．判定項目は，① 鼻茸サイズの縮小，② 全身性ステロイド薬，手術の必要性低下，③ QOL の改善，④ 嗅覚改善，⑤ 併存疾患の影響軽減が挙げられている．これら 5 項目のうち 4 項目以上満たしていない場合は，診断の再検討や最適な治療のために，Treatable traits を考慮するとされている．Treatable traits は，気管支喘息と慢性閉塞性肺疾患（chronic obstructive pulmonary disease：COPD）

がオーバーラップする asthma and COPD over-lap（ACO）の病態の複雑さから提唱され，"label-free"で最適な治療のために配慮すべき投与患者の形質や特徴を同定する新たな概念である．そのため，Treatable traits には，最適治療を目指して症状のみならず，その背景の分子生物学的な病態も含んで理解するため，フェノタイプやエンドタイプを含む包括的な考え方ともいえる．CRSwNP においては，アレルゲン，ウイルスなどの誘因，喫煙などの刺激，アレルギー性鼻炎，気管支喘息，NSAID-exacerbated respiratory disease（N-ERD）などの併存疾患，鼻中隔弯曲などの症状を伴う解剖学的構造の問題，生理食塩水による鼻洗浄やアドヒアランスなどの自己管理能力，精神や心理的要因，さらに検査所見異常などが挙げられる．それらを考慮したうえで，生物学的製剤の中止・変更もしくは生物学的製剤を投与しながら救済手術を行うことが勧められている[18]（図2）．

文 献

1) 鼻副鼻腔炎診療の手引き作成委員会：鼻副鼻腔炎診療の手引き．日鼻誌，**1**：1-85，2024．

2) Fokkens WJ, Lund VJ, Hopkins C, et al：European Position Paper on Rhinosinusitis and Nasal Polyps 2020. Rhinology, **58**：1-464, 2020.

3) Seresirikachorn K, Suwanparin N, Srisunthornphanich C, et al：Factors of success of low-dose macrolides in chronic sinusitis：Systematic review and meta-analysis. Laryngoscope, **129**：1510-1519, 2019.

4) Huang Z, Zhou B：Clarithromycin for the treatment of adult chronic rhinosinusitis：a systematic review and meta-analysis. Int Forum Allergy Rhinol, **9**：545-455, 2019.

5) Rudmik L, Soler ZM. Medical Therapies for Adult Chronic Sinusitis：A Systematic Review. JAMA, **314**：926-939, 2015.

6) Majima Y, Kurono Y, Hirakawa K, et al：Efficacy of combined treatment with S-carboxymethylcysteine（carbocisteine）and clarithromycin in chronic rhinosinusitis patients without nasal polyp or with small nasal polyp. Auris Nasus Larynx, **39**：38-47, 2012.

Summary カルボシステインとクラリスロマイシンの併用療法が，クラリスロマイシン単独療法と比較して，自覚症状および所見を有意に改善する．

7) Orlandi RR, Kingdom TT, Smith TL, et al：International consensus statement on allergy and rhinology：rhinosinusitis 2021. Int Forum Allergy Rhinol, **11**：213-739, 2021.

8) Nakayama T, Yoshikawa M, Asaka D, et al：Mucosal eosinophilia and recurrence of nasal polyps—new classification of chronic rhinosinusitis. Rhinology, **49**：392-396, 2011.

9) Nakayama T, Lee IT, Le W, et al：Inflammatory molecular endotypes of nasal polyps derived from Caucasian and Japanese populations. J Allergy Clin Immun, **149**：1296-1308, 2021.

10) Ikeda K, Shiozawa A, Ono N, et al：Subclassification of chronic rhinosinusitis with nasal polyp based on eosinophil and neutrophil. Laryngoscope, **123**：E1-E9, 2013.

Summary 本邦における CRSwNP における好酸球性炎症タイプ，好中球性炎症タイプ，非好酸球性非好中球性炎症タイプの割合を示した．

11) Ueki S, Melo RCN, Ghiran I,：Eosinophil extracellular DNA trap cell death mediates lytic release of free secretion-competent eosinophil granules in humans. Blood, **121**：2074-2083, 2013.

Summary 活性化好酸球の新たな細胞死である ETosis の存在を明らかにした報告である．

12) 坂倉康夫：上気道液の生理と病態．協和企画通信：121-156，1989．

13) Miyabe Y, Fukuchi M, Tomizawa H, et al：Aggregated eosinophils and neutrophils characterize the properties of mucus in chronic rhinosinusitis. J Allergy Clin Immunol, **153**：1306-1318, 2024.

14) Okushi T, Mori E, Nakayama T, et al：Impact of residual ethmoid cells on postoperative course after endoscopic sinus surgery for chronic rhinosinusitis. Auris Nasus Larynx, **39**：484-489, 2012.

15) Shu F, Li C, Zhang F, et al：Systematic Review and Meta-analysis：Macrolide in the Treatment of Chronic Rhinosinusitis After Endoscopic Sinus Surgery. OtolaryngolHead Neck

Surg, **169** : 1424-1435, 2023.

16) Tokunaga T, Sakashita M, Haruna T, et al : Novel scoring system and algorithm for classifying chronic rhinosinusitis : the JESREC Study. Allergy, **70** : 995-1003, 2015.

17) Alicandri-Ciufelli M, Marchioni D, Pipolo C, et al : Influence of Prior Endoscopic Sinus Surgery Extent on Dupilumab Effectiveness in CRSwNP Patients. Laryngoscope, **134** : 1556-1563, 2024.

18) Fokkens WJ, Corso ED, Backer V, et al : EPOS2020/EUFOREA expert opinion on defining disease states and therapeutic goals in CRSwNP. Rhinol J, **62** : 287-298, 2024.

好評

詳しくはこちら！

睡眠環境学 入門

監修　日本睡眠環境学会
編集　日本睡眠環境学会睡眠教育委員会

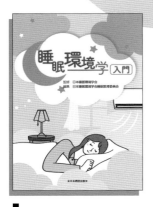

睡眠改善・研究に携わる睡眠のエキスパートから寝具メーカーに従事されている研究者まで、幅広い豪華執筆陣による最新の詳細な実験・調査分析結果や、良い眠りのためのノウハウが凝縮されています。睡眠のスペシャリスト「睡眠環境・寝具指導士」を目指す方にとってもオススメの一冊です！

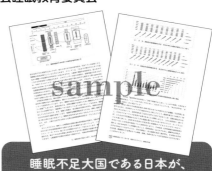

睡眠不足大国である日本が、
質の高い睡眠をとり
well-being向上を目指すために
正しい睡眠の知識を学べる入門書！

2023年6月発行　B5判270頁
定価3,850円（本体3,500円＋税）

好評

健康・医療・福祉のための
睡眠検定ハンドブック
up to date

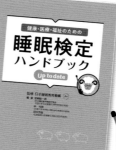

第1版（2013年発行）
大好評につき
約2倍のボリュームで
up to date版として
パワーアップ！

監修　日本睡眠教育機構
編著　宮崎総一郎（日本睡眠教育機構理事長／中部大学生命健康科学研究所特任教授）
　　　林　光緒（広島大学大学院人間社会科学研究科教授）
　　　田中秀樹（広島国際大学健康科学部心理学科教授）

「睡眠検定」受験に向けて学習しやすい構成！

2022年5月発行　B5判398頁／定価4,950円（本体4,500円＋税）

睡眠研究の進歩による最新の知見や専門家ならではのコラムも
幅広く紹介しています！
睡眠に関心をお持ちの方や医療・福祉現場に携わっておられる方、
睡眠について知りたいすべての方々に、今こそご一読いただきたい
必携の一冊です。

詳しくはこちら

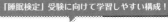
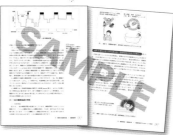

全日本病院出版会　〒113-0033　東京都文京区本郷3-16-4　Tel:03-5689-5989
www.zenniti.com　Fax:03-5689-8030

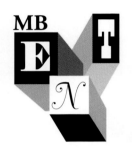

◆特集・みみ・はな・のど 保存的治療 vs 手術治療―私の選択基準―

アレルギー性鼻炎の保存的治療と手術治療

神村盛一郎*

Abstract アレルギー性鼻炎は発作性のくしゃみ，水様性鼻漏，鼻閉を特徴とする鼻粘膜のⅠ型アレルギー疾患であり，日本ではその有病率が増加している．治療は，保存的治療と手術治療に大別され，保存的治療には，抗原除去や薬物療法，アレルゲン免疫療法が含まれる．保存的治療の近年の進歩として，舌下免疫療法や抗 IgE 抗体の登場が挙げられる．一方，重症例には手術治療が適応となり，下鼻甲介粘膜レーザー焼灼術や後鼻神経切断術が有効である．また，鼻腔形態異常を伴う鼻閉に対しては鼻腔形態改善手術が行われる．鼻腔形態改善手術では2024年から内視鏡下鼻中隔手術Ⅲ型(前弯矯正術)と内視鏡下鼻中隔手術Ⅳ型(外鼻形成術)が新たに保険適用となっている．本稿では，アレルギー性鼻炎の病態，重症度に応じた治療選択，そして保存的治療と手術治療の実際について概説する．

Key words アレルギー性鼻炎(allergic rhinitis)，スギ花粉症(Japanese cedar pollinosis)，抗ヒスタミン薬(antihistamines)，初期療法(pre-seasonal prophylactic treatment)，アレルゲン免疫療法(allergen immunotherapy)，手術治療(surgery)

はじめに

アレルギー性鼻炎は鼻粘膜のⅠ型アレルギー疾患で，発作性・反復性のくしゃみ，水様性鼻漏，鼻閉を3主徴とする．本邦のアレルギー性鼻炎の有病率は1998年には29.8%であったが，2008年に39.4%，2019年には49.2%と増加し，国民の2人に1人が罹患する国民病となっている[1]．

アレルギー性鼻炎は季節性アレルギー性鼻炎と通年性アレルギー性鼻炎に大別される．季節性アレルギー性鼻炎の原因となる抗原は主に花粉であり，花粉の中でもスギ花粉によるスギ花粉症がもっとも有病率が高い．スギ花粉症は1964年に初めて報告され，1998年には有病率は16.2%であったが，2008年に26.5%，2019年には38.8%と増加している．スギ花粉症以外に，ヒノキ花粉症やイネ科花粉症，キク科花粉症などがある．一方，通年性アレルギー性鼻炎の有病率は1998年に18.7%，2008年に23.4%，2019年に24.5%と増加傾向にはあるが頭打ちとなっている．通年性アレルギー性鼻炎の原因となる主な抗原はダニである．本稿では季節性，通年性の両者を含めたアレルギー性鼻炎の保存的治療と手術治療について概説する．

アレルギー性鼻炎の病態と重症度に応じた治療選択

アレルギー性鼻炎の症状の発現には感作と発症の段階がある(図1)．まず，抗原が鼻粘膜に侵入することで抗原提示細胞に貪食されてペプチド化され，ナイーブTリンパ球に抗原提示される．ナイーブT細胞はアレルギー反応を誘導するTh2リンパ球となり，IL-4，IL-5やIL-13といった2型サイトカインを産生する．2型サイトカインはBリンパ球に作用し，特異的IgE抗体が産生され

---

* Kamimura Seiichiro，〒770-8503 徳島県徳島市蔵本町3-18-15 徳島大学医学部耳鼻咽喉科・頭頸部外科，講師

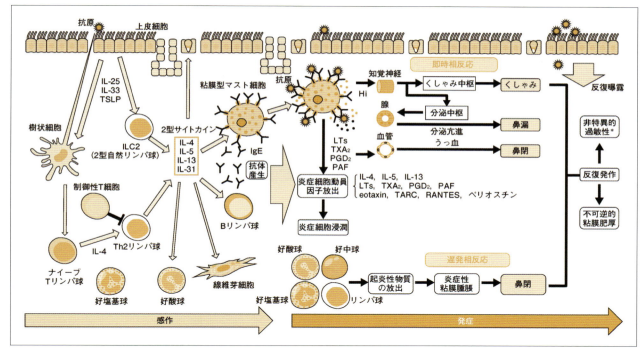

図 1. アレルギー性鼻炎症状発現のメカニズム
Hi：ヒスタミン，LTs：ロイコトリエン，TXA_2：トロンボキサン A_2，PGD_2：プロスタグランジン D_2，
PAF：血小板活性化因子，IL：インターロイキン，TARC：thymus and activation-regulated chemokine，
RANTES：regulated upon activation normal T expressed, and presumably secreted, TSLP：thymic stromal lymphopoietin
＊アレルギー反応の結果，起こると推定される．
（文献 1 より転載）

る．この特異的 IgE 抗体が粘膜型マスト細胞や好塩基球の IgE 受容体に結合することで感作が成立する[2)3)]．しかし近年は，T リンパ球への抗原提示を介さずに，上皮細胞から放出される IL-25，IL-33 や TSLP などの上皮性サイトカインによって 2 型自然リンパ球（ILC2）が活性化され，ILC2 が IL-5 や IL-13 などの 2 型サイトカインを産生し，アレルギー性炎症を引き起こすことが明らかになっている[4)5)]．感作が成立した患者の鼻粘膜上に抗原が吸入されると，粘膜型マスト細胞表面の特異的 IgE と結合し，抗原抗体反応が生じ，粘膜型マスト細胞からヒスタミンやロイコトリエン（LTs）を主としたケミカルメディエーターが放出される．ヒスタミンは鼻粘膜上皮層の三叉神経終末を刺激し，くしゃみ中枢を介してくしゃみ発作を惹起する．また，分泌中枢や副交感神経を介して鼻腺から鼻汁分泌を引き起こす．LTs は血管の拡張と血管外への血漿の漏出による間質浮腫により鼻粘膜腫脹を引き起こし，鼻閉を生じさせる．これらが即時相反応である．さらに，遅発相反応では，マスト細胞や Th2 リンパ球で産生された IL-4，5，13 や LTs，血小板活性化因子（PAF），プロスタグランジン D_2（PGD_2），トロンボキサン A_2（TXA_2）や，上皮細胞や血管内皮細胞，線維芽細胞で産生されるケモカインである eotaxin や RANTES，TARC，ペリオスチンによって好酸球を主とした炎症細胞が活性化され，浸潤する．特に好酸球で産生された LTs などによって，抗原曝露の 6〜10 時間後に鼻粘膜腫脹が生じ遅発相反応の鼻閉の原因となる．

アレルギー性鼻炎の症状による重症度はアレルギー性鼻炎の 3 主徴であるくしゃみ，水様性鼻漏，鼻閉の程度により決定し（表 1），重症度に応じて治療が選択される（表 2，3）．

表 1. アレルギー性鼻炎症状の重症度分類

程度および重症度			くしゃみ発作*または鼻漏**				
			++++ 21回以上	+++ 11〜20回	++ 6〜10回	+ 1〜5回	− ＋未満
鼻閉	++++	1日中完全につまっている	最重症				
	+++	鼻閉が非常に強く口呼吸が1日のうちかなりの時間ある		重症			
	++	鼻閉が強く口呼吸が1日のうちときどきある			中等症		
	+	口呼吸は全くないが鼻閉あり				軽症	
	−	鼻閉なし					無症状

*1日の平均発作回数，**1日の平均鼻かみ回数

（文献1より転載）

表 2. 通年性アレルギー性鼻炎の治療

重症度	軽症	中等症		重症・最重症	
病型		くしゃみ・鼻漏型	鼻閉型または充全型	くしゃみ・鼻漏型	鼻閉型または充全型
治療	① 第2世代 抗ヒスタミン薬 ② 遊離抑制薬 ③ Th2サイトカイン阻害薬 ④ 鼻噴霧用 ステロイド薬	① 第2世代 抗ヒスタミン薬 ② 鼻噴霧用 ステロイド薬 症状に応じて2剤を併用する．	① 抗LTs薬 ② 抗PGD$_2$・TXA$_2$薬 ③ 第2世代 抗ヒスタミン薬・血管収縮薬配合剤 ④ 鼻噴霧用 ステロイド薬 必要に応じて①，②に④を併用する．	鼻噴霧用 ステロイド薬 ＋ 第2世代 抗ヒスタミン薬	鼻噴霧用 ステロイド薬 ＋ 抗LTs薬または 抗PGD$_2$・TXA$_2$薬 もしくは 鼻噴霧用 ステロイド薬 ＋ 第2世代 抗ヒスタミン薬・血管収縮薬配合剤 症状に応じて点鼻用血管収縮薬を短期間用いる．
				保存療法に抵抗する症例では手術	
	アレルゲン免疫療法				
	抗原除去・回避				

症状が改善してもすぐには投薬を中止せず，数か月の安定を確かめて，ステップダウンしていく．
遊離抑制薬：ケミカルメディエーター遊離抑制薬
抗LTs薬：抗ロイコトリエン薬
抗PGD$_2$・TXA$_2$薬：抗プロスタグランジンD$_2$・トロンボキサンA$_2$薬

（文献1より転載）

アレルギー性鼻炎の保存的治療

アレルギー性鼻炎の保存治療は，患者とのコミュニケーション，抗原除去と回避，薬物療法，アレルゲン免疫療法に分けられる．アレルギー性鼻炎は気管支喘息などに比べ寛解が少なく，慢性疾患であるため，長期間治療に取り組むことが必要である．薬物療法は対症療法または発作予防にとどまり，根治治療ではないため，臨床的治癒まalém たは長期寛解を期待できる唯一の治療はアレルゲン免疫療法である．アレルゲン免疫療法は花粉症および通年性アレルギー性鼻炎に対して重症度を問わず選択肢となる治療である．

1. 患者とのコミュニケーション

患者とのコミュニケーションでは患者の症状や病歴，治療歴を問診し，どのような治療を望んでいるかを聴取する．治療法の選択に際しては，アレルギー性鼻炎の発症メカニズムや検査結果を説

表 3. 重症度に応じた花粉症に対する治療法の選択

重症度	初期療法	軽症	中等症		重症・最重症	
病型			くしゃみ・鼻漏型	鼻閉型または充全型	くしゃみ・鼻漏型	鼻閉型または充全型
治療	①第2世代抗ヒスタミン薬 ②遊離抑制薬 ③抗LTs薬 ④抗PGD$_2$・TXA$_2$薬 ⑤Th2サイトカイン阻害薬 ⑥鼻噴霧用ステロイド薬	①第2世代抗ヒスタミン薬 ②抗LTs薬 ③抗PGD$_2$・TXA$_2$薬 ④鼻噴霧用ステロイド薬	第2世代抗ヒスタミン薬 ＋ 鼻噴霧用ステロイド薬	抗LTs薬または抗PGD$_2$・TXA$_2$薬 ＋ 鼻噴霧用ステロイド薬 ＋ 第2世代抗ヒスタミン薬 もしくは 第2世代抗ヒスタミン薬・血管収縮薬配合剤* ＋ 鼻噴霧用ステロイド薬	鼻噴霧用ステロイド薬 ＋ 第2世代抗ヒスタミン薬	鼻噴霧用ステロイド薬 ＋ 抗LTs薬または抗PGD$_2$・TXA$_2$薬 ＋ 第2世代抗ヒスタミン薬 もしくは 鼻噴霧用ステロイド薬 ＋ 第2世代抗ヒスタミン薬・血管収縮薬配合剤* 症状に応じて点鼻用血管収縮薬または経口ステロイド薬を併用***.
					抗IgE抗体**	
		点眼用抗ヒスタミン薬または遊離抑制薬			点眼用抗ヒスタミン薬, 遊離抑制薬またはステロイド薬****	
					保存療法に抵抗する症例では手術	
		アレルゲン免疫療法				
		抗原除去・回避				

初期療法はあくまでも本格的花粉飛散時の治療に向けた導入であり, よほど花粉飛散が少ない年以外は重症度に応じたシーズン中の治療に早目に切り替える.
遊離抑制薬：ケミカルメディエーター遊離抑制薬. 抗LTs薬：抗ロイコトリエン薬
抗PGD$_2$・TXA$_2$薬：抗プロスタグランジンD$_2$・トロンボキサンA$_2$薬
　*本剤の使用は鼻閉症状が強い期間のみの最小限の期間にとどめ, 鼻閉症状の緩解がみられた場合には, 速やかに抗ヒスタミン薬単独療法などへの切り替えを考慮する.
　**最適使用推進ガイドラインに則り使用する.
　***点鼻用血管収縮薬を2週間程度, 経口ステロイド薬を1週間程度用いる.
　****点眼用ステロイド薬使用に関しては, 眼科医による服薬チェックなどの診療が必要である.

（文献1より転載）

明したうえで各治療法や合併症, 予後などを説明する[2]. 患者との信頼関係を構築し, 患者の治療への理解を促し, 意思決定を共有して治療を進めていくことが重要である[6].

2. 抗原除去と回避

アレルギー症状の原因となる抗原の除去と回避はアレルギー性鼻炎の治療の基本であり, 患者自身が行うことができる対策として重要である. スギ花粉への曝露の回避には花粉飛散情報の活用や, 外出時のマスク, メガネの着用をすすめ, 花粉が付着しやすい毛羽立った毛織物などの衣類の着用を避ける. 室内塵ダニが原因抗原である通年性アレルギー性鼻炎ではこまめな掃除や寝具の洗濯を行う. ダニは寝具やソファー, カーペット, 畳などに生息する. 絨毯やカーペットなどは敷かず, 布製のソファーはできる限り避ける. 空気清浄機は浮遊しているアレルゲンの除去には有効である. ダニの発生を抑えるため, 室内の湿度は60%を超えないようにする. ハウスダストは多種のアレルゲンの混合物であるが, 主要なアレルゲンはダニである.

3. 薬物療法

アレルギー性鼻炎治療薬はケミカルメディエーター遊離抑制薬やケミカルメディエーター受容体

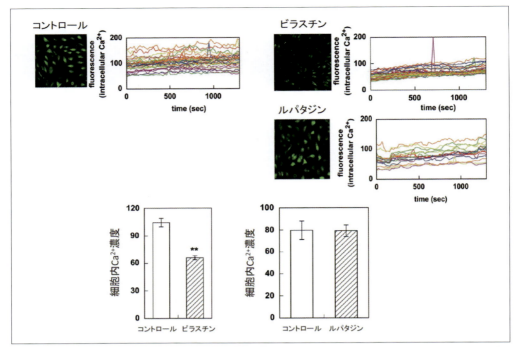

図 2. 抗ヒスタミン薬の細胞内カルシウム濃度に対する影響
Time-lapse microscopy で 22 秒ごとに 20 分間カルシウムの蛍光強度を測定した．インバースアゴニスト作用を有する抗ヒスタミン薬であるビラスチンは，ヒスタミン非存在下でもヒスタミンシグナルである細胞内カルシウム濃度を抑制した．(**P＜0.01 vs. コントロール)
(文献 15 より転載・改変)

拮抗薬，Th2 サイトカイン阻害薬，ステロイド薬，生物学的製剤，漢方薬などと多様である．ケミカルメディエーター受容体拮抗薬の中には第 2 世代抗ヒスタミン薬や抗 LTs 薬，PGD_2・TXA_2受容体拮抗薬などが含まれる．重症度によっては複数の薬剤を併用する(表 2, 3)．耳鼻咽喉科でスギ花粉症に対して処方されている薬剤は第 2 世代抗ヒスタミン薬，鼻噴霧用ステロイド薬，抗 LTs 薬の順に多く，成人・小児のいずれでも同様であった[7]．スギ花粉症では，花粉飛散前や飛散開始時から第 2 世代抗ヒスタミン薬や鼻噴霧用ステロイド薬などを投与する初期療法が有効であり，患者によく説明して取り入れたい治療法である．全身性ステロイド薬は通常の投薬で制御できない重症例に投与されることがあるが副腎抑制などの副作用に注意が必要である．点鼻用血管収縮薬・α 交感神経刺激薬は鼻粘膜腫脹による鼻閉が強い患者に短期間用いることがあるが，連用により効果の持続が短くなる．また，使用後に反跳的に血管が拡張してかえって腫脹が増悪し，さらに使用回数が増加する悪循環に陥るため短期間の使用にとどめる．

1）第 2 世代抗ヒスタミン薬

抗ヒスタミン薬の中でも鎮静作用や抗コリン作用が軽減されている第 2 世代抗ヒスタミン薬が多く用いられる．三叉神経終末のヒスタミン H_1 受容体にヒスタミンが結合するとヒスタミンシグナルが生じ，くしゃみや水様性鼻漏を引き起こす．さらに，ヒスタミンシグナルが伝達されると同時に H_1 受容体発現が亢進し，鼻症状はさらに増悪する[8]~[11]．抗ヒスタミン薬は H_1 受容体に結合し，ヒスタミンが結合することをブロックしてヒスタミンシグナルを抑制するだけでなく，H_1 受容体遺伝子発現の亢進を抑制することでアレルギー性鼻炎の鼻症状を抑制している[12][13]．また，近年の研究で，H_1 受容体は不活性型と活性型が平衡状態で共存しており，ヒスタミンの非存在下においても活性型は下流にシグナルを伝達する活性があることが明らかになった[14]．そして，一部の抗ヒスタミ

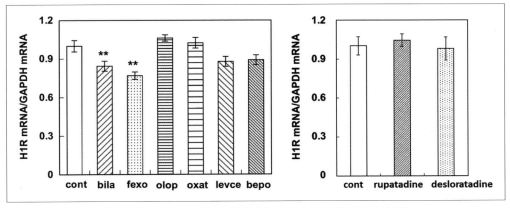

図 3. 抗ヒスタミン薬の H_1 受容体 mRNA 発現に対する影響
インバースアゴニスト作用を有する抗ヒスタミン薬であるビラスチンとフェキソフェナジンは
ヒスタミン非存在下で H_1 受容体 mRNA の発現を抑制した.（$**P<0.01$ vs. コントロール）
（文献 15 より転載・改変）

ン薬はインバースアゴニスト作用をもち，ヒスタミン非存在下に H_1 受容体の平衡を活性型から非活性型にシフトさせることでヒスタミンシグナルの伝達を抑制する．さらに，我々の in vitro の研究から，インバースアゴニスト作用のある抗ヒスタミン薬はヒスタミン非存在下にヒスタミンシグナルの伝達を抑制することに加え（図2），H_1 受容体 mRNA の発現を抑制することも明らかになった（図3）[15]．また，スギ花粉曝露室を用いたスギ花粉症患者を対象とした試験で，インバースアゴニスト作用のある抗ヒスタミン薬を患者に内服させてからスギ花粉を曝露させたところ，鼻症状の誘発が抑制され，鼻粘膜の H_1 受容体 mRNA 発現の亢進も認めなかった（図4）．さらに，スギ花粉曝露前の鼻粘膜の H_1 受容体 mRNA の発現も抑制されていた（図4）[11]．これらの結果から，花粉飛散前から抗ヒスタミン薬を内服する初期療法が有効であるメカニズムの一つとして，インバースアゴニスト作用による H_1 受容体の遺伝子発現の抑制が重要であると考えられる．

2）鼻噴霧用ステロイド薬

鼻噴霧用ステロイド薬は局所効果が強いが吸収されにくく，全身的副作用は少ない．効果発現は早く，約1〜2日で効果がみられ，長期連用により症状の改善率は上昇する．鼻噴霧用ステロイド薬

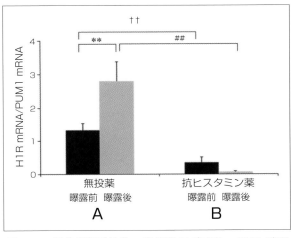

図 4. スギ花粉曝露前後の鼻粘膜 H_1 受容体 mRNA 発現
A：無投薬
B：インバースアゴニスト作用のある抗ヒスタミン薬投与後
スギ花粉曝露により鼻粘膜 H_1 受容体 mRNA の発現が亢進したが（A），インバースアゴニスト作用のある抗ヒスタミン薬を投与することで鼻粘膜 H_1 受容体 mRNA 発現の亢進が抑制され（B），さらにスギ花粉曝露前の鼻粘膜 H_1 受容体遺伝子の発現も抑制された．（$††P<0.01$, $**P<0.01$ vs. 無投薬曝露前, $##P<0.01$ vs. 無投薬曝露後）
（文献 11 より転載・改変）

は花粉症の初期療法としても用いられる[16]．健常人に鼻噴霧用ステロイド薬を投与すると鼻粘膜の H_1 受容体の遺伝子発現が抑制されたことから，鼻噴霧用ステロイド薬が初期療法として有効な機序の一つとして，ヒスタミン非存在下での鼻粘膜の

H_1受容体遺伝子発現の抑制効果が影響していると考えられる[17].

3）抗ロイコトリエン薬

ロイコトリエンはマスト細胞や好酸球，マクロファージで産生され，血管内皮細胞や好酸球に作用して鼻粘膜の血管拡張や血管透過性亢進，好酸球の遊走をもたらす．ロイコトリエンの受容体に対する拮抗薬である抗ロイコトリエン薬は即時相および遅発相の鼻閉を改善する効果が高いが，くしゃみや鼻漏に対する効果も期待できる．効果は内服開始後1週までに認められ，連用が勧められる．花粉症患者に対する初期療法としても用いることができる．花粉症の中等症以上に対しては，単剤では効果が不十分なため，鼻噴霧用ステロイド薬と抗ヒスタミン薬との併用が推奨されている[1].我々のアレルギー性鼻炎動物モデルを用いた研究でも，抗ロイコトリエン薬，抗ヒスタミン薬のそれぞれの単独投与よりも両者の併用投与のほうが鼻症状および鼻粘膜のH_1受容体発現の亢進を有意に抑制した[18].

4）プロスタグランジン D_2・トロンボキサン A_2受容体拮抗薬

プロスタグランジン D_2・トロンボキサン A_2受容体拮抗薬であるラマトロバンはトロンボキサン受容体を遮断し，血管透過性の亢進や鼻腔抵抗の上昇を抑制し，鼻閉を改善する．また，プロスタグランジン D_2受容体の一つであるCRTH2を遮断して好酸球の遊走や鼻粘膜の透過性亢進を抑制し，くしゃみや鼻漏を改善する．鼻閉は内服開始1週間，くしゃみ，鼻漏は2週間で効果が認められ4週以上の長期連用でさらに自覚症状が改善する[1].

5）Th2サイトカイン阻害薬

Th2サイトカイン阻害薬であるスプラタストは，Th2細胞からのIL-4, 5, 13の産生を抑制し，IgE産生の抑制，好酸球浸潤の抑制，マスト細胞からのヒスタミン遊離の抑制をもたらすとされている．くしゃみ，鼻漏よりも，遅発相の抑制による鼻閉に効果がある．他剤と併用投与されることにより，作用の増強効果が得られる．我々のアレルギー性鼻炎動物モデルを用いた研究では，スプラタストは鼻症状を抑制し，鼻粘膜のIL-4遺伝子発現の亢進を抑制した．さらに，ヒスタミン合成酵素の遺伝子発現と活性，そしてヒスタミン産生を抑制する効果があることが示された[19].また，NFAT cells シグナルを抑制してIL-9遺伝子発現の亢進を抑制し，抗ヒスタミン薬との併用投与で鼻症状をそれぞれの単独投与よりも有意に抑制した[20].

6）抗IgE抗体

重症の季節性アレルギー性鼻炎に対して抗IgE抗体製剤であるオマリズマブが適用となる．オマリズマブはIgEのマスト細胞結合部位 $C\varepsilon 3$ に対するヒト化抗ヒトIgEモノクローナル抗体で，遊離したIgEと結合することでIgEがマスト細胞に結合することを妨げる．オマリズマブ単剤での効果は欧米や日本で証明されている[21)22).また，抗ヒスタミン薬と鼻噴霧用ステロイド薬の併用でも症状が残存する患者に対するオマリズマブの上乗せ効果も証明されている[23].

7）漢方薬

漢方薬では小青竜湯のみがプラセボとの比較対照試験で有効性が証明されている．小青竜湯に含まれる8つの生薬のうちの麻黄に含まれるエフェドリンの作用によると考えられてきた．しかし，我々の研究で，小青竜湯の8つの生薬のうちの7つにH_1受容体とIL-33の遺伝子発現亢進の抑制効果が認められ，特に麻黄と桂皮で強い抑制効果が示された．さらに，各生薬のH_1受容体とIL-33遺伝子発現に対するIC50を比較すると強い正の相関関係を認め，両遺伝子の発現に関与する共通の分子に作用している可能性が示唆された[24)25).

4．アレルゲン免疫療法

アレルゲン免疫療法には皮下免疫療法（subcutaneous immunotherapy：SCIT）と舌下免疫療法（sublingual immunotherapy：SLIT）があり，どちらも大量の抗原を皮下または舌下に継続的に投与することで抗原曝露により引き起こされる症状を緩和する治療法である．アレルゲン免疫療法は

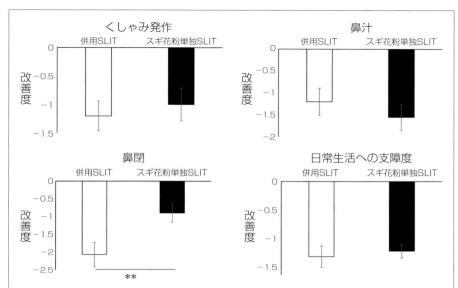

図 5.
スギ花粉飛散期の鼻症状に対するスギ花粉とダニの併用 SLIT およびスギ花粉単独 SLIT の効果
スギ花粉とダニの併用 SLIT は，スギ花粉単独 SLIT よりスギ花粉飛散期の鼻閉を改善した．
(**$P<0.01$ vs. スギ花粉単独 SLIT)
(文献 28 より転載・改変)

1911 年に Noon らがイネ科花粉症に対する SCIT を報告したことから始まり，100 年以上の歴史がある[26]．SLIT は SCIT より安全性が高く，普及が進んでいる．原則 5 歳以上であれば投与可能で，小児でも成人と同様の効果が期待できる．SLIT の有効性は 8 割前後で，治療期間は 3〜5 年が推奨されている[1]．SLIT の有効性は国内で多数報告されており，我々の研究では，スギ花粉 SLIT は鼻症状だけでなく不眠スコアを改善した[27]．また，スギ花粉とダニの両方に感作されているアレルギー性鼻炎患者にスギ花粉とダニの SLIT を併用する dual SLIT は，スギ花粉の単独 SLIT と比較してスギ花粉飛散期の鼻閉を有意に改善した(図 5)[28]．単独 SLIT と比べて副反応の増加は認めなかった．また，スギ花粉の大量飛散年にスギ花粉 SLIT は初期療法よりも鼻症状と不眠スコアを有意に改善した．このことから，スギ花粉 SLIT は大量飛散年に初期療法よりも高い効果が期待できる結果であった[29]．

アレルギー性鼻炎の手術治療

アレルギー性鼻炎に対する手術治療は，重症・最重症の症例に対して行われる．2020 年版の鼻アレルギー診療ガイドラインでは，「鼻閉型で鼻腔形態異常を伴う症例では手術」と記載されていたが，2024 年版では「保存療法に抵抗する症例では手術」に更新され，より手術治療が重要視された結果と考えられる．

手術は下鼻甲介粘膜レーザー焼灼術や下鼻甲介粘膜焼灼術などの鼻粘膜変性手術と，内視鏡下鼻腔手術Ⅰ型や鼻中隔矯正術などの鼻腔形態改善手術，経鼻腔的翼突管神経切断術などの鼻漏改善手術に分類されている(図 6)．鼻腔形態改善手術では，内視鏡下鼻中隔手術Ⅲ型(前弯矯正術)と内視鏡下鼻中隔手術Ⅳ型(外鼻形成術)が 2024 年より新たに保険適用となり，手術方法の進歩もみられる．手術治療はアレルギー性鼻炎を治癒させる治療ではないが，原因抗原に関係なく鼻炎による症状を抑制することができる．

1．鼻粘膜変性手術

手術療法の中では比較的低侵襲であり，局所麻酔下に外来で行うことができる．中でも，CO_2 レーザーを使用した下鼻甲介粘膜レーザー焼灼術は深達度が浅く低侵襲でもっとも広く行われており，小児にも行うことができる．内視鏡下に下鼻甲介全面を焼灼することによって，下鼻甲介粘膜の扁平上皮化生と固有層表層の瘢痕形成が生じ，下鼻甲介容積が減少して腫脹が軽減される．また，抗原の侵入の減少や分泌腺の減少による鼻汁分泌の抑制効果もあると考えられている[30]．4% リドカイン外用液と等量の 1,000〜5,000 倍に希釈したエピネフリン外用液を浸したガーゼにより

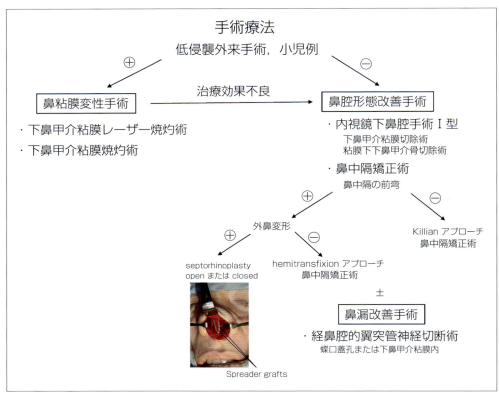

図 6. アレルギー性鼻炎の手術術式の選択
（文献 2 より引用）

15 分間程度表面麻酔を行った後，下鼻甲介粘膜全面に 2.5～3.5 W で CO_2 レーザーを焼灼する[31]．花粉症患者に対しては花粉飛散期より前に行うとよい．通年性アレルギー性鼻炎に対する効果は短期的には 80％以上で，季節性アレルギー性鼻炎に対しては 70％以上であると報告されている[32]．

2．鼻腔形態改善手術

鼻腔形態異常を伴う鼻閉に対しては，鼻腔形態改善手術が行われる．鼻閉に対する標的臓器は鼻中隔と下鼻甲介である．鼻中隔弯曲症を伴う症例では鼻中隔矯正術を行う．鼻中隔矯正術は Killian 法で行われることが多かったが，鼻中隔前方が弯曲している前弯のある症例の矯正は困難であった．前弯のある症例に対して Killian 法による鼻中隔矯正術を行った場合，前弯が残存するため鼻閉の改善が不良となる．近年，前弯に対しては，hemitransfixion 法による鼻中隔矯正術が行われるようになっている．Hemitransfixion 法による前弯矯正は，外鼻変形を合併しない前弯症例に対して行われる．片側の鼻中隔先端の皮膚を切開

し，軟骨膜下を凹側と凸側とも剥離し，前弯を形成する鼻中隔軟骨にアプローチする．前弯の矯正には，前弯部より後方の鼻中隔軟骨から採取した軟骨を batten graft として使用する方法がある．Graft を用いなくても，鼻中隔軟骨を前鼻棘から切離し，余剰な鼻中隔軟骨をトリミングして再度前鼻棘に固定することで前弯が矯正される症例もある[33]．鼻中隔上方の弯曲である上弯や外鼻変形に対しては，外切開による鼻中隔外鼻形成術（open septorhinoplasty）が行われる．偏位した鼻背の鼻中隔軟骨の直線化と内鼻弁の拡大を目的とし，鼻中隔軟骨と外側鼻軟骨の間に graft を挿入する spreader graft が用いられる[34]．一方，下鼻甲介に対する手術は，下鼻甲介の容積の減少や外側へ偏位させることによる鼻腔通気の改善を期待して行われる．下鼻甲介粘膜切除術や下鼻甲介の外方への骨折，粘膜下下鼻甲介骨切除術などが選択される．粘膜下下鼻甲介骨切除術は術後の下鼻甲介粘膜の基底膜下の線維化による血管および分泌腺の減少により，くしゃみや鼻漏の改善効果も

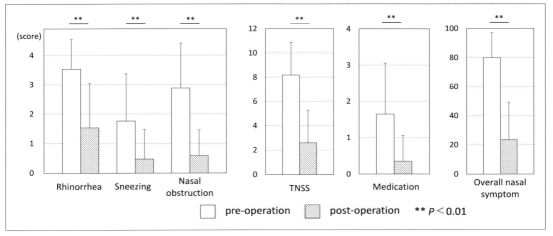

図 7. 通年性アレルギー性鼻炎に対する後鼻神経切断術の効果
通年性アレルギー性鼻炎に対する後鼻神経切断術を行った患者 17 例で,術後平均 5 年以上経過した後も術前と比較して鼻漏,くしゃみ,鼻閉,TNSS,薬物スコア,全般症状は改善していた.(**$P<0.01$ vs. 後鼻神経切断術前)
(文献 43 より転載)

認められる[35].下鼻甲介の粘膜を広範囲に除去してしまうと下鼻甲介の生理機能が低下し,萎縮性鼻炎や empty nose syndrome と呼ばれる鼻漏や鼻閉,鼻内の乾燥,痂疲形成といった症状が出現する[36]ため,行うべきではない.下鼻甲介の過剰な切除によりかえって鼻閉感が悪化する機序として,下鼻甲介による整流作用の破綻や,鼻粘膜の温度感受性 TRP チャンネルである TRPM8 の減少による冷感感覚の低下が示唆されている[37].医原性に発症した empty nose syndrome に対する手術療法として,下鼻道の粘膜下に自家脂肪組織を移植する術式の有効性が報告されている[38].

3. 経鼻腔的翼突管神経切断術

鼻漏の抑制を目的として,経鼻腔的翼突管神経切断術が行われる.翼突管神経は翼口蓋神経節でシナプスを形成した後,副交感神経線維は蝶口蓋神経となる.蝶口蓋神経は蝶口蓋動脈とともに蝶口蓋孔から鼻腔内へと走行して分岐し,鼻腔内の分泌を支配する.蝶口蓋神経の分岐は後鼻神経と呼ばれ,後鼻神経を切断する術式は後鼻神経切断術と呼ばれている.後鼻神経切断術は主に通年性アレルギー性鼻炎の重症例に行われているが,季節性アレルギー性鼻炎への有効性も報告されている[39].後鼻神経切断術は蝶口蓋孔付近で後鼻神経を切断する方法と,下鼻甲介粘膜内を走行する末梢枝を切断する術式がある[40,41].後鼻神経切断術の長期予後の報告は少ないものの,術後 8 年が経過しても術後 3 か月と変化なく効果が持続するとの報告がある[42].また,我々の施設での検討では通年性アレルギー性鼻炎に対する後鼻神経切断術の術後平均約 5 年経過した 17 例において,鼻漏や鼻汁,薬物スコアなどは術前と比較して有意に軽快しており(図 7),術後の時間経過とともに手術の満足度が低下する傾向も認めなかった[43].これらの結果から,後鼻神経切断術は長期的な効果が期待できる手術であると考えられる.

おわりに

花粉症に対する取り組みとして,日本耳鼻咽喉科頭頸部外科学会では 2022 年から「花粉症重症化ゼロ作戦」を展開している.2030 年までに花粉症の重症化ゼロを目指すキャンペーンであり,患者・市民に対する花粉症重症化ゼロ作戦,医師・医療機関に対する花粉症重症化ゼロ作戦,小児に対する重症化ゼロ作戦の 3 つのアクションプログラムが策定され,様々な取組が行われている.患者や医師,医療機関への啓発が進み,多様な治療が選択されるようになることが予想される.本稿が花粉症および通年性アレルギー性鼻炎の治療選択の一助となれば幸いである.

引用文献

1) 日本耳鼻咽喉科免疫アレルギー学会（編）：疫学，発症のメカニズム，検査・診断，治療．鼻アレルギー診療ガイドライン―通年性鼻炎と花粉症―2024年版（改訂第10版）：6-12，14-17，25，38-75．金原出版，2024．
   Summary 本邦のアレルギー性鼻炎のガイドラインである．2024年に改訂され，第10版となった．

2) 北村嘉章：アレルギー性鼻炎診療の最近の進歩．耳鼻臨床，**116**：837-846，2023．

3) 鈴木元彦，田尻智子，金光禎寛：アレルギー性鼻炎に対する生物学的製剤の現状と将来．MB ENT，**286**：21-30，2023．

4) Moro K, Yamada T, Tanabe M, et al：Innate production of T_H2 cytokines by adipose tissue-associated c-Kit$^+$Sca-1$^+$lymphoid cells. Nature, **463**：540-544, 2010.

5) Tojima I, Matsumoto K, Kikuoka H, et al：Evidence for the induction of Th2 inflammation by group 2 innate lymphoid cells in response to prostaglandin D_2 and cysteinyl leukotrienes in allergic rhinitis. Allergy, **74**：2417-2426, 2019.
   Summary アレルギー性鼻炎においてPGD_2とcysLTsがILC2を活性化し，Th2炎症を誘導するメカニズムを明らかにしている．

6) Steven GC：Shared decision making in allergic rhinitis：An approach to the patient. Ann Allergy Asthma Immunol, **125**：268-272, 2020.

7) 太田伸男，後藤 穰，岡野光博ほか：スギ花粉症に対する薬物療法の実態．Prog Med，**32**：125-133，2012．

8) Das AK, Yoshimura S, Mishima R, et al：Stimulation of histamine H_1 receptor up-regulates histamine H_1 receptor itself through activation of receptor gene transcription. J Pharmacol Sci, **103**：374-382, 2007.

9) Mizuguchi H, Terao T, Kitani M, et al：Involvement of protein kinase Cdelta/extracellular signal-regulated kinase/poly(ADP-ribose)polymerase-1(PARP-1)signaling pathway in histamine-induced up-regulation of histamine H_1 receptor gene expression in HeLa cells. J Biol Chem, **286**：30542-30551, 2011.

10) Mizuguchi H, Miyagi K, Terao T, et al：PMA-induced dissociation of Ku86 from the promoter causes transcriptional up-regulation of histamine H_1 receptor. Sci Rep, **2**：916, 2012.

11) Kitamura Y, Nakagawa H, Fujii T, et al：Effects of antihistamine on up-regulation of histamine H_1 receptor mRNA in the nasal mucosa of patients with pollinosis induced by controlled cedar pollen challenge in an environmental exposure unit. J Pharmacol Sci, **129**：183-187, 2015.

12) Mizuguchi H, Hatano M, Matsushita C, et al：Repeated pre-treatment with antihistamines suppresses transcriptional up-regulations of histamine H_1 receptorand interleukin-4 genes in toluene-2,4-diisocyanate-sensitized rats. J Pharmacol Sci, **108**：480-486, 2008.

13) Mizuguchi H, Kitamura Y, Kondo Y, et al：Preseasonal prophylactic treatment with antihistamines suppresses nasal symptoms and expression of histamine H_1 receptor mRNA in the nasal mucosa of patients with pollinosis. Methods Find Exp Clin Pharmacol, **32**：745-748, 2010.

14) Leurs R, Church MK, Taglialatela M：H_1-antihistamines：inverse agonism, anti-inflammatory actions and cardiac effects. Clin Exp Allergy, **32**：489-498, 2002.
   Summary ヒスタミンH_1受容体の構造的活性について述べられている．

15) Mizuguchi H, Wakugawa T, Sadakata H, et al：Elucidation of inverse agonist activity of bilastine. Pharmaceutics, **8**：525, 2020.
   Summary ビラスチンのインバースアゴニスト作用を *in vitro* で検討して報告している．

16) Makihara S, Okano M, Fujiwara T, et al：Early interventional treatment with intranasal mometasone furoate in Japanese cedar/cypress pollinosis：a randomized placebo-controlled trial. Allergol Int, **61**：295-304, 2012.

17) Kitamura Y, Kamimura S, Fujii T, et al：Effects of corticosteroid on mRNA levels of histamine H1 receptor in nasal mucosa of healthy participants and HeLa cells. J Med Invest, **67**：311-314, 2020.

18) Kuroda W, Kitamura Y, Mizuguchi H, et al：Combination of leukotoriene receptor antagonist with antihistamine has an additive sup-

pressive effect on the up-regulation of H_1-receptor mRNA in the nasal mucosa of toluene 2,4-diisocyanate-sensitized rat. J Pharmacol Sci, **122** : 55-58, 2013.

19) Shahriar M, Mizuguchi H, Maeyama K, et al : Suplatast tosilate inhibits histamine signaling by direct and indirect down-regulation of histamine H_1 receptor gene expression through suppression of histidine decarboxylase and IL-4 gene transcriptions. J Immunol, **183** : 2133-2141, 2009.

20) Mizuguchi H, Orimoto N, Kadota T, et al : Suplatast tosilate alleviates nasal symptoms through the suppression of nuclear factor of activated T-cells-mediated IL-9 gene expression in toluene-2,4-diisocyanate-sensitized rats. J Pharmacol Sci, **130** : 151-158, 2016.

21) Casale TB, Condemi J, LaForce C, et al : Omalizumab seasonal allergic rhinitis trail group : Effect of omalizumab on symptoms of seasonal allergic rhinitis : a randomized controlled trial. JAMA, **19** : 2956-2967, 2001.

22) Okubo K, Ogino S, Nagakura T, et al : Omalizumab is effective and safe in the treatment of Japanese cedar pollen-induced seasonal allergic rhinitis. Allerg Int, **55** : 379-386, 2006.

23) Okubo K, Okano M, Sato N, et al : Add-on omalizumab for inadequently controlled severe pollinosis despite standard-of-care : a randomized study. J Allergy Clin Immunol Pract, **8** : 3130-3140. e2, 2020.

24) Das AK, Mizuguchi H, Kodama M, et al : Sho-seiryu-to suppresses histamine signaling at the transcriptional level in TDI-sensitized nasal allergy model rats. Allergol Int, **58** : 81-88, 2009.

25) Nakano S, Yamamoto S, Esu T, et al : Effects of Syo-seiryu-to and its constituent crude drugs on phorbol ester-induced up-regulation of IL-33 and histamine H_1 receptor mRNAs in swiss 3T3 and HeLa cells. Allergies, **1** : 163-175, 2021.

26) Noon L, Cantab BC, Eng FRCS : Prophylactic inoculation against hay fever. Lancet, **1** : 1572-1573, 1911.

27) Fujii T, Kitamura Y, Kamimura S, et al : Effects of sublingual immunotherapy on nasal symptoms and sleep disturbance in patients with Japanese cedar pollinosis. Auris Nasus Larynx, **48** : 653-658, 2021.
Summary スギ花粉 SLIT が鼻症状と睡眠障害に有効であったことを報告している.

28) Fujii T, Kitamura Y, Kamimura S, et al : Efficacy of dual sublingual immunotherapy with Japanes cedar pollen and house dust mite allergens in patients with allergic rhinitis sensitized to multiple allergens. Laryngoscope Investig Otolaryngol, **7** : 36-42, 2022.

29) Fujii T, Kitamura Y, Kamimura S, et al : Effects of sublingual immunotherapy with tablets or drops containing Japanese cedar pollen antigens on nasal symptoms and sleep disturbance in patients with Japanese cedar pollinosis. J Med Invest, **69** : 97-100, 2022.

30) 尹 泰貴, 朝子幹也, 岩井 大 : CO_2 レーザーを用いたアレルギー性鼻炎に対する下鼻甲介粘膜レーザー焼灼術. JJSLSM, **43** : 221-225, 2023.

31) 平野康次郎 : 下鼻甲介手術および後鼻神経切断術. MB ENT, **273** : 29-38, 2022.

32) 朝子幹也 : アレルギー性鼻炎に対するレーザー治療 How I do It. 日鼻誌, **53** : 44-46, 2014.

33) 大櫛哲史 : 鼻腔・鼻翼の手術 Hemitransfixion approach. JOHNS, **34** : 1179-1186, 2018.

34) 飯村慈朗 : 内視鏡下鼻中隔手術. MB ENT, **273** : 19-28, 2022.

35) Mori S, Fujieda S, Yamada T, et al : Long-term effect of submucous turbinectomy in patients with perennial allergic rhinitis. Laryngoscope, **112** : 865-869, 2002.

36) Scheithauer MO : Surgery of the turbinates and "empty nose" syndrome. GMS Curr Top Otorhinolaryngol Head Neck Surg, **9** : 1-28, 2010.

37) Li C, Farag AA, Maza G, et al : Investigation of the abnormal nasal aerodynamics and trigeminal functions among empty nose syndrome patients. Int Forum Allergy Rhinol, **8** : 444-452, 2018.

38) Hosokawa Y, Miyawaki T, Omura K, et al : Surgical treatment for empty nose syndrome using autologous dermal fat : evaluation of symptomatic improvement. Ear Nose Throat J, **29** : 1455613221130885, 2020.

39) 上條 篤, 黒田優美, 初鹿恭介ほか : 後鼻神経

切断術・下鼻甲介手術のスギ花粉症に対する有効性の検討. アレルギー, **62**：560-565, 2013.

40）Kobayashi T, Hyodo M, Nakamura K, et al：Resection of peripheral branches of the posterior nasal nerve compared to conventional posterior neurectomy in severe allergic rhinitis. Auris Nasus Larynx, **39**：593-596, 2012.

41）Makihara S, Okano M, Miyamoto S, et al：Underwater posterior nasal neurectomy compared to resection of peripheral branches of posterior nerve in severe allergic rhinitis, **141**：780-785, 2021.

42）Sonoda S, Murakami D, Saito Y, et al：Long-term effectiveness, safety, and quality of life outcomes following endoscopic posterior nasal neurectomy with submucosal turbinectomy for the treatment of intractable severe chronic rhinitis. Auris Nasus Larynx, **48**：636-645, 2021.

43）Kamimura S, Kimoto N, Ishitani K, et al：Long-term effect of posterior nasal neurectomy for perennial allergic rhinitis. J Med Invest, **71**：62-65, 2024.

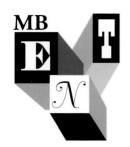

◆特集・みみ・はな・のど 保存的治療 vs 手術治療—私の選択基準—
鼻出血の保存的治療と観血的治療

天津久郎*

Abstract 鼻出血は多くの場合キーゼルバッハ部位からの出血で，鼻翼の圧迫や血管収縮薬含有ガーゼの鼻腔への留置で止血が得られる．抗血栓療法中であったり，高血圧症，肝機能障害を有している症例や，出血点が初回治療で同定できなかった場合は再出血のリスクが高い．出血が持続すると貧血を呈し，輸血などの全身管理が必要となる．また，凝血塊による窒息のリスクが生じるため，気道管理も重要である．鼻腔後方からの出血で，出血点の同定が困難な場合は再出血のリスクが高く，蝶口蓋動脈の結紮・凝固術，顎動脈塞栓術が適応となる．それぞれの利点，欠点を熟知，考慮して治療を選択することが必要である．

Key words 鼻出血(epistaxis)，後鼻出血(posterior epistaxis)，気道管理(airway management)，内視鏡下蝶口蓋動脈結紮・凝固術(endoscopic sphenopalatine artery ligation/cauterization)，塞栓術(embolization)

はじめに

鼻出血は耳鼻咽喉科救急疾患の一つである．多くの場合，鼻翼の圧迫，血管収縮薬含有ガーゼの鼻腔への留置で止血が得られるが，出血が著しい場合は輸血や内視鏡的処置，気道閉塞のリスクが生じることや[1)~5)]，時には致死的になることがあり[6)]，厳重な対応が必要となることがある．鼻出血の初期対応，留意点，難治性後鼻出血に対しては内視鏡下蝶口蓋動脈結紮・凝固術(ESAL/C)や塞栓術などの観血的治療を考慮する．本稿では鼻出血への対応を概説する．

鼻腔の血流支配

鼻腔の血流支配には，外頸動脈系と内頸動脈系が関与しており，主な供給源は外頸動脈の分枝である．特に重要なのは，顎動脈の末梢枝である蝶口蓋動脈であり，これらは鼻中隔および鼻腔の側壁に血流を供給する．顔面動脈の上唇枝や鼻背動脈が鼻前庭や鼻翼の周辺を栄養し，特に鼻中隔の前方部分で蝶口蓋動脈などと吻合することで，豊富な血流供給が行われている．鼻中隔の前方下部，キーゼルバッハ部位は，この顔面動脈の分枝と蝶口蓋動脈から栄養される部位であり，前方の鼻出血の原因となることが多い．また，内頸動脈系からは前篩骨動脈と後篩骨動脈が鼻腔の上部に血流を供給し，前頭洞や上鼻甲介を栄養する．

鼻出血に対する対応

鼻出血は多くの要因によって発症し，特に基礎疾患の存在が頻度や重症化に影響を与える．鼻出血の病態として鼻副鼻腔腫瘍や若年性血管線維腫などの腫瘍性病変からの出血と，高血圧症，肝不全，腎不全，血友病，遺伝性出血性毛細血管拡張症(hereditary hemorrhagic telangiectasia：HHT)などの基礎疾患を有する場合や抗血栓薬内服中であるなど全身的な要因による出血があり，特に後者の場合ではキーゼルバッハ部位からの出

* Amatsu Hisao, 〒550-0025 大阪府大阪市西区九条南1-12-21 多根総合病院耳鼻咽喉科，部長

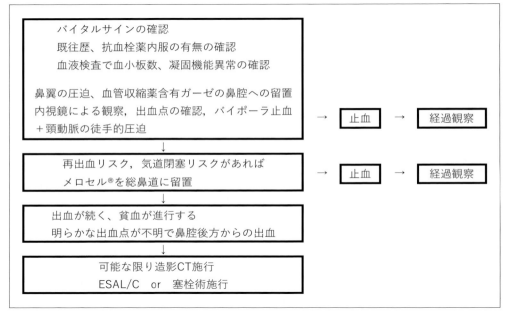

図 1. 鼻出血対応のフローチャート
来院後，バイタルサインの確認を行い，既往歴，抗血栓薬内服の有無の聴取を行う．血液検査で血小板数，凝固機能異常，ヘモグロビン，赤血球数の確認で確認する．貧血，バイタルサインの異常があれば輸血治療を検討する．鼻翼圧迫，血管収縮薬含有ガーゼの鼻腔留置を行い，内視鏡による観察，出血点の確認，出血点があればバイポーラで凝固止血を行う．止血が得られれば様子観察とするが，再出血リスクの高い症例，血液，凝血塊による気道閉塞の高い症例では鼻内パッキングを行う．さらに出血が続く場合，貧血が進行する症例では，可能な限り造影 CT を施行し，腫瘍性病変や血管走行異常の有無などを確認したうえで，内視鏡下蝶口蓋動脈結紮・凝固術もしくは塞栓術を行う．

血が多くを占める．

鼻出血症例の対応フローチャートを図 1 に示す．まず，既往歴，抗血栓薬内服の有無の聴取，バイタルサインチェック，血液検査でヘモグロビン，赤血球数，血小板数，凝固機能異常の確認が必要である．貧血がある場合は赤血球輸血，血小板低下がある場合は血小板輸血も検討する．

頻度的にもっとも高いキーゼルバッハからの出血の場合は鼻翼の圧迫，疼痛を緩和するためのリドカイン（キシロカイン®）と血管収縮作用のあるアドレナリン（ボスミン®）を含有したガーゼの鼻腔内留置で止血が得られることが多い．これらの処置だけで止血困難な場合でも鼻鏡，硬性内視鏡で出血部位を同定してバイポーラで凝固することにより多くの場合は止血が可能である．体表から患側の頸動脈を徒手的に圧迫することでも鼻出血の勢いは減弱でき，簡易で有効な方法である．ただし，頸動脈小帯の圧迫により，頸動脈洞反射を惹起され心拍数・血圧の低下を起こしうるのでバイタルサインの確認も同時に行う．

一方で，高血圧症，心疾患・肝機能障害を有している症例や，抗血栓療法を行っている症例，出血点が初回治療で同定できなかった症例は再出血のリスクが高い[1〜5]．抗血栓薬を処方している循環器・脳神経疾患担当医に休薬の可否も問い合わせるべきである．出血が続くと，血液，凝血塊が咽喉頭に流入し，窒息をきたす可能性がある．したがって，再出血のリスクが高い症例では出血点に止血効果のある酸化セルロース（サージゼル®）やゼラチンスポンジ（スポンゼル®）をあて，さらに周辺の血液や体液を吸収して膨張し，出血部位を圧迫する効果がある医療用スポンジ（メロセル®）を総鼻道に留置する．血液の咽喉頭腔への流れ込みを防ぐために，メロセル®の後端は後鼻孔

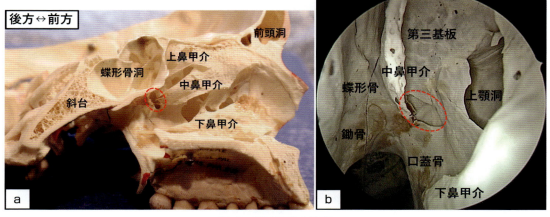

図 2. 蝶口蓋孔の位置
a：左頭蓋顔面，骨標本鼻腔側面像．人体骨標本で見る蝶口蓋孔．中鼻甲介の基部下端に蝶口蓋孔（赤点線）があるのがわかる．
b：左頭蓋顔面，骨標本鼻腔内視鏡所見．aと同一標本の内視鏡所見

をふさぐ必要があるが，後方まで挿入しすぎると上咽頭まで突出したメロセル®のために軟口蓋が挙上できず，嚥下の妨げや強い違和感の原因になるので，片側の鼻腔にメロセル®留置などを行った場合は，膨張させる前に反対側の鼻腔に内視鏡を入れて深さが適切か確認する必要がある．メロセル®の血液汚染，咽頭への血液の流れ込みなどの再出血の所見がないこと，血液検査から貧血の進行がないことを確認して，2～5日ほど留置した後に抜去する．

キーゼルバッハ部位などの鼻腔前方からの出血と比較し，後方からの出血は欧米では posterior epistaxis（以下，後鼻出血）と称され，内視鏡で観察しても出血している状態では出血点の確認が困難である．後鼻出血では再出血のリスクが高く，これらの保存的治療でも止血に難渋する場合は観血的治療である蝶口蓋動脈の結紮・凝固術，塞栓術を考慮する．また，これらに先立って造影CTの施行が望ましい．内視鏡所見だけでは確認できない副鼻腔悪性腫瘍の有無，蝶口蓋孔の位置，翼口蓋窩内の血管の走行，蝶口蓋動脈の分枝が確認できる．塞栓術は血管の蛇行，閉塞，走行異常があると施行困難であるので，IVR（Interventional Radiology）専門医にとっても非常に重要な情報となる．

内視鏡下蝶口蓋動脈結紮術・凝固術
（endoscopic sphenopalatine artery ligation/cauterization：ESAL/C）

内視鏡で観察しながら蝶口蓋孔で蝶口蓋動脈を同定して結紮もしくは凝固処置を行う．難治性の後鼻出血に対しての止血率は約88～97％である[1)7)]．全身麻酔下に行われることが多いと思われ，筆者らの施設でも同様である．蝶口蓋孔は口蓋骨と蝶形骨との間に存在し，前・下方向は口蓋骨で，後・上方向は蝶形骨により構成される[8)]（図2）．実際の手術では，下鼻甲介より後方で，中鼻甲介の基部下端の前後に位置するとイメージすればよい．操作のスペースを得るために鉤状突起を切除し，篩骨蜂巣を開放する．蝶口蓋孔の中枢側の顎動脈は翼口蓋窩を走行する．翼口蓋窩の前壁を構成するのは上顎洞後壁であるので上顎洞自然口を開放し，上顎洞自然口後方で粘骨膜弁を挙上すると蝶口蓋孔とこれを通る組織が同定される．この組織を前頭洞シーカーやサクションキュレットでさばいていくと蝶口蓋動脈と後鼻神経が同定できる．蝶口蓋動脈は1～3本に分枝しているため，蝶口蓋孔の前方である篩骨稜を広く削除し，中枢側を追うことで全枝の正確な処理が可能となる[8)～11)]．翼口蓋窩には血管，神経組織とともに脂肪があり，これが翼口蓋窩に入った目印となる．

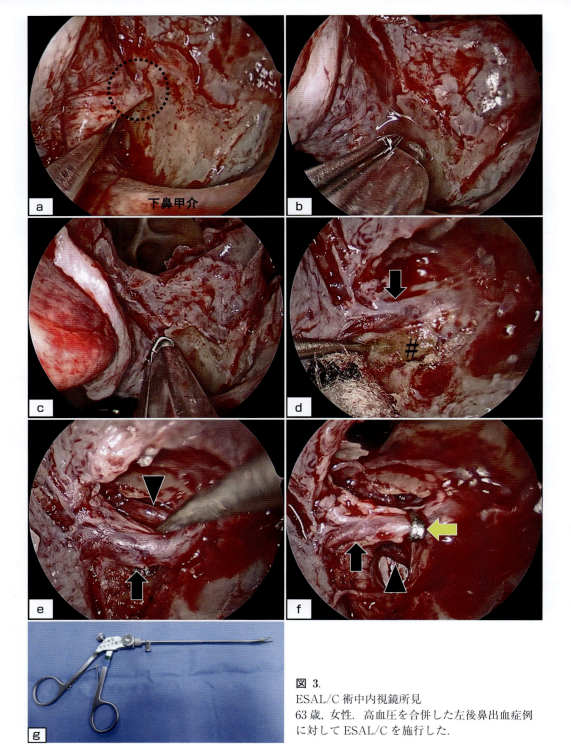

図 3.
ESAL/C 術中内視鏡所見
63歳，女性．高血圧を合併した左後鼻出血症例に対して ESAL/C を施行した．

a：蝶口蓋孔．下鼻甲介の後方で骨粘膜弁を挙上すると蝶口蓋孔（黒点線）から走行する組織があり，この中に蝶口蓋動脈と後鼻神経が含まれる．
b：蝶口蓋孔前方の篩骨稜をドリルで削開した．
c：蝶口蓋孔前方の口蓋骨をスタンツェで削開した．
d：蝶口蓋動脈（黒矢印）を同定し，後鼻神経と可及的に剥離しながら，中枢側の血管を露出させた．翼口蓋窩に入ると脂肪組織（#）が確認できる．
e：蝶口蓋動脈は1〜3本に分枝するので，周囲を剥離すると分枝（黒矢尻）が同定できる．
f：蝶口蓋動脈にクリップ（黄矢印）をかけた．この後，他の分枝にもクリップをかけた．
g：蝶口蓋動脈にクリップをかける鉗子．先端にクリップをつけて，蝶口蓋動脈にかけて血流を斜断するのに用いる．

表 1．ESAL/C，塞栓術の比較

ESAL/C と塞栓術ともに止血率は高い．合併症は ESAL/C では軽症の局所症状のみだが，塞栓術では重篤な神経症状を起こしうる．他に，麻酔方法の違いがある．また，塞栓術では禁忌，不適応となる条件が多い．

	ESAL/C	塞栓術
止血率	88〜97%	81.8〜90.4%
施行者	耳鼻咽喉科医	IVR 専門医
麻酔方法	全身麻酔	局所麻酔
合併症	鼻内痂皮形成，急性副鼻腔炎，鼻内乾燥感，涙腺分泌の一時的な減少，口蓋のしびれ	皮膚・鼻腔壊死，永続的な顔面神経麻痺 脳梗塞，視力障害
禁忌 不適応症例	全身麻酔施行困難例	ヨード造影剤アレルギー 造影剤による腎機能悪化のリスクが高い 動脈硬化や血管奇形により，カテーテルの挿入が困難な場合

蝶口蓋動脈の処置方法としては凝固と，糸やクリップによる結紮がある．筆者らは本手術の施行当初は凝固術を行っていたが，蝶口蓋孔の中枢側で分枝する下行口蓋動脈へ伴走する下行口蓋神経の損傷によると思われる軟口蓋のしびれが 1 年ほど続いた症例を経験したため，以後は鉗子（クリップ鉗子（ローテータブルタイプ）®，日本メドトロニック）を用いてクリップ（リガクリップMCA®，ジョンソン・エンド・ジョンソン）を蝶口蓋動脈にかけて血流を遮断するようにしている．クリップをかけた部位にはサージセル® を貼付して温存した局所粘骨膜弁で覆い，さらに粘膜上からサージセル® を貼付して圧迫し，最後にメロセル® を総鼻道に留置する．これらの手術症例 1 例の術中所見などを図 3 に示した．

術後合併症としては鼻内痂皮形成（8〜21%），急性副鼻腔炎と鼻内乾燥感（10%），大錐体神経損傷による涙腺分泌の一時的な減少，下行口蓋神経の損傷による口蓋のしびれなどがある[1〜10]．

塞栓術

鼻腔を栄養する蝶口蓋動脈の中枢枝である顎動脈や症例によっては顔面動脈を塞栓することにより止血を図る．血管内治療に精通した IVR 専門医によって行われる．血管造影により外頸動脈と内頸動脈の吻合がないことを確認したうえで，ゼラチンスポンジ，ポリビニルアルコール（polyvinyl alcohol：PVA）粒子，NBCA（N-butyl cyanoacrylate）などが塞栓物質として用いられる．止血率は81.8〜90.4%であり，ESAL/C で止血できなかっ

た症例でも効果があると報告されている[1)12)]．合併症として一過性，軽症のものでは鼻粘膜の虚血，顎顔面や顔のしびれ，頭痛などが 20% に認められる．重篤な合併症としては脳梗塞が 0.9%，皮膚・鼻腔壊死，失明，永続的な顔面神経麻痺が2.1〜3.8% と報告されている[1)12)]．

ESAL/C か塞栓術か

ESAL/C，塞栓術，それぞれの施行者，麻酔方法，止血率，術後合併症，禁忌，不適応症例を表1 に示す．ESAL/C は耳鼻咽喉科医が全身麻酔下に行うことが多い．重度の心不全，呼吸不全，肝不全，腎不全などがあり全身麻酔施行が困難な症例では局所麻酔での施行を考慮する．涙腺機能の低下，口蓋のしびれなどの局所的な合併症は生じうるが，重篤な合併症はほぼみられない．一方，塞栓術は鼻腔・口腔内の潰瘍や，非常に稀であるが上顎骨の骨壊死などの局所症状と，外頸動脈と内頸動脈の吻合を通じて塞栓物が内頸動脈に達した場合に脳梗塞，失明など重篤な合併症が起こりうる．塞栓術を施行しても開始後に内頸動脈と外頸動脈の吻合が認められた場合は造影による出血部位の確認だけにとどめ，塞栓処置を行わずにESAL/C に移行すべきである[12)13)]．

ESAL/C，塞栓術ともに止血率は 9 割前後と良好な成績である．一方で，塞栓術は重篤な神経合併症が起こりうる．これらのことからアメリカ耳鼻咽喉科・頭頸部外科学会が作成した鼻出血ガイドライン[1)] に倣い，筆者らの施設でも後鼻出血の観血的治療として，まずは重篤な合併症が極めて

少ない ESAL/C を第一に考えるようにしている．全身麻酔施行が困難な症例や，術後の鼻副鼻腔処置が耐えられないような症例では塞栓術の施行の可否を IVR 専門医にコンサルトするようにしている．

まとめ

鼻出血の対応について概説した．多くの症例ではキーゼルバッハ部位からの出血であり止血は容易であるが，出血点不明の後鼻出血の場合は，気道管理を行うとともに，ESAL/C，もしくは塞栓術を検討する．重篤な合併症の少ない ESAL/C を第一に考えるが，いずれを施行するかはそれぞれの合併症，禁忌事項を考慮し，耳鼻咽喉科医と IVR 専門医とが協議・連携して治療戦略を立てるべきである．

文　献

1) Tunkel DE, Anne S, Payne SC, et al：Clinical Practice Guideline：Nosebleed（Epistaxis）. Otolaryngol Head Neck Surg, **162**（1_suppl）：S1-S38, 2020.
Summary アメリカ耳鼻咽喉科・頭頸部外科学会が作成した鼻出血ガイドライン．鼻出血の初期対応から耳鼻咽喉科医，IVR 医による専門的治療まで詳細に述べられている．

2) 貴田朋子，岡　秀樹，伏見勝哉ほか：特発性鼻出血 615 例の検討．耳鼻臨床，**114**：711-718, 2021.

3) 西川　仁，日高浩史，工藤貴之ほか：入院加療を要した鼻出血症例 203 例の検討．日鼻誌，**51**：481-488, 2012.

4) 有方雅彦，瀬野悟史，鈴木幹男ほか：難治性鼻出血症例の検討―鼻内視鏡下血管クリッピングを中心に―．日耳鼻会報，**109**：649-654, 2006.

5) 新川智佳子，太田伸男，稲村和俊ほか：内視鏡下蝶口蓋動脈凝固術の有効性．日鼻誌，**49**：501-506, 2010.

6) 開頭術後，鼻出血の止血や気道の確保を行わず経過観察のみとし，患者が急性呼吸不全となったのは注意義務違反があったからとして損害賠償を求めた事例．医療判例解説，**105**：2-19, 2023.

7) Koskinas I, Terzis T, Georgalas C, et al：Posterior epistaxis management：review of the literature and proposed guidelines of the hellenic rhinological-facial plastic surgery society. Eur Arch Otorhinolaryngol, **281**：1613-1627, 2024.
Summary 後鼻出血の初期治療ではパッキングが選択されることが一般的だが，早期に内視鏡下蝶口蓋動脈結紮術・凝固を行うことで，患者の入院期間が短縮され，合併症のリスクも低減される可能性がある．

8) 飯村慈朗：蝶口蓋孔へのアプローチ．森山　寛ほか（編）：86-89，内視鏡下鼻内副鼻腔手術　副鼻腔疾患から頭蓋底疾患まで．医学書院，2015.

9) Dispenza F, Lorusso F, Di Vincenzo SA, et al：Management of uncontrolled/recurrent epistaxis by ligation or cauterization of the sphenopalatine artery：a scoping review. Eur Arch Otorhinolaryngol, Online ahead of print：2024.
Summary 16 の研究計 454 症例のシステマティックレビューを解析から，制御不能または再発性の鼻出血の管理方法として，ESPL/C は再出血率 12.1%，合併症率は 3% であり，治療効果が高く，合併症の少ない治療であると結論づけている．

10) Pop SS, Tiple C, Stamate MC, et al：Endoscopic sphenopalatine artery cauterization in the management of recurrent posterior epistaxis. Medicina, **59**（6）：1-9, 2023.

11) 竹野幸夫：重症鼻過敏症に対する後鼻神経切断術（経鼻腔翼突神経切断術）．日耳鼻会報，**120**：1299-1304, 2017.

12) Robinson AE, McAuliffe W, Phillips TJ, et al：Embolization for the treatment of intractable epistaxis：12 month outcomes in a two centre case series. Br J Radiol, **90**：20170472, 2017.

13) 粟飯原輝人，折田洋造，秋定　健ほか：難治性鼻出血に対する血管塞栓術の検討―特に顔面動脈との関連について―．耳鼻臨床，補 **96**：81-90, 1998.

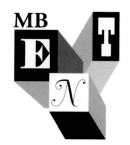

◆特集・みみ・はな・のど 保存的治療 vs 手術治療―私の選択基準―

耳鼻咽喉科外傷への対応
（特に鼻骨骨折・眼窩底骨折に関して）

大村和弘*

Abstract 顔面骨骨折に対して耳鼻咽喉科の対応が必要な疾患は，鼻骨骨折と眼窩底骨折が主である．顔面骨骨折に対しては形成外科の領域でもあることから，この2つは形成外科の医師が対応していることも多い．しかし，重症の顔面骨骨折は稀に視神経管骨折まで至ることもあり，視神経管開放術に関しては耳鼻咽喉科が経鼻内視鏡手術で行うものであるので，可能であれば，この3つの対応は知っておく必要があると考える．鼻骨骨折は急性期に外来で処置するものから保存的治療まで，眼窩底骨折は緊急手術から保存的治療まで，患者の症状・所見によって医師の対応は変わる．この稿では鼻骨骨折と眼窩底骨折に対しての対応について述べたい．

Key words 顔面骨骨折 (facial bone fracture), 鼻骨骨折 (nasal bone fracture), 眼窩底骨折 (orbital floor fracture), 経鼻アプローチ (trans nasal approach), 硬性再建 (rigid reconstruction)

　まず大前提として，なぜ外傷を負ったのか？ということに関してしっかりと頭を巡らせる．失神など外傷を負った原因がわからない場合は，その原因に関する評価をする必要がある．

　そこで，外傷の大きさを把握し，その外傷による障害部位の特定を行う必要がある．鼻の両脇に眼球があり，頭側には頭蓋底があるので，まずは眼球機能評価，頭蓋内評価をする必要があるのかどうかを優先的に検討する．頭蓋内・眼球機能に異常がある場合は，耳鼻咽喉科的処置は軽度とし，頭蓋内・眼球機能に対する治療を優先的に行う．それらのスクリーニングが終了したら，初めて鼻科周辺の評価を行う．今回の説明に関しては，鼻の部分以外の疾患のスクリーニングは行われた後の状態と理解していただき，読み進んでいただければと思う．

　耳鼻咽喉科の外傷としては，鼻骨骨折・眼窩底骨折・視神経管骨折などの対応を勉強しておく必要がある．大体どの外傷も顔面骨骨折を伴うことが多いので，顔面骨骨折の対応に関しては，形成外科と併診でみることが多い．さらには，眼窩底骨折も形成外科が主科で対応する病院もあると思うので，診慣れない医師もいるとは思うが，眼窩底骨折も鼻骨骨折も基本的に急性期は耳鼻咽喉科で十分に対応ができる．是非この2つの疾患への対応はできるようになっておきたい．

鼻骨骨折

　受診時に，身体診察を行い，鼻骨部分の腫脹や出血痕があり，鼻骨部に圧痛を伴う場合は，鼻骨骨折をかなり強く疑うが，評価としてはX線検査や最近はCTでの撮影を行うことも多い．鼻骨骨折に関しては，開放骨折以外は，耳鼻咽喉科が初期対応することで十分整復が可能と考える．

　基本的に急性期は，外傷部分の腫脹が著しく，鼻出血を伴うことも多く，評価のみで整復は後日となることが多い．経過観察中は鼻かみを行わないように指導し，抗菌薬の投与を行う．必要に応じて破傷風の予防接種なども考慮に入れる．

　後日再診察を行う際は，以前の顔写真を持って

---

* Omura Kazuhiro, 〒105-8471 東京都港区西新橋 3-19-18　東京慈恵会医科大学附属病院耳鼻咽喉科，講師

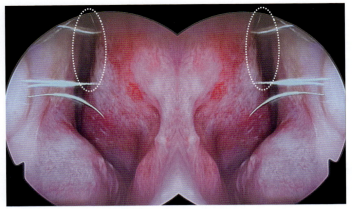

図 1. 鼻内内視鏡所見
鼻骨骨折の麻酔の部位として点線の部位が重要なので，綿花か綿棒でしっかりとこの部位を麻酔する．

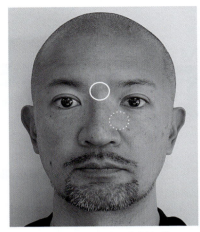

図 2. 局所麻酔の注射部位
1% E 入キシロカイン® 0.5～1.0 mL 程度を 25～27 G で注射をする．患側側の鼻骨に針先を当て，骨膜に浸潤麻酔を行う（点線）．患側がバラバラで骨膜への麻酔が難しい場合は，眉間の間にうつ（実線）．

きてもらうことで，元の鼻のラインのイメージをつけることができる．整復を行うかどうかに関しては，患者の希望となる．

整復を行う際は，①整容面，②機能面に関する説明が必要となる．

整容面に関しては，鼻骨骨折によって弯曲した鼻のラインを患者がどのように感じているかである．機能面に関しては，鼻骨骨折の場合は，鼻中隔も変形していることがあり，鼻閉に関して問診が必要になる．

上記の所見や症状に対して外科的に整復を希望する場合にのみ，整復を行う．急性期を過ぎても，形成外科的な整復が可能であることを伝えると，冷静になって考えることができる患者も多い．

【外科治療の実際】

外科治療には，観血的と非観血的整復固定術がある．この2つは外傷からの経過期間をもとに決定することが多い．受傷から3週間程度までなら非観血的処置として耳鼻咽喉科の外来での処置を行い，それ以降だと全身麻酔下で形成外科による鼻骨を切る手術に加えて，鼻中隔矯正術などの鼻の形態を整えるための手術が行われることが多い．本誌では，外科手技の詳細は述べないが，非観血的整復固定術に関して概略を述べたい．

＜外科的治療：非観血的整復固定術＞

ステップ1：十分な鼻内の塗布麻酔

5,000倍アドレナリン液と4％キシロカインのスプレーおよび綿棒などでの塗布麻酔を行う．粘膜の腫脹が薬液の塗布により取れてきたら綿球をほぐしたものに薬液を浸して嗅裂を中心に挿入する（図1）．

ステップ2：鼻骨骨膜への浸潤麻酔

痛みというのは，骨膜の伸展刺激によることが多いため患側（整復を行う側）の外傷部分からやや離れた場所の骨膜に浸潤麻酔を0.5～1 mL 程度注射する．筆者は白丸の2点に注射することが多い（図2）．

ステップ3：10分待つ

浸潤麻酔および塗布麻酔の効果がしっかりと出るまで約10分待つ．

ステップ4：整復

鼻骨骨折は基本的に片側側面が陥凹していることが多いので，個人的にはLangenbech剝離子を用いることが多い（図3）．Langenbech剝離子のみだと粘膜上で滑ってしまうので，一周ほどコメガーゼを巻きつけて使用する．嗅裂に挿入し鼻骨骨折部分を持ち上げるように力を加える．この時に，挿入する際の角度は鼻骨に平行に（図4），鼻中隔の骨折を伴っている患者の場合は鼻中隔を引っぱり上げるように力を加えることがポイント

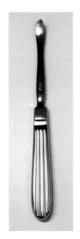

図 3.
鼻骨骨折整復に用いる鉗子
Langenbech 剝離子の先端部分にゲンタシン付きコメガーゼを2周ほど巻きつける．ここで厚くなってしまうと鼻背に鉗子を挿入することができなくなるので，薄く巻きつける．

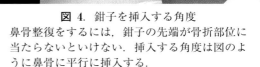

図 4．鉗子を挿入する角度
鼻骨整復をするには，鉗子の先端が骨折部位に当たらないといけない．挿入する角度は図のように鼻骨に平行に挿入する．

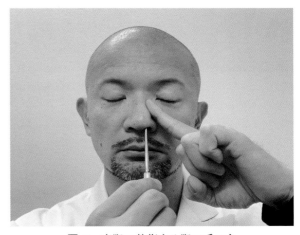

図 5．実際の整復する際の手つき
利き手で Langenbech 剝離子を持ち，もう一方の指先で鉗子の先端が鼻骨骨折部に当たっているかを確認しながら，鉗子の先端を持ち上げ，骨が上がりすぎないように指先で押して調整する．

である．

挿入する深さが深すぎて頭蓋底を損傷した報告もあるので，挿入したら先端をもう一方の手で皮下に触れるように行う（図5）．狙った場所に先端をもっていき，Langenbech 剝離子を持った手で骨折部位を引き上げて元に戻し，もう一方の手で持ち上がりすぎないように押して調整する（図5）．

ステップ5：軟膏ガーゼによる内固定

整復後は再度鼻骨が落ち込まないように，内固定を行う．

内固定は抗菌薬付きの軟膏ガーゼを数枚嗅裂に挿入する．

スプリントなどが外来で用意ができる場合は外固定も行う．

ステップ6：抗菌薬内服1週間後ガーゼ抜去

処置の際はほとんど痛がることがないが，麻酔が切れてくると必ず痛みが出てくるので必ず痛み止めと抗菌薬を処方しておく．

眼窩底骨折

眼窩底骨折は，大半の場合は眼窩内側壁か下壁を骨折することが多い．外力が強い場合に，内側と下壁が両方とも骨折または上壁が骨折してしまうことがある．治療適応に関しては，この3つに注意が必要である．ほぼ鼻骨骨折と同様であるが，①症状，②機能面，③整復面である．

一番重要なのは症状である．眼球を動かす際に強烈な痛みを伴う，嘔吐などが出る場合は，外眼筋が強く制限を受けていることが想像されるため，緊急での解除が必要になる．軽度な痛みの場合は，画像所見で骨片が明らかに外眼筋に刺さるか挟まるものがない場合は，2週間ほど経過観察をして，損傷部位の腫脹が落ち着いてきた段階で，再度評価をすることもある．ただ，この経過観察をしている間に，鼻をかむことは厳禁，その他，感染や出血による眼球の腫脹が増悪している所見がある場合は，直ちに緊急で対応することが必要であることを伝える必要がある．

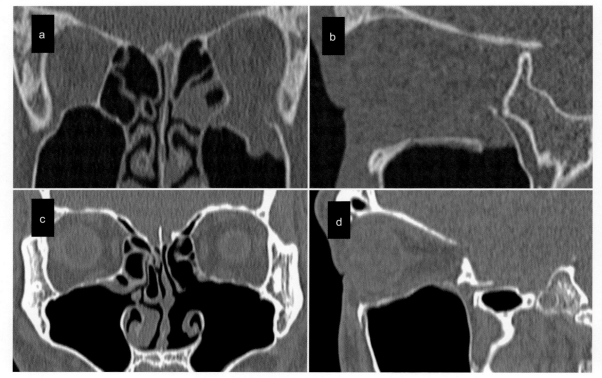

図 6. 眼窩底骨折整復前と後の CT 画像
a, b：術前単純 CT 環状断と矢状断. 眼窩底の骨が上顎洞内に変移している.
c, d：術後単純 CT 環状断と矢状断. 眼窩底の骨を温存しアライメントもスムース

　機能面での障害は複視である．複視に関しては眼科の評価をまずしてもらうことが大切ではあるが，この複視単独で手術をすぐに行うということはあまりない．やはり，強い痛みおよび嘔吐などを伴い，視機能不全がある場合に手術となる．複視単独で外眼筋が明らかに絞扼している所見がなければ，経過観察となる．

　整容面での障害は眼球陥凹である．眼球陥凹は健側に比べて 2 mm 以上陥凹する場合は手術を勧められることが多い．ただ，この手術適応に関しては，形成外科の医師が勧める理由として多く「形成外科に勧められたのだが，本当に手術が必要なのか？」ということで外来にいらっしゃることがある．眼球陥凹が手術適応になる理由としては，眼球陥凹によって眼瞼の狭小化が起きてしまうからである．あまり日本人で眼瞼狭小になる方は欧米人に比べて少ないかとは思う．患者自身も眼球陥凹のみでの手術希望は非常に少ないと考えるので，筆者としては，整容面のみで手術適応と説明し手術になった患者はいない．しかし，患者にはしっかりと説明する必要がある．

【外科的治療】
　外科的治療においては，① アプローチ方法，② 再建方法，③ 術中操作の 3 つが大切である．この 3 つが適切にされると，術後の CT で骨のアライメントが健側とほぼ同等な状態にまで戻すことができる（図 6）[1]．

① アプローチ方法の選択
　全身麻酔下での手術が適応になるが，一番重要なこととして損傷部位に応じた創部へのアプローチ方法の選択である．
　筆者は，
・内側壁・下壁単独→内視鏡単独でのアプローチ
・上壁単独→眉毛下切開＋内視鏡アプローチ
・内側壁＋下壁の合併骨折→経眼瞼アプローチ＋内視鏡アプローチ
を選択する．
　なお，下壁の骨折の場合，上顎洞自然口よりも

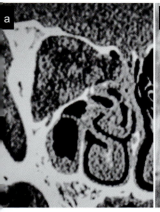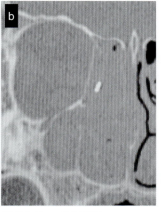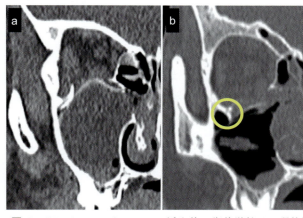

図 7. 眼窩底骨折整復前と後の CT 画像
a：術前単純 CT 環状断．右眼窩内側壁が骨折しており，眼窩内容物が篩骨洞に突出している．
b：術後単純 CT 環状断．スーパーフィクソーブ®が内側壁に挿入されている．その内側にシリコンプレートが挿入されている．

図 8. CT バルーンカテーテル挿入後の術後単純 CT 環状断
a：術後単純 CT 環状断．バルーンの容量が多すぎて，骨片が眼窩内に突出している．
b：術後単純 CT 環状断．眼窩下神経管外側の骨が突出しているためバルーンが眼窩底の整復のラインに届かず，整復後の固定が不十分になってしまった．

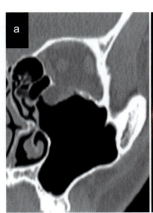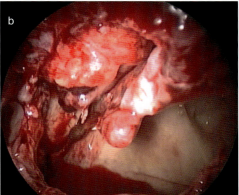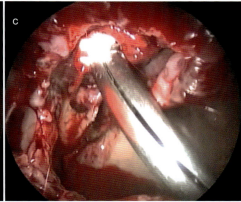

図 9. 眼窩底骨折整復の実際
a：術前単純 CT 環状断．左の眼窩底骨折を認め，眼科内容物が上顎洞に突出している．
b：70°斜視鏡で上顎洞の観察．骨折した骨片と眼窩内組織との癒着が解除されている．
c：西端強彎鉗子の先端に綿球を挟み，突出していた眼窩内容物を眼窩内に戻している．

前方まで骨折している場合，または眼窩下神経より外側まで骨折している場合は，上顎骨の前壁を内視鏡下で削開する direct approach to the anterior and lateral part of the maxillary sinus with an endoscope 法，通称 DALMA 法を使用するとよい[2]．

② 再建材料の選択

骨折部位の再建をするのかどうかは術者によるとは思うが，基本的に硬性再建をすることにしている．硬性再建の材料は鼻中隔軟骨またはスーパーフィクソーブ®を用いている（図 7）．もし，硬性再建をしない場合は，フォーリーカテーテルを挿入することが多いが，入れる蒸留水の量の調整が難しいことや（図 8-a），周辺の骨をしっかり除去しないと，バルーン部分が整復面に届かないことがある（図 8-b）．蒸留水に希釈した造影剤を混ぜ，術中 CT で整復度合いを確認することで，より確実な調整が可能となる．

フォーリーカテーテルの留置する期間は，鼻外に出ているカテーテル部分は絹糸で縛って，水が漏れないようにした状態で切断し，1 か月留置している．

再建材料としては，

・内側壁・下壁単独→鼻中隔軟骨，スーパーフィクソーブ®

・上壁単独→鼻中隔軟骨，スーパーフィクソーブ®

・内側壁＋下壁の合併骨折→スーパーフィクソーブ®

を選択する．

なお，再建したものの上は，血流のある有茎粘膜弁や局所粘膜弁で被覆することが望ましい．

③ 手術の大原則

手術で大切なことは，骨折をしている場所全周を明視下におき，結合組織が癒着している骨折縁を剝離することである．結合組織が癒着したままだと複視が残存することが多い．癒着を剝離し，眼窩内容物を眼窩内に戻すことが望ましい（図9）．

まとめ

この稿では，鼻骨骨折整復と眼窩底骨折整復に関して述べた．どちらも形成外科と専門が被る領域だけに，病院内で耳鼻咽喉科がプレゼンスを発揮することで，より患者に低侵襲で効果的な医療を提供することができると考える．

引 用

1) Omura K, Nomura K, Aoki S, et al：Direct approach to the anterior and lateral part of the maxillary sinus with an endoscope. Auris Nasus Larynx, **46**(6)：871-875, 2019. doi：10.1016/j.anl.2019.03.006.

2) Omura K, Nomura K, Okushi T, et al：Endoscopic Endonasal Orbital Floor Fracture Repair With Mucosal Preservation to Reinforce the Fractured Bone. J Craniofac Surg, **32**(2)：541-545, 2021. doi：10.1097/SCS.0000000000006849.

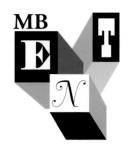

◆特集・みみ・はな・のど 保存的治療 vs 手術治療—私の選択基準—
扁桃周囲膿瘍の保存的治療と観血的治療

丸山裕美子*

Abstract 当院では扁桃周囲膿瘍に対して，抗菌薬投与や補液といった保存的加療に，その患者の病態と背景因子にあわせた観血的治療を適宜組み合わせることにより，早期の十分な改善を心がけている．観血的治療としては穿刺排膿，切開排膿，即時扁桃摘出術（膿瘍扁摘）などが挙げられる．時に気道狭窄や縦隔炎など重篤な病態を併発する疾患であり，迅速で的確な診断とともに，それぞれの治療法のメリットとデメリットやリスクを考慮し適切な治療方針を決定する必要がある．観血的治療としては穿刺排膿や切開排膿が一般的であるが，これらの治療に抵抗し増悪する症例を経験する．膿瘍扁摘は感染巣の摘出とともに，広く安定した排膿路を確保できる治療法であり，重症扁桃周囲膿瘍に対し慎重に適応を検討したうえで施行した場合，早期の病態改善と患者の苦痛軽減を得ることができ，治療の一選択肢となりうると考えている．

Key words 扁桃周囲膿瘍（peritonsillar abscess），膿瘍扁摘（abscess tonsillectomy），切開排膿（incision and drainage），抗菌薬の適正使用（proper use of antibiotics），嫌気性菌（anaerobic bacteria）

はじめに

扁桃周囲膿瘍は耳鼻咽喉科・頭頸部外科医師にとって日常診療において経験することの多い疾患である．扁桃周囲膿瘍症例の中には内服や点滴加療にて改善する症例もあるが，時に喉頭浮腫を併発し深頸部膿瘍や縦隔膿瘍へ進行しうる重症例も認められ，穿刺排膿，切開排膿，扁桃周囲膿瘍に対する即時扁桃摘出術（以下，膿瘍扁摘），気管切開などの観血的治療を選択すべき症例も存在する．今回，扁桃周囲膿瘍について当院における病態把握の手順および治療方針の選択と，治療法変更のタイミングや判断基準について述べる．

扁桃周囲膿瘍について

1．病態と分類

扁桃周囲膿瘍は口蓋扁桃の炎症が扁桃被膜を越え扁桃周囲間隙に膿瘍を形成した状態である．

扁桃周囲膿瘍は膿瘍の局在部位により，膿瘍が冠状断 CT で口蓋垂先端より頭側に位置する上極型と，尾側に位置する下極型に分類され，両者にまたがる場合は膿瘍の中心が位置する部位によって分類される[1〜3]．上極型は膿瘍の好発部位で単発性が多く，理学的所見からも診断が比較的容易で喉頭浮腫を伴わない場合が多いが，下極型は比較的高齢者に多く，中咽頭所見のみでは診断し難く，喉頭浮腫や周囲頸部間隙への炎症の波及を伴うことが多いため，気道管理に留意しつつ確実かつ十分な排膿が必要であるものの，実際には切開排膿が困難で出血の危険性も高いとされている[1〜3]（表1）．

また，周辺頸部間隙への蜂巣炎や膿瘍のひろがりの有無，年齢や患者背景など局所および全身状態を総合的にとらえ，多種多様な病態に対し患者にあわせた診察と対応が必要とされる．

---

* Maruyama Yumiko, 〒938-8502 富山県黒部市三日市1108-1　黒部市民病院耳鼻いんこう科，部長

表 1. 下極型扁桃周囲膿瘍の特徴

- 比較的高齢者に多い.
- 中咽頭所見のみでは診断し難い.
- 喉頭浮腫, 周囲頸部間隙への炎症の波及を併発する場合が多い.
- 穿刺や切開排膿が困難な場合が多く, 出血の危険性が比較的高い.
- 気道管理が重要となる.

2. 診察の流れとリスク評価について

1）患者の病態と経過について

血圧, 吸気時や往復性喘鳴・流涎の有無を確認する. 水分を嚥下可能であるか否か, 咽頭痛の出現時期, 経口摂取不良の期間を聴取しつつ, 含み声の有無を確認し, 造影 CT 撮影や緊急手術のタイミングを図るためにも最終食事摂取時期を聴取する. 中咽頭所見とともに開口障害の有無を診る. 喘鳴, 流涎, 臥位困難があれば早期に血管確保を行う.

2）患者の背景因子

年齢と体重, 基礎疾患, アレルギーの有無, 抗凝固薬内服の有無などについて確認する. 小児例においては診察への協力の具合も診ていく. 成人において認知症を疑う症例ではそのレベル確認も重要である. 糖尿病やステロイド・免疫抑制薬内服など易感染性で重症化の危険性がないか, 心不全・腎障害など基礎疾患の確認を行う.

3）検査施行と所見の評価

咽頭痛, 嚥下痛を有する症例では喉頭内視鏡検査により咽頭側壁の腫脹の程度や頭側尾側へのひろがり, 喉頭浮腫（時に喉頭蓋膿瘍）併発の有無, 下咽頭喉頭における唾液貯留の程度などを確認する. 前述のごとく下極型膿瘍では中咽頭所見が軽微なこともあり, 下咽頭喉頭所見とともに造影 CT の必要性を検討する.

膿瘍を疑う症例では造影 CT を行い, 膿瘍を認めた場合はその位置, サイズ, 個数, 範囲, 頸部から上縦郭の蜂巣炎や膿瘍併発の有無, 内頸静脈血栓の有無などを確認する. 多発膿瘍や両側扁桃周囲膿瘍の症例, 咽後間隙や傍咽頭間隙など深頸部間隙へ蜂巣炎や膿瘍が波及した症例, レミエール症候群, ガス産生性膿瘍, 敗血症症例, 血管の奇形を伴う症例などもあるため注意深く所見を評価する.

3. 起炎菌について

鈴木ら[4]は第 6 回耳鼻咽喉科領域感染症臨床分離菌全国サーベイランス（2015〜2017 年）において扁桃周囲膿瘍の起炎菌として嫌気性菌が 75% を占めており, 主な菌から順に *Prevotella* 属, *Fusobacterium* 属, *Parvimonas* 属でありこの 3 種が嫌気性菌全体の 94% を占めていたこと, 嫌気性菌に続いて多く分離されたのは *Streptococcus pyogenes*（A 群溶血性連鎖球菌）であったことを報告している. また, *Prevotella* 属, *Fusobacterium* 属, *Parvimonas* 属における薬剤感受性はスルバクタム・アンピシリン（SBT/ABPC）, アモキシシリン・クラブラン酸（AMPC/CVA）, メロペネム（MEPM）がいずれもそれぞれ 100%, 100%, 100%, クリンダマイシン（CLDM）が 55%, 96.3%, 91.3% であったことが示されている.

保存的治療と観血的治療の選択と実際

1. 保存的治療と観血的加療の選択について

保存的加療としては, 内服外来治療, 入院点滴加療が挙げられる. 観血的治療としては, 膿瘍の穿刺排膿, 切開排膿, 膿瘍扁摘などが挙げられる.

2. 保存的治療について

抗菌薬や鎮痛剤の内服加療も選択肢として挙げられるが, 当院においては膿瘍形成が確認された場合は入院加療を原則としており, 補液を含めた点滴加療以上を提示している. 経口摂取困難を伴うことが多い病態であり脱水は急激な感染症の悪化の可能性があること, 膿汁産生が始まると膿汁量の増加とその周辺の蜂巣炎の進行が気道狭窄の急激な悪化をきたしうると考えているためである.

抗菌薬の選択として, 矢野[5]は薬剤の組織移行性や殺菌力を考えると, セフェム系薬よりペニシリン系薬が第一選択であり, 静注薬であれば SBT/ABPC を, 経口薬であれば AMPC/CVA が適していること, カルバペネム系薬も有効であると考えらえるが, スペクトラムが広く, 投与する場合は経過をみてディエスカレーションを考慮す

べきであることを示している．ただし，SBT/ABPCについては，耳鼻咽喉科領域感染症が保険収載されておらず診療上の制約があるが，今後の適応拡大が期待される．

扁桃周囲膿瘍に対して保存的加療のみで治るかどうかの検討の報告は少ない．Lamkinら[6]は，扁桃周囲膿瘍患者に対し，外来にて抗菌薬とステロイド薬のみで治療し95.6%の患者が治癒したと報告している．しかしながら実際の診療では，前医にて扁桃炎や扁桃周囲炎／膿瘍として行われた保存的加療が功を奏せず，耳鼻咽喉科・頭頸部外科医が対応する場合もあり，どの症例が保存的加療により改善しうるか明瞭な解析と指針は現在までのところ得られていない．

当院では，長径1cm以下の単発の扁桃周囲膿瘍に対しては全身状態や局所所見を十分に検討したうえで保存的加療を選択する場合がある．ステロイド投与については基礎疾患に配慮しつつ，喉頭浮腫を伴う症例では併用する場合がある．

3．観血的治療について

1）穿刺排膿

扁桃周囲膿瘍に対する単回の穿刺排膿と単回の切開排膿の治癒率についての前向き無作為化試験の報告は少ないが，Stringerら[7]は前者が92%，後者が93%，Maharajら[8]は前者が87%，後者が90%と報告している．

当院においては，造影CTで膿瘍形成が確認され，試験穿刺で膿汁が確認された場合には穿刺部位を切開することを原則としている．根拠としては，嫌気性菌は空気がない環境でより増殖し，大気中の酸素に一時的に接触するだけで死滅するとされており[9]，穿刺に比較しより効果的と考えているためである．ただし，穿刺処置は切開排膿に比較し低侵襲であることが優位な点と考えられる．

2）切開排膿

膿瘍切開排膿は穿刺排膿に比較し膿瘍腔を大きく開放できる．また，切開創より再開創することで，連日の開創，創洗浄が可能となる．

当院では扁桃周囲膿瘍に対する主な治療方針と

表2．当院における膿瘍扁摘の適応

> (a) 下極型膿瘍
> (b) 多発する膿瘍
> (c) 他の頸部間隙への膿瘍波及を認める症例※
>   ※舌骨上の傍咽頭間隙・咽頭後間隙など
>
> (a)～(c)のいずれかの病態を満たし，かつ経口的切開排膿のみでは十分な改善が得られず，全身麻酔下手術が可能と考えられる症例

して，切開排膿術を選択している．手順としては病変に十分に表面麻酔とボスミン含有の浸潤局所麻酔を行ったうえで穿刺による膿汁確認を行い，膿汁をすべて吸引しないよう注意しながら穿刺針の位置・方向・深さを参考にして膿瘍腔に切開を加えて腔を開放し，その後，生理食塩水よる洗浄を行っている．なお，穿刺吸引した膿汁は嫌気ポーターに採取し培養検体としている．単発性の上極型膿瘍においては，その後の経過も良好であるが，後述する病態については切開後も膿瘍の開放不十分な場合や膿瘍の拡大や新生多発，気道狭窄の進行が認められる症例もあり，CTの再検査や咽頭の追加切開，気管切開や頸部外切開，抗菌薬の変更を必要とする症例も経験している．また，連日の再開創や洗浄が患者に与える侵襲も課題であると考えている．

3）膿瘍扁摘

近年，十分な排膿と再発防止を目的とした膿瘍扁摘の有用性を示す報告が散見される[1)2)10)]．当院でも2018年より，扁桃周囲膿瘍のうち経口的切開排膿術のみでは十分な効果が得られ難く，口蓋扁桃摘出術により安定した排膿路が得られると考えられ，かつ全身麻酔が可能な重症の扁桃周囲膿瘍症例に対して膿瘍扁摘を治療の一選択肢としている．適応症例としては(a)下極型膿瘍，(b)多発する膿瘍，(c)傍咽頭間隙・咽頭後間隙など舌骨上の他の頸部間隙への膿瘍波及を認める症例が挙げられる（表2）．膿瘍扁摘導入前（非扁摘群）と導入後（扁摘群）の臨床経過について比較検討を行ったところ，扁摘群は非扁摘群に比較し入院後のCRPの上昇・喉頭浮腫の悪化・CT再検査・ステロイド投与・カルバペネム系抗菌薬の投与・局所処置回数が有意に少なく，有熱期間が短く，白血球数の

表 3. 扁摘群と非扁摘群における治療開始後の病態と治療内容の比較検討

項目		扁摘群(n=17)	非扁摘群(n=18)	P-value
(1) 37.5℃以上の発熱日数		1.47±0.70	2.11±1.52	n.s.
(2) 白血球数の上昇	あり	5 (29.4)	7 (38.9)	n.s.
	なし	12 (70.6)	11 (61.1)	
(3) CRPの上昇	あり	2 (11.8)	13 (72.2)	$P<0.01$
	なし	15 (88.2)	5 (27.8)	
(4) 喉頭浮腫の悪化	あり	0 (0.0)	5 (27.8)	$P<0.05$
	なし	17 (100.0)	13 (72.2)	
(5) CT再検査	あり	0 (0.0)	7 (38.9)	$P<0.01$
	なし	17 (100.0)	11 (61.1)	
(6) ステロイド使用	あり	8 (47.1)	16 (88.9)	$P<0.01$
	なし	9 (52.9)	2 (11.1)	
(7) カルバペネム系抗菌薬使用	あり	4 (23.5)	16 (88.9)	$P<0.01$
	なし	13 (76.5)	2 (11.1)	
(8) 入院日数		6.88±1.23	9.06±5.53	n.s.

Mean±SD or n(%)
(1),(8) Mann-Whitney U 検定, (2)～(7) χ^2検定を実施
n.s.：not ignificant difference

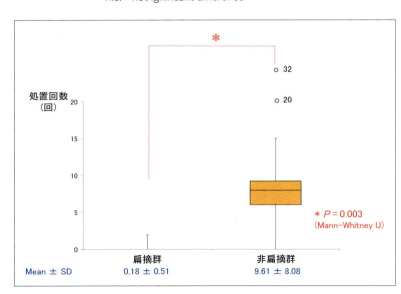

図 1.
扁摘群と非扁摘群における局所処置回数の比較
扁摘は非扁摘群に比較し処置の必要回数が有意に少なかった.

上昇が少なく, 入院日数が短い傾向を認めた(表 3, 図1)[11]. 以後も慎重に症例を選択し, 必要時膿瘍扁摘を施行しているが, これまでのところ術後に感染症の悪化による気管切開や頸部外切開を追加した症例はない. 以下に具体的な症例を示す.

(1) 症例1

67歳, 男性. 前日からの咽頭痛, 発熱で受診した. 体温38.1℃, 右前口蓋弓から咽頭側索の腫脹があり, 喉頭蓋舌面から両側披裂部浮腫を認めた. WBC 19,300/μL, CRP 19.4 mg/dL, 造影CTに

て右扁桃下極から背側に多発する膿瘍を認めた. 病変尾側の蜂巣炎は顎下間隙, 咽頭後間隙, 舌骨下や喉頭蓋谷深部内臓間隙に至っていた(図2). 即日膿瘍扁摘および右咽頭側索に切開を加え創部の洗浄を行い, 気管挿管抜管前にデキサメタゾン6.6 mgを1回投与した. 以後保存的加療にて改善し8病日目に退院となった(図3). 以後再発を認めていない.

(2) 症例2

7歳, 男児. 3日前からの咽頭痛と発熱で受診.

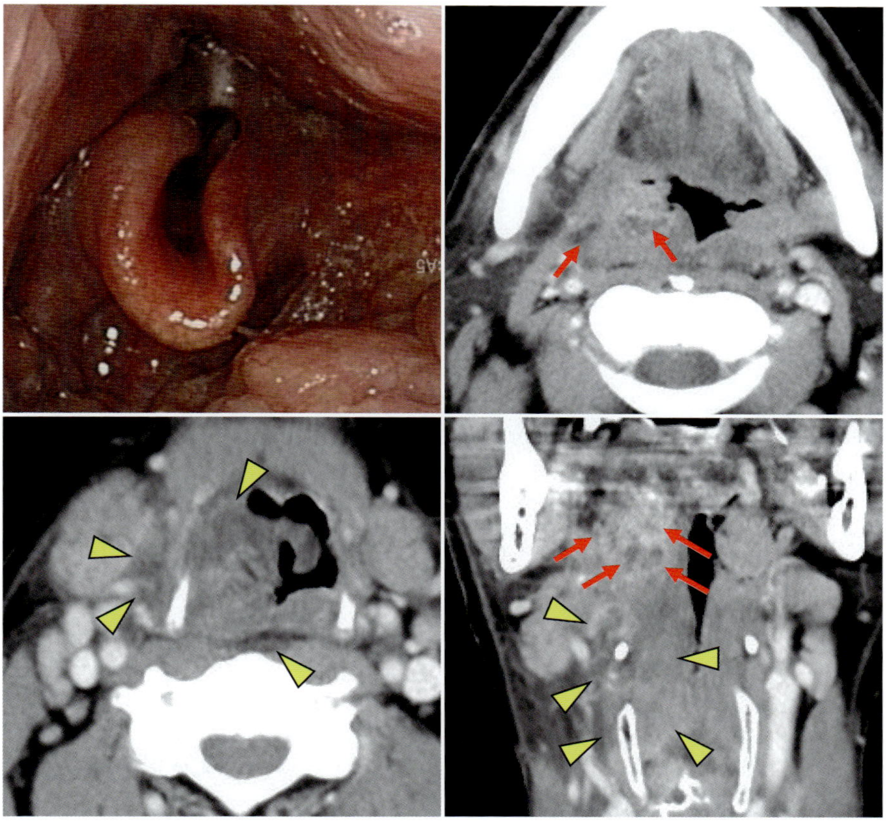

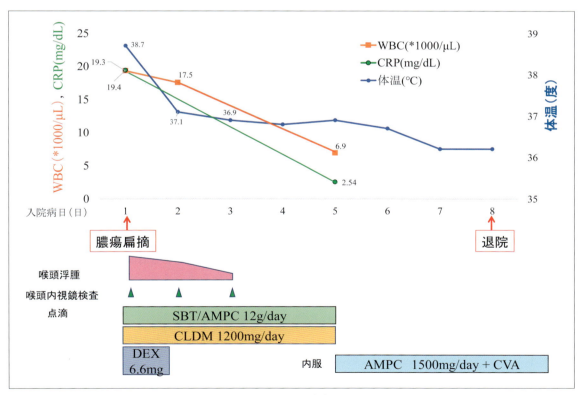

図 2. 症例1の初診時所見
 a：喉頭内視鏡所見
 b，c：造影CT所見軸位断
 d：同冠状断

喉頭浮腫を併発し，右扁桃下極から背側に多発する膿瘍形成（矢印）と，顎下間隙・咽頭後間隙・舌骨内側から尾側の内臓間隙に広範囲の蜂巣炎（矢尻）を認めた．

図 3. 症例1の臨床経過

初診日に膿瘍扁摘を施行した．術後症状所見は改善し5病日より抗菌薬を内服に変更し8病日に退院となった．

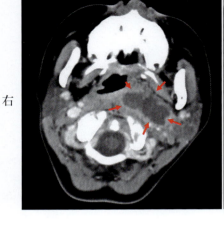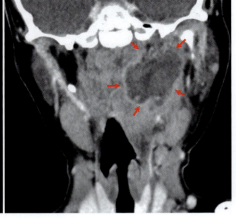

図 4.
症例2の造影CT所見
　a：軸位断
　b：冠状断
左扁桃周囲から傍咽頭間隙にリングエンハンスを伴う分葉状の低吸収域を認めた(矢印).

開口障害と左軟口蓋の腫脹を認めた．WBC 19,300/μL，CRP 11.6 mg/dL，A群β溶連菌迅速検査が陽性であり，造影CTで左扁桃周囲から傍咽頭間隙に至る分葉状でリングエンハンスを伴う低吸収域を認めた(図4)．同日気管挿管のうえ膿瘍扁摘を施行した．翌日より疼痛の軽減と解熱が得られ，術後1日目より経口摂取を開始，採血結果の改善を確認し術後5日目より抗菌薬を内服に変更のうえ，術後7日目に退院となった．以後再発を認めていない．

膿瘍扁摘は感染源の摘出とともに安定した大きな排膿路を保つことが可能であると同時に，患者への負担を軽減することができると考えられる．しかし，膿瘍扁摘はCT上のリングエンハンスに相当する血流の多い病変を開放することになるため，待機扁摘に比較し術創からの出血が多くなりうることを想定し，術前に各症例の血管の走行や解剖学的特徴を十分に把握すること，患者と家族への説明と同意を慎重に行うこと，術者としての修練を積み易出血性の扁摘の手技と対応を習得すること，出血時には止血処置・輸血・気管切開・動脈塞栓術[12]など柔軟な対応の選択と実施が必要である．また，当然ながら膿瘍扁摘は全身麻酔下での緊急手術となるため，術前の患者の局所および全身状態に加え基礎疾患の把握と対応，全身麻酔周術期のリスク管理を要する．なお，膿瘍扁摘に際しては麻酔科医との連携のもと気道確保の方法を選択する必要がある．

4．治療方針変更について

いずれの治療方針を選択した場合にも，患者の症状と所見を注意深く確認し，病態悪化の徴候があれば躊躇なく追加の検査や臨機応変な治療を検討するように心がけている．

扁桃周囲膿瘍における治療方針の選択について ―色々な視点から―

1．医師として

医師として，病態および患者の全体像の把握と対応が必要である．また，患者や家族に各治療法のメリット・デメリットやリスクを十分説明のうえ，患者とともに治療方針を選択することが望ましい．そして，患者の病態は常に変動しうることを念頭に，今後の経過を予測しながら適宜必要な軌道修正を行うことが大切であると考えている．

2．患者にとっての治療

できる限り侵襲と苦痛が少なくかつ効果が高く，可能であれば治療期間が短い治療が望ましいと考える．

3．感染症に対する治療や医療経済の観点から

薬剤耐性菌の増加や，細菌の薬剤耐性のレベルを悪化させないためにも，抗菌薬の適正使用とともに適切な治療法を組み合わせ，広域抗菌薬の使用を最小限にすること，抗菌薬の長期投与を避けることは，今後の世代のためにも大切である．また，医療経済学的にも有効な治療が過不足なく行われることが望まれる．

まとめ

　多種多様な病態と背景因子をもつそれぞれの患者に対して，迅速で的確な診療を心がけるとともに，よりよい治療を目指して協力し知恵を出し合う姿勢を大切にしていきたいと考えている．

文　献

1) 黒野祐一，大堀純一郎：扁桃周囲膿瘍の病態と治療．アレルギー・免疫，**24**(1)：109-116, 2017.
　Summary　扁桃周囲膿瘍の根治療法は扁摘術であり，膿瘍扁摘と待機扁摘とでは合併症の発生率に大きな違いはない．

2) 川畠雅樹，井内寛之，大堀純一郎ほか：扁桃周囲膿瘍重症例に対する即時膿瘍扁摘術の有用性．口咽科，**27**(1)：73-79, 2014.

3) 川畠雅樹，馬越瑞夫，松元隼人ほか：下極型扁桃周囲膿瘍の臨床的特徴．口咽科，**31**(2)：187-192, 2018.

4) 鈴木賢二，黒野祐一，池田勝久ほか：第6回耳鼻咽喉科領域感染症臨床分離菌全国サーベイランス結果報告．日本耳鼻感染症エアロゾル会誌，**8**：193-211, 2020.

5) 矢野寿一：重症化に注意！口腔・咽頭・喉頭の急性感染症　扁桃周囲膿瘍　扁桃周囲膿瘍の起炎菌と抗菌薬の選択．JOHNS，**38**：1435-1437, 2022.

　Summary　サーベイランス結果より扁桃周囲膿瘍における起炎菌を示し，耐性菌対策のためにも抗菌薬の適正使用を推奨している．

6) Lamkin RH, Portt J：An outpatient medical treatment protocol for peritonsillar abscess. Ear Nose Throat J, **85**：658-660, 2006.

7) Stringer SP, Schaefer SD, Close LG：A randomized trial for outpatient management of peritonsillar abscess. Arch Otolaryngol Head Neck Surg, **114**：296-298, 1988.

8) Maharaj D, Rajah V, Hemsley S：Management of peritonsillar abscess. J Laryngol Otol, **105**：743-745, 1991.

9) 大西克成；偏性嫌気性細菌学総論．森　良一，天児和暢（編）：444-454, 戸田新細菌学　改訂第30版．南山堂，1993.

10) Ohori J, Iuchi H, Nagano H, et al：The usefulness of abscess tonsillectomy followed by intraoral drainage for parapharyngeal abscess concomitant with peritonsillar abscess in the elderly. Auris Nasus Larynx, **47**：697-701, 2020.

　Summary　傍咽頭間隙に進展した高齢の扁桃周囲膿瘍に対し膿瘍扁摘を行ったところ良好な結果を得た．

11) 丸山裕美子，塚田弥生，北川雄基ほか：重症扁桃周囲膿瘍に対する膿瘍扁桃摘出術の有用性について．日耳鼻会報，**124**(10)：1398-1405, 2021.

12) 丸山裕美子，笠原善弥，塚田弥生ほか：口蓋扁桃摘出術中出血に対して動脈塞栓術を施行した1例．日耳鼻会報，**119**(6)：867-873, 2016.

好評

小児の睡眠呼吸障害マニュアル 第2版

編集
宮崎総一郎（中部大学生命健康科学研究所特任教授）
千葉伸太郎（太田総合病院附属睡眠科学センター所長）
中田　誠一（藤田医科大学耳鼻咽喉科・睡眠呼吸学講座教授）

2020年10月発行　B5判　334頁　定価7,920円（本体7,200円＋税）

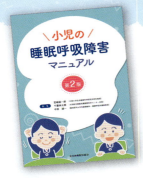

2012年に刊行し、大好評のロングセラーがグレードアップして登場!

睡眠の専門医はもちろんのこと、それ以外の医師、研修医や看護師、睡眠検査技師、保健師など、幅広い医療従事者へ向けた「すぐに役立つ知識」が満載。最新の研究成果と知見を盛り込んだ、まさに決定版といえる一冊です!

CONTENTS

Ⅰ　はじめに
小児の睡眠／小児の睡眠健康指導（乳幼児から6歳まで）

Ⅱ　小児の閉塞性睡眠呼吸障害のoverview
耳鼻咽喉科の立場から／小児科の立場から

Ⅲ　小児睡眠呼吸障害の病態
小児の気道閉塞性／乳幼児睡眠と呼吸循環調節からみた乳幼児突然死症候群（sudden infant death syndrome：SIDS）／小児睡眠呼吸障害と成長／小児睡眠呼吸障害と循環器系、夜尿、胸部変形の影響／小児睡眠呼吸障害と顎顔面発達／小児睡眠呼吸障害の季節性変動／姿勢と睡眠呼吸障害／小児睡眠呼吸障害の影響（認知機能・発達の問題）

Ⅳ　鼻と睡眠呼吸障害
鼻と睡眠呼吸障害／鼻と通気性／小児睡眠呼吸障害とアレルギー性鼻炎／鼻呼吸障害の顎顔面への影響

Ⅴ　小児睡眠呼吸障害の疫学

Ⅵ　小児睡眠呼吸障害の診断
診断基準／質問紙（OSA-18）／問診／鼻咽頭の診察／ビデオ／画像診断①―単純X線―／画像診断②―CTの有用性―／酸素飽和度モニター／睡眠ポリグラフィ（polysomnography：PSG）検査

Ⅶ　手術治療
アデノイド切除・口蓋扁桃摘出術の手術適応（年齢も含めて）／アデノイド切除・口蓋扁桃摘出術／麻酔管理／鼻手術／1～3歳の口蓋扁桃摘出術（免疫機能も含めて）／手術困難例／顎顔面手術（奇形、上顎骨急速拡大（RME）を含む）

Ⅷ　保存治療
n-CPAP療法／内服治療／点鼻／補完的治療法としての口腔筋機能療法（Myofunctional therapy：MFT）の可能性

Ⅸ　周辺疾患
中枢性睡眠時無呼吸症候群／先天性疾患と睡眠呼吸障害／肥満と睡眠呼吸障害／軟骨無形成症児の睡眠呼吸障害／ダウン症候群と睡眠呼吸障害（舌下神経刺激も含む）／プライダー・ウィリー症候群／神経筋疾患と睡眠呼吸障害／重症心身障害児（者）と睡眠呼吸障害

Ⅹ　睡眠呼吸関連の略語、用語解説

Column
眠る前の環境を整えて、子どもの睡眠改善／子どもの睡眠不足症候群／子どものいびき相談／漏斗胸は睡眠時無呼吸症候群が原因?／中学生の夜尿症と睡眠時無呼吸症候群／睡眠時無呼吸症候群は遺伝するか?／夜驚症について／肺性心の例（私の忘れられない小児SASの出発点）／鼻茸による重症の睡眠時無呼吸症例／眠れない母親と空気清浄機／局所麻酔の口蓋扁桃摘出術／忘れられない子どもの例／手術直後にヒヤリとした一例／いびきがないとものたりない?／双子のOSA／忘れ得ぬ症例　ムコ多糖症の睡眠呼吸障害／食べられない子どもとSDB／OSA児鎮静の恐怖／保存療法が著効した乳児重症睡眠呼吸障害患者の母親からの手記

全日本病院出版会
〒113-0033　東京都文京区本郷3-16-4　Tel：03-5689-5989
www.zenniti.com　Fax：03-5689-8030

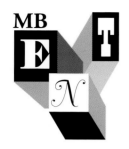

◆特集・みみ・はな・のど 保存的治療 vs 手術治療―私の選択基準―

急性喉頭蓋炎の保存的治療と手術治療

桑島 秀*

Abstract 急性喉頭蓋炎は,細菌感染に伴う炎症性疾患であり,軽症例では抗菌薬治療など保存的治療で改善が得られる.しかし重症例になると,喉頭蓋や声門上の組織の腫脹により,高度な気道狭窄から呼吸困難となり,致命的な経過をとることもあるため,ときには迅速かつ的確に気道確保を行う必要がある.ただし,適切な気道管理を行えば,予後は良好な疾患であるため,治療の重点は,まず気道確保が必要かどうかの判断とそのタイミングを逸しないようにすることである.気道確保の必要性は,臨床症状と喉頭所見から判断されるものであるが,楽観的な予測に基づく判断であってはならない.

気道確保は気管挿管と外科的気道確保があり,外科的気道確保は,アプローチ部位により輪状甲状靭帯(膜)経由と気管経由とがある.症例の状態を把握し,適切な方法を選択する必要がある.

Key words 急性喉頭蓋炎(acute epiglottitis), 呼吸困難(dyspnea), 内視鏡分類(scope classification), 気管挿管(intubation), 気管切開(tracheostomy)

疾患の概要

急性喉頭蓋炎は,多くの場合,細菌感染により喉頭蓋および周囲組織に炎症を生じる急性炎症性疾患とされる.欧米ではインフルエンザ菌 b 型による感染に起因し,喉頭蓋周辺組織の未熟な小児に多いとされていたが,Hib ワクチンの導入により成人例の割合が増加している[1)2)].本邦では以前より成人例が多く,特に 30～60 歳台の中高年男性に多いとされる.欧米と本邦での発症年齢の相違は起因菌の違いや人種差が想定されてはいるが,明らかな原因は不明である[3)].

その病態は喉頭蓋粘膜下組織の蜂窩織炎であり,喉頭蓋は疎性結合組織である喉頭前間隙と傍声門間隙に囲まれているため炎症が波及しやすい.さらに,炎症は喉頭蓋のみでなく披裂部,披裂喉頭蓋ヒダへも波及し,喉頭内腔が狭窄することで呼吸困難を生じる[4)5)]と考えられ,重症例では,症状発症から急速に進行する気道狭窄,閉塞により致死的な経過をとることもあるため,迅速かつ適切な対応が必要となる.

急性喉頭蓋炎の診断

1. 症 状

発熱や咽頭痛,嚥下時痛など上気道炎症状を訴えることが多い.激しい咽頭痛・嚥下時痛のため経口摂取は困難な状態であり,また唾液の嚥下も困難となるため流涎をきたすこともある.口の中に音がこもっているように聞こえる含み声は,特徴的な症状である.吸気性喘鳴や起座呼吸を呈する場合は,気道狭窄を生じている可能性が高く,気管切開など緊急の気道確保を考慮しなければならない.

2. 診 察

急性喉頭蓋炎では中咽頭レベルでの炎症所見は軽微であることも多く経験される.また,頸部膿

---

* Kuwashima Sigeru, 〒020-0066 岩手県盛岡市上田 1-4-1 岩手県立中央病院耳鼻咽喉科, 科長

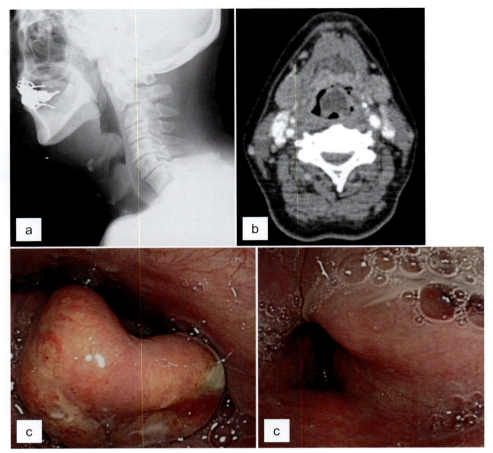

図 1. 急性喉頭蓋炎（同一症例）
a：喉頭側面 X 腺所見
b：CT 所見
c：内視鏡所見
X 腺所見で喉頭蓋が腫脹し親指のようにみえる thumb sign を認める．
喉頭蓋は嚢胞状に腫脹しており，保存的に治療を行った．

瘍に続発しているような場合は，頸部の発赤や腫脹がみられるが，通常は頸部の所見にも乏しいことが多い．中咽頭所見や頸部所見のわりに咽頭痛や嚥下時痛が強い場合や呼吸困難の訴えがある場合は本疾患を疑い喉頭を観察する必要がある．喉頭内視鏡で喉頭蓋の腫脹を観察できれば診断は容易である．咽喉頭の炎症が疑われる場合は，喉頭の観察を行う習慣をつけておくことが必要である．

3．喉頭内視鏡検査

診断のために必須かつもっとも有用な検査で，喉頭蓋や披裂部の腫脹が観察できれば診断は容易である．検査は座位にて行う．仰臥位では腫脹した喉頭蓋が後方に移動して喉頭入口を閉塞し呼吸状態を悪化させる可能性がある．喉頭内視鏡が喉頭蓋に接触することや gag reflex が生じることで呼吸困難が増悪することもあるため，慎重に検査する必要がある．喉頭蓋の腫脹や披裂部の腫脹が著明な場合や声門の視診が困難な場合は気道確保を検討する必要がある．

4．画像検査

喉頭内視鏡検査で喉頭所見が確認できれば，画像検査は必須ではないが，耳鼻咽喉科以外の医師が診察する場合においては，喉頭所見の確認が困難な場合もあり，画像検査が診断の一助となる．頸部単純 X 線撮影側面像では，いわゆる thumb sign と呼ばれる喉頭蓋の腫大を反映した所見が認められる（図 1）．喉頭所見の詳細や深頸部膿瘍や扁桃周囲膿瘍，喉頭蓋囊胞の合併が疑われる場合

はCT検査が有用となるが，検査中に呼吸困難をきたす可能性もあるため検査よりも気道確保が優先される場合もあり，膿瘍などに続発したと考えられる喉頭蓋炎でなければ，CT検査は必須とはいえない．

5．治療方針

急性喉頭蓋炎は，急性炎症により喉頭蓋の腫脹をきたし，さらに披裂部など喉頭内腔へ炎症が波及することで気道狭窄をきたす．そして，その所見は急速に進行し短時間で増悪することがある．つまり，初診時に喉頭蓋や披裂部の腫脹が軽度であっても，急速に腫脹が増悪，呼吸困難を呈することもあるため，原則として入院治療を検討すべきである．治療は，気道を確保し，もしくはいつでも気道確保のできる状態にしてから，適切な薬物治療を行う．このため，まず気道確保の必要性を検討することになる．気道確保が必要かどうかを判断するのは決して簡単ではないが，これまでにもいくつかの基準や指標が示されており，症状経過，喉頭所見，検査所見などから総合的に評価して判断する．さらに，気道確保の方法は，気管挿管，輪状甲状靱帯（膜）穿刺・切開，気管切開があり，緊急性の程度や医療機関の状況により施行する方法が選択されるわけだが，これらに関しては後述する．

薬物治療としては，まず原因となる細菌感染に対する抗菌薬治療を行う．起因菌に関しては，前述のように小児ではインフルエンザ菌が多いとされている．成人例では，溶血性連鎖球菌や肺炎球菌，黄色ブドウ球菌，パラインフルエンザ菌が原因菌として挙げられている[6)7)]．しかし，炎症の主座が喉頭であり，さらに粘膜下の炎症なので，咽頭培養で起因菌を検出することは難しい．このため，血液培養も推奨されている[8)]が，血液培養の結果は陰性例が多く，抗菌薬治療に寄与しなかったとの報告もある[9)]．抗菌薬の選択において本邦では，広域スペクトルのペニシリン系やセフェム系抗菌薬の投与が多い．ペニシリン系ではABPC/SBTやTAZ/PIPCがβラクタマーゼ産生

菌や嫌気性菌にも効果が期待でき選択される．セフェム系ではCTRX（ロセフィン®）など第3世代セフェムが選択される[7)]．ペニシリンアレルギーの場合や重症例ではカルバペネム系抗菌薬の投与を考慮する．また，膿瘍形成を伴っている症例では，嫌気性菌感染も考慮してCLDMの併用も考慮される[6)7)]．

さらに，炎症による腫脹や浮腫に対してステロイド治療を行う．ステロイドは強力な抗炎症作用があり，浮腫の改善や局所循環の改善が期待できる[8)]．ただし，感染症を助長させる可能性があることや糖尿病合併例では，副腎皮質ステロイドの投与は慎重になる必要がある．ステロイド投与による入院期間や挿管気管の短縮は認められてはいないが，気道閉塞の危険性を回避することが有益と考えられ，積極的に投与されている[6)7)]．ステロイド薬は，作用時間の違いから短時間型，中時間型，長時間型の3種類に分類される．選択する薬剤や投与方法に関しては様々であり，施設による経験的な方法になっていることが多いと考えられる．それらをまとめた報告[10)]によると，短時間型ではコルチゾールの使用が多く，初回投与量は100〜500 mgで3〜5日の漸減投与が行われている．短時間作用のため，投与後しばらくしてから浮腫の再燃が起こりうるため，時間をおいて2回/日の投与も検討されている．中間型ではプレドニゾロンを初回投与量30〜60 mgで，3〜6日間の漸減投与が行われている．長時間型ではデキサメタゾンを初回投与量6.6 mgから3〜5日間の漸減投与，もしくはベタメタゾンの初回投与量2〜4 mgの漸減投与が行われている．

急性喉頭蓋炎おける手術治療

急性喉頭蓋炎における手術は，気道確保のための気管切開術や，扁桃周囲膿瘍や頸部膿瘍などの炎症性疾患に続発した，急性喉頭蓋炎に対する切開排膿術などが考えられるが，本稿では，気道確保に関する適応を考察する．

一般的に気道確保として気管挿管や気管切開が

行われるが，当然すべての症例に対して気道確保をするわけにはいかず，どのような症例に気道確保を行うかの判断は必ずしも容易ではない．特に，予防的な気道確保を行うかどうかの判断は難しいが，判断を誤ったり遅れたりすることで，致命的なもしくは重篤な後遺症をもたらす結果となりうる．このため，もし気道確保を行わないという選択が，消極的理由や根拠のない楽観的な見解から導き出された結論であってはならない[11]．

1．気道確保の適応について

気道確保の適応に関しては，下記のような症状や所見が，一般的な気道確保の指標として考えられている[12][13]．

1）起座呼吸がある．
2）吸気性喘鳴や含み声などが高度である．
3）症状出現から 24 時間以内に呼吸困難が生じている．
4）喉頭蓋腫脹が高度で披裂部腫脹がある（声帯，声門の確認が困難）．

これらの所見があれば積極的に気道確保を検討する必要がある．当然ではあるが，臨床症状と喉頭所見から気道確保の適応を判断することとなる．

2．臨床症状

急性喉頭蓋炎では，呼吸困難症状が気管確保にもっとも関連のある症状と考えられ，気道確保を要した症例では，初診時に呼吸困難や吸気性喘鳴，声の変化を伴っていた症例が有意に多かったとされる[1][9][14]．ただし，呼吸困難とは呼吸時の不快な感覚という主観的な症状であり，漠然とした呼吸に関する不安や過呼吸による呼吸苦を感じている症例も含まれる可能性がある．このため，吸気性喘鳴や起座呼吸，チアノーゼなど気道狭窄に起因する症状や，口の中に音がこもっているように聞こえる含み声が，他覚的に認められる症例において気道確保の適応と考えられる[3]．また，呼吸困難の他覚的指標として経皮的酸素飽和度が用いられることがある．呼吸困難症状があっても経皮的酸素飽和度の低下がみられないことは，しばしば経験されることであり，急性喉頭蓋炎における

る気道確保症例で測定できた症例の 7 割以上が正常値であり，呼吸困難症状とは必ずしも相関しなかった[3]とされる．しかし，気道確保症例では呼吸困難の訴えと経皮的酸素飽和度の低下が気道確保に踏み切る判断の大きな比重を占めていたとされており[15]，経皮的酸素飽和度の低下をきたす症例は気道確保の適応と考えられる．

急性喉頭蓋炎の臨床症状は，咽頭痛から始まり，吸気性喘鳴，過呼吸さらに起座呼吸へと進行するとされる[12]．症状発現から受診までの期間をみると，気道確保を要した症例は有意に短期間であり[3][12][16]，咽頭痛の自覚から受診までの期間が短時間である場合は，急速に呼吸困難をきたす症例が含まれていることがあり，このような症例では，気道確保が必要になる可能性を考慮して診察する必要がある．また，受診時に炎症のピークとは限らず，その後も喉頭所見や症状が進行することがありうるため，入院後も継時的に確認する必要がある．特に，発症後 24 時間以内は急速に症状悪化することがあると知られており，喉頭蓋の腫脹や披裂部の浮腫など増悪傾向があれば呼吸困難を認めなくとも予防的に気道確保を行うことが必要である．

3．喉頭所見

急性喉頭蓋炎は，まず初めに喉頭蓋舌面の粘膜下の化膿性・浮腫性炎症が起こり，次いで喉頭面へ炎症が波及し，披裂喉頭蓋ヒダや披裂部まで炎症が波及すると考えられている[4][5]．急性喉頭蓋炎における呼吸困難は，喉頭蓋の腫脹のみならず披裂部の腫脹とも関連があり，披裂部の腫脹も十分に観察する必要がある．披裂部まで腫脹が及んでいる状態は，炎症が広く喉頭内に波及している状態であると考えられる．さらに，炎症に伴う嚥下障害によって貯留した唾液など，咽頭分泌物も呼吸困難を増悪させる危険因子として指摘されており，炎症に伴う喉頭の腫脹や貯留物などにより声門の確認が困難な症例では，気道確保の適応と考えられる．そのため，喉頭内視鏡所見にて喉頭蓋や披裂部の腫脹を評価する重症度分類が提唱され

表 1. Katori 分類

部位	内視鏡所見
喉頭蓋	Ⅰ（軽度腫脹）声帯全体が観察できる Ⅱ（中等度腫脹）声帯の半分以上が観察できる Ⅲ（高度腫脹）声帯の半分以下しか観察できない
披裂部	A（腫脹なし）披裂部／披裂喉頭蓋ヒダに腫脹なし B（腫脹あり）披裂部／披裂喉頭蓋ヒダに腫脹あり

表 2. 田中分類

部位	スコア	所見
喉頭蓋	1	舌面のみの腫脹
	2	腫脹が喉頭面におよびU字型を呈する
	3	喉頭蓋が球状またはハート型となるもの
披裂部	1	一側の高度腫脹
	2	両側の高度腫脹

・喉頭蓋炎の重症度を喉頭蓋と披裂部のスコアの合計で 1～5 点の 5 段階に分類
・披裂部の高度腫脹は梨状陥凹がほとんど観察できないほどの腫脹

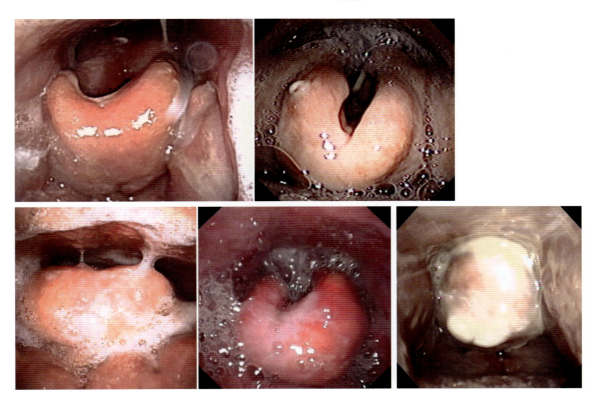

図 2. 重症度別の急性喉頭蓋炎の局所所見
a：気道確保はせずに保存的治療を行った症例
b：気管切開を施行した症例（声門の観察が困難）
c：輪状甲状靱帯穿刺後に気管切開を施行した症例（喉頭蓋や周囲の腫脹で喉頭の評価が困難）

ている（表 1, 2）．Katori 分類[17]は，喉頭蓋の腫脹を軽度から高度のⅠ～Ⅲに分類し，それに加え披裂部の腫脹の有無で評価される．グレードⅡB 以上で気道確保症例がみられており，グレードⅢB では気道確保と有意な相関がみられていた．田中分類[3]では，喉頭蓋の腫脹に 1～3 点，披裂部の腫脹に 1～2 点のスコアをつける．披裂部の腫脹を左右独立して評価するのが特徴である．スコア 4 点以上で気道確保が行われており，スコア 5 点では全例気道確保がされており，自覚的に呼吸困難がなくとも気道確保を行うことが望ましいとしている．また，Katori 分類のⅢB や田中分類の 4 点以上の症例では，早急に気道確保を検討するのが安全であるという報告もある[13]．このような分類は，観察部位を絞って客観的に気道狭窄の程度を評価できるため，気道確保の適応に関して非常に有用な指標と考えられる（図 2）．

4．気道確保の方法

気道確保の方法は，一般に気管挿管と気管切開など外科的気道確保になる．急性喉頭蓋炎の症例においては，喉頭所見で気道の狭窄を呈しており，どちらの方法も施行する場合は，難易度が高いと考えられる．そのため，症例の状態やその施設の体制などを考慮して，できる限り短時間で安全に施行できる方法を選択する必要がある．

1）気管挿管

急性喉頭蓋炎では，喉頭蓋の腫脹や披裂部の腫脹により気道狭窄をきたしており，それに伴い呼吸困難で仰臥位になることができない場合がある．また，挿管操作による咽喉頭への刺激により反射を生じ，浮腫で変化を増悪させてしまう可能性もあり[15]，通常の気管挿管よりもはるに困難が予想される．ビデオ喉頭鏡やファイバースコープ下に挿管することで，挿管困難症例に対応することもあるが，一般に耳鼻咽喉科医で気管挿管を経験することは決して多くはなく，さらに挿管後は鎮静下に人工呼吸管理を要するため，施行に際しては，挿管に慣れた麻酔科医や救急医の協力を仰ぐべきである．

2）外科的気道確保

外科的気道確保には，アプローチ部位により輪状甲状靱帯（膜）経由のアプローチと気管経由のアプローチがある．また，手技によって穿刺法または経皮的アプローチ法と外科的切開法がある[18]．輪状甲状靱帯経由のアプローチは，経皮的にもしくは皮膚切開後に輪状甲状靱帯を穿刺して気道を確保する方法で，トラヘルパー®やミニトラック®など市販キットを用いて行う．もしくは，14 G の血管留置針を用いて穿刺する．この方法は超緊急的処置であり，換気は困難であるため直ちに外科的気管切開を施行する必要がある．

輪状甲状靱帯の切開は，気管切開チューブや気管チューブの挿入が可能となる処置である．皮膚切開後に輪状甲状靱帯を約 1.5 cm 横に切開することで，まず気道を開ける．上甲状腺動脈の分枝である輪状甲状枝（動脈）が輪状甲状靱帯の上方を走行していることから，輪状軟骨上を切開する[17]．気道が開いたら，同部位をペアンにて左右・上下に拡張し，ペアンで気管孔を拡張しながら，直ちに気管チューブまたは気管カニューレ（内径 5〜7 mm）を挿入する．この際，輪状軟骨前面から気管軟骨前面を通過し縦隔に誤挿入されることがあるため，注意を要する．カニューレを挿入することで換気が可能となるが，長期にわたる留置は抜去困難など合併症をきたすことがあり，速やかに通常の位置に気管切開を施行する必要がある[18]．

気管切開術は，耳鼻咽喉科・頭頸部外科医にとっては施行した経験が多い手技であり，急性喉頭蓋炎の気道確保において選択されることが多い手技である．確実な気道確保の方法ではあるが，時間的な余裕が必要となる．気管挿管された状態であれば，比較的安全に行えるが，呼吸困難を生じている場合は前述のように挿管困難な症例が多く，実際は局所麻酔下に無挿管で行うことが多いと思われる．この場合，仰臥位や頸部伸展位がとれるか観察する必要があり，そのような体勢が不可能な場合は，半座位での施行もありうる．そのように緊急性が高い場合は，前述のように輪状甲状靱帯穿刺を行い，緊急的に気道を確保してから気管切開術を施行することや輪状甲状靱帯切開も考慮される．

輪状甲状靱帯穿刺や切開は，経験することが少ない手技であるが，超緊急と判断した場合は躊躇なく施行されるべき手技であり，日頃から備えておくことが肝要である．

おわりに

急性喉頭蓋炎は，気道狭窄により窒息に至る可能性のある疾患であり，緊急気道確保が必要となる場合がある．このため，喉頭蓋炎と診断された場合は，気道確保ができる体勢のもとで入院治療を行うべきであり，場合によっては麻酔科や救急科にも応援を求める必要がある．また，臨床症状や喉頭所見から気道確保の適応が判断されるわけ

であるが，超緊急での気道確保は容易ではないため，判断に迷った際には，予防的に気道確保を行っておく必要がある．

参考文献

1) Feiton P, Lutfy-Clayton L, Smith LG, et al：A retrospective cohort of acute epiglottitis in adults. West J Emerg Med, 22(6)：1326-1334, 2021.
   Summary　最近の器械の進歩により，挿管困難症例においても内視鏡下に挿管する方法で挿管可能となっている．

2) Ng HL, Sin LM, Li MF, et al：Acute epiglottitis in adults：a retrospective review of 106 patients in Hong kong. Emerg Med J, 25：253-255, 2008.

3) 田中　是，菊地　茂，大畑　敦ほか：急性喉頭蓋炎285例の臨床的検討．日耳鼻会報, 118：1301-1308, 2015.

4) 菊池正弘，西田吉直：急性喉頭蓋炎の病期分類．MB ENT, 40：20-24, 2004.

5) 小泉弘樹，大淵豊明，永谷群司ほか：急性喉頭蓋炎64例の検討．耳鼻臨床, 105(11)：1079-1083, 2012.

6) 大脇成広：急性喉頭蓋炎の迅速な治療法と気道確保．MB ENT, 192：121-126, 2016.

7) Dowdy RAE, Cornelius BW：Medical management of epiglottitis. Anesth Prog, 67：90-97, 2020.
   Summary　急速な進行もあり全例に推奨されるわけではないが，喉頭内視鏡検査の施行が困難な場合は，頸部の側面X線検査が有用である．

8) 東海林　史：急性喉頭蓋炎の薬物療法．JOHNS, 38(11)：1449-1452, 2022.

9) Pineau PM, Gautier J, Pineau A, et al：Intubation decision criteria in adult epiglottitis. European Annals of Otorhinolaryngology. Head Neck Dis, 138：329-332, 2021.
   Summary　急性喉頭蓋炎の診断は臨床的であり，特に呼吸困難と声門上の腫脹や浮腫の進展をスクリーニングする必要がある．

10) 松島康二：喉頭浮腫に対してどの種類のステロイドを使用しますか？　JOHNS, 36(9)：1246-1247, 2020.

11) 林　達哉：急性喉頭蓋炎：気道確保の判断．耳鼻臨床, 103(8)：786-787, 2010.

12) 橋本大門，八尾和雄，西山耕一郎ほか：急性喉頭蓋炎237例の臨床的検討．日気食会報, 55(3)：245-252, 2004.

13) 小島慶悟，杉浦　真，吉田忠雄ほか：当科における急性喉頭蓋炎73例と気道確保の関係．日耳鼻会報, 127：100-109, 2024.

14) 村田考啓，室井昌彦，古屋信彦：急性喉頭蓋炎の臨床統計：気管切開に関連する因子．耳鼻臨床, 103(9)：833-838, 2010.

15) 石田英一，香取幸夫，渡邊健一ほか：急性喉頭蓋炎の臨床統計．日耳鼻会報, 110：513-519, 2007.

16) 吉福孝介，大堀純一郎，宮下圭一ほか：成人急性喉頭蓋炎に対する気道確保の適応．耳鼻臨床, 106(2)：149-153, 2013.

17) Katori H, Tsukuda M：Acute epiglottitis：analysis of factors associated with airway intervention. J Laryngol Otol, 119：967-972, 2005.

18) 岸本誠司，角　卓郎，木村百合香ほか：外科的気道確保マニュアル第2版．日本気管食道科学会, 2023.

◆特集・みみ・はな・のど 保存的治療 vs 手術治療―私の選択基準―
喉頭外傷の保存的治療と手術治療

西田　学*

Abstract 喉頭外傷は大きく分けて内的損傷と外的損傷があり，様々な病態がある．内的損傷は喉頭粘膜損傷，声帯麻痺（反回神経麻痺），声帯麻痺（披裂軟骨脱臼），喉頭肉芽腫症，経鼻胃管症候群，気道熱傷，化学熱傷が挙げられる．外的損傷は鋭的（開放性）損傷と鈍的（閉鎖性）損傷に分かれており，損傷の程度によって治療方針が異なる．喉頭外傷はいずれも遭遇する機会が少なく，治療方針に困ることが多い．本稿ではこれらの病態に対する保存的治療や手術治療について簡単に紹介する．

Key words 喉頭外傷（laryngeal trauma），声帯麻痺（vocal fold paralysis），甲状軟骨骨折（thyroid cartilage fracture），整復素材（fixation materials）

はじめに

喉頭外傷は内的損傷と外的損傷に分類されており，原因や侵襲度によって初期対応や治療方針が異なる．日常診療において遭遇する機会が少なく，損傷の程度も様々であり，病態の判断や治療方針の決定に難渋することがある．

喉頭外傷の病態と治療方針に関して解説を行うとともに，外的損傷における観血的骨折整復の手段についても述べる．

内的損傷

内的損傷も比較的稀ではあるが外的損傷と比べると発生頻度が高く，医原性によることが多い．気管挿管による喉頭粘膜損傷や声帯麻痺や喉頭肉芽腫症，経鼻胃管症候群による声帯開大不全，上部消化管内視鏡検査などによる披裂軟骨脱臼が挙げられる．また，広義的には気道熱傷や化学熱傷も内的損傷に含まれる．

1．喉頭粘膜損傷

挿管操作による機械的刺激で生じ，挿管困難症

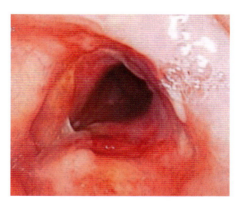

図 1． 挿管操作による喉頭粘膜損傷
広範囲に粘膜下出血と浮腫性変化を認める．

例で生じる可能性が高い（図 1）．浮腫や血腫などを生じるが，多くは48～72時間で改善することが多く[1]，声帯炎に準じた治療を行う．しかし，粘膜損傷が高度な場合は瘢痕拘縮や粘膜浮腫の残存などをきたすため，損傷の程度によっては注意してフォローする必要がある．

---

* Nishida Manabu, 〒 734-8551 広島県広島市南区霞 1-2-3　広島大学病院耳鼻咽喉科・頭頸部外科，助教

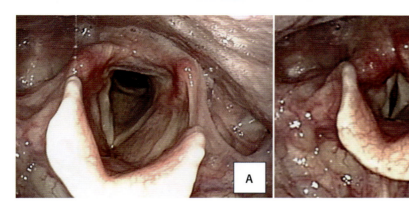

A．吸気　　　　　　　　　　　B．発声
図 2．甲状披裂筋麻痺
声帯の内転・外転は比較的問題ないが，左声帯の弓状変化を認める．

2．声帯麻痺（反回神経麻痺）

全身麻酔下手術 1,000～1,500 件に 1 例ほどの頻度で生じると考えられている[2]．3 時間を超えるような長時間の挿管管理や，カフ圧の関係が指摘されているが[3]，明確な発生機序はいまだ定かでない．病態は声帯の内転・外転ともに障害される声帯麻痺が一般的であるが，声帯可動性は正常であるにもかかわらず病側声帯の弓状変化（bowing）を認めることがある（図 2）．この場合は甲状披裂筋（内筋）に限局した部分的麻痺を疑う必要があり，確定診断には喉頭筋電図が有用である[4]．

いずれにせよ気管挿管による反回神経麻痺は 3 か月前後で自然回復する可能性が高く，ビタミン B_{12} などの薬物療法を検討してもよいが，無治療経過観察でもよい．しかし，麻痺が改善しない場合もあるため，6～12 か月過ぎて症状固定と判断されれば音声改善手術を検討する．

3．声帯麻痺（披裂軟骨脱臼）

気管挿管や上部消化管内視鏡検査，頸部外傷，特発性などの原因が挙げられるが反回神経麻痺より遭遇する機会は少ない．また，診断に難渋する場合が多いため，筋電図や 3DCT（吸気時／呼気時）が診断に有用であると報告されている．以前より提唱されている分類は前方（内側）脱臼と後方（外側）脱臼であるが，垂直方向への偏位が考慮されていない．近年は垂直方向も含めた 4 区域の分類（内側尾側脱臼，内側頭側脱臼，外側尾側脱臼，外側頭側脱臼）が提唱されており[5]，頻度としては内側尾側脱臼がもっとも高く，外側脱臼は頭側尾側ともに極めて稀とされる．発症早期であれば整復術が検討されるが，内側尾側脱臼は比較的声門閉鎖が良好なことが多い．内側頭側脱臼は喉頭鉗子や 12～14 Fr のバルーンカテーテルを用いた整復術が検討される．局所麻酔下でバルーン整復をする場合は，喉頭麻酔を十分に行い，発声と同時にバルーンを拡張させる．喉頭麻酔が不十分であると喉頭痙攣の危険性があるため注意されたい．全身麻酔下の整復では喉頭痙攣や副損傷の危険性を回避できるが，挿管チューブに阻害され思うように整復できなかったり，術中発声できないことから治療効果の判断が難しい．披裂軟骨脱臼が晩期となり輪状披裂関節が固定してしまった場合は，披裂軟骨内転術は行えないため，甲状軟骨形成術 I 型が検討される[6]．

4．喉頭肉芽腫症

気管挿管に伴う喉頭肉芽腫症は，声帯突起から披裂軟骨にかけて好発する非特異的炎症性肉芽腫性病変であり，両側性に発症することもある（図 3）．胃食道逆流症（咽喉頭逆流症），声の酷使，慢性咳嗽，喫煙歴なども影響因子として挙げられる．発症機序としては，声帯突起周辺の粘膜が喉頭で特に薄い部分であり，機械的刺激による軟骨膜損傷（軟骨膜炎）が創傷治癒遅延の原因となり，炎症性肉芽が生じると考えられているが不明な点は多い[7]．気管挿管が原因の場合は比較的予後良好で，約 2～3 か月後には自然消退する場合が多

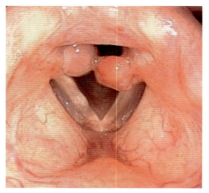

図 3. 長期挿管による喉頭肉芽腫
抜管後1か月経過し嗄声が改善しないため受診，声帯突起～披裂軟骨にかけて肉芽腫形成を両側性に認める．

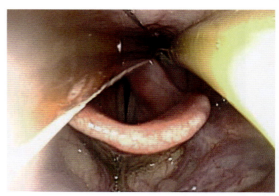

図 4. 経鼻胃管・イレウス管による経鼻胃管症候群
披裂間～輪状後部にかけて胃管が走行しており，吸気時に声門開大不全を認める．

い．音声衛生指導を行ったうえで無治療経過観察でもよいとされるが，プロトンポンプ阻害薬(PPI)や六君子湯，トラニラストの内服やステロイド吸入による保存的治療が行われることが多い．筆者は急性期の場合はクラリスロマイシンやトラネキサム酸などを用いて急性炎症に対する治療を行い，影響因子に対する二次予防として PPI や六君子湯，ステロイド吸入を適宜併用している．これらの保存的治療を行っても改善しない場合は，稀に悪性腫瘍の可能性があるため組織生検による評価を行ったほうがよい．

手術治療は再発率が高いため，気道狭窄をきたしていない限り避けられる場合が多く，様々な意見がある．手術を行う際は，再発率が高いことを十分に説明すべきであり，術後も前述した二次予防は行ったほうがよいと考える．

5．経鼻胃管症候群(nasogastric tube syndrome：NGTS)

胃管やイレウス管によって両側声帯の外転障害，喉頭浮腫，粘膜障害をきたす症候群であり，呼吸苦や咽頭痛の原因となる(図4)．病態はいまだはっきりしていないが，胃管による輪状後部への持続的な機械的刺激が局所的な虚血や炎症性変化を引き起こし，後輪状披裂筋の機能障害が生じると考えられている．喉頭筋電図は診断の一助となるが，明確な診断基準はなく除外診断となる．

経鼻胃管症候群が疑われた場合，抜去可能であれば直ちに胃管やイレウス管を抜去したほうがよいと報告されている[8]．また，気道狭窄が高度の場合は気管切開術を行う必要がある．自然軽快する場合が多いが，改善しない場合は声門開大手術が検討される．

6．気道熱傷

気道熱傷は咽頭～声門までの上気道型と気管～肺胞までの肺実質型に分類され，ほとんどは火災によって熱気や煤を吸気した際に生じる上気道型が多い．また，極めて稀ではあるが電撃傷で生じる場合もある．上気道型は顔面や鼻腔内，声門周囲に煤が付着している場合に疑う必要がある．進行性に声門・喉頭浮腫が生じるため，慎重なフォローが必要である．日本熱傷学会における熱傷診療ガイドライン(改訂第3版)[9]では，初期治療としてヘパリンや N-アセチルシステインの吸入療法による偽膜形成予防を行ってもよいとしている(推奨度 C)が，まだ一定の見解は得られていない．気道確保に関しては予防的に早期気管挿管を行う意見と，慎重なモニタリングのうえ上気道狭窄症状が生じたら挿管するといった意見で分かれている．ABLS2018(Advanced Burn Life Support 2018)[10]においては咽喉頭の熱傷が疑われる場合は病院到着前でも気管挿管を行うようにしているが，その1/3は不必要な挿管であったとの指摘もされている[11]．そのため，日本皮膚科学会による熱傷診療ガイドライン(第3版)[12]では顔面全体

図 5. 気道熱傷
A：声門下まで煤の付着を認めるが，気道狭窄症状なく経過したため慎重フォローで挿管管理せず済んだ．
B：喉頭粘膜の著明な発赤浮腫を認め，声門が確認できないため緊急気道確保を要した．

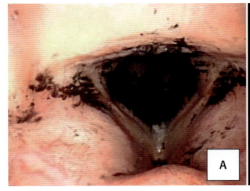
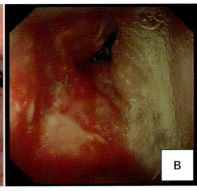

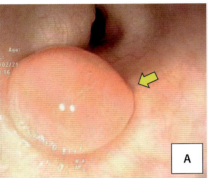
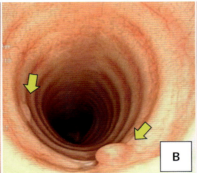
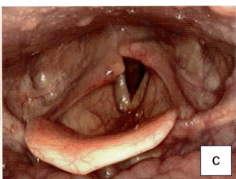

図 6. 電撃傷
A：気管孔から見上げた様子．右声門下に隆起性病変を認める．
B：気管内にも複数隆起性病変を認める．
C：右声門後部が瘢痕拘縮し右声帯開大不全を認める．

の熱傷に加え，頸部の深い全周性の熱傷，気道狭窄症状，熱傷面積 40％以上の広範囲熱傷のいずれか 1 つ以上があれば挿管が必要と考えられている（図 5）．しかし，いずれのガイドラインも明確な指針を定めていないため，これらの見解を参考に実際どのような方針にするかは現場の環境や医師の裁量に委ねられる．

予防的抗菌薬投与に関しては，上記のガイドラインいずれにおいても有効性を示す十分な根拠はないとしている．しかし，易感染性の基礎疾患や気道熱傷を合併する熱傷の場合は投与を行ってよいとする意見もある．また，気道熱傷に対するステロイド全身投与が推奨されるといった記載はされていない（※日本熱傷学会における熱傷診療ガイドライン改訂第 2 版[13]にはステロイド全身投与は推奨しない（推奨度 B）と記載されていた）．長期挿管となれば気管切開術を行うが，それ以外は保存的加療で経過観察するほかない．

極めて稀であるが，電撃傷（雷撃傷）が気道熱傷の原因となる場合がある．通電エネルギーが熱へ変換されることで神経障害や組織障害（凝固壊死）を引き起こす．また，血管障害や神経障害，発汗異常などは受傷から数日〜数年後に症状が出てくることがある．受傷後一過性に気管支内へ多発隆起病変を呈した症例報告[14]があり，筆者も声門下と気管内に肉芽腫様隆起を呈し，声門後部癒着をきたした症例を経験している（図 6）．そのため，電撃傷症例は全身状態が落ち着いた段階で，喉頭・気道の評価を検討すべきと考える．

7．化学熱傷

一般的に中性〜弱アルカリ性の家庭用洗剤などの界面活性剤を自殺企図で服用して生じることが多い．近年は職場の安全衛生管理が十分にされているため遭遇する機会が少ないが，労働災害による爆発事故（化学反応）が原因となることもある．
化学反応による組織障害の程度は誤飲した物質

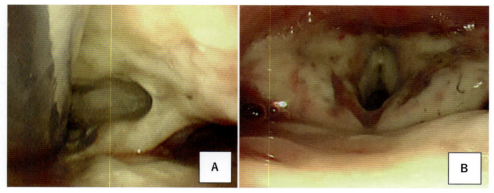

図 7. 化学反応爆発(労働災害)に伴う強酸吸入
A：喉頭は全体的に白色変化をきたし，広範囲で凝固壊死を認める．
B：受傷 16 日目　融解壊死ではないため，一部で改善を認める．

表 1．Trone らによる喉頭外傷の重症度分類と治療指針

重症度	内視鏡所見	画像所見	治療
Group 1	軽度な粘膜下血腫／粘膜損傷	骨折なし	保存的加療
Group 2	浮腫／血腫／軽度な粘膜損傷	軟骨露出なし，偏位のない骨折	気管切開術
Group 3	高度な粘膜浮腫，声帯固定あり 粘膜修復が必要(ステント不要)	軟骨露出あり，偏位を伴う骨折	喉頭截開術
Group 4	重度な粘膜損傷 粘膜修復が必要(ステント必要)	複数の骨折線	喉頭截開術

によって様々であり，界面活性剤の毒性や濃度に依存するため，高濃度であれば毒性が低くても組織障害は強くなる．酸は凝固壊死をきたすため表層の障害で留まることが多い(図7)が，アルカリは融解壊死を起こす性質から組織深達性が高く重症化しやすい．さらに，アルカリは緩徐に進行するため症状の発現が遅くなる傾向にある．いずれの物質であったとしても，化学熱傷が広範囲に及び組織障害性の高い場合は，気管切開術が検討される．

腐食性食道炎は急性壊死期(受傷後数日)，潰瘍・肉芽形成期(受傷後 5 日～3 週)，瘢痕狭窄期(受傷後 3 週～3 か月)といった経過を辿るとされる[15]．潰瘍形成期は食道穿孔の可能性を考慮し，上部消化管内視鏡検査や食道造影検査を検討する必要がある．瘢痕狭窄期となれば食道狭窄をきたしうるため，通過障害がある場合はバルーン拡張術が第一選択となる．咽喉頭の狭窄・癒着，喉頭蓋の脱落壊死を生じた場合は咽喉頭頸部食道摘出術を要する．また，腐食性食道炎は発癌リスクが高く(約 5.5%)，慎重な経過観察が必要と考えられている[16]．

外的損傷

外的損傷は鋭的(開放性)損傷と鈍的(閉鎖性)損傷に分けられる．鋭的(開放性)損傷の場合は何らかの外科的処置が必要となるケースがほとんどであり，治療方針に悩むことはあまりない．一方で，鈍的(閉鎖性)損傷の場合は，内視鏡検査所見や画像検査所見が多様であり，治療方針に悩むことがある．

1980 年に Trone らが初めて喉頭外傷の重症度分類と治療指針(表1)を提唱し[17]，その後 Fuhrman らがこれに喉頭気管完全分離(Group 5)を追加した[18]．これらの分類は開放性損傷と閉鎖性損傷を区別しておらず，内視鏡検査所見と画像検査所見で重症度に差があり，判別が困難となる場合がある．実際に当科で治療した外的損傷性喉頭外傷症例 16 例においても，Trone らの分類では Group 2 か Group 3 か判断できない症例が 3 例認

表 2. 梅野らの鈍的喉頭損傷に対する重症度分類と治療指針

重症度	喉頭粘膜の浮腫／血腫	声帯運動障害	喉頭軟骨の骨折／露出／偏位	修復を要する喉頭粘膜損傷	治療方針
Group 1	あり	なし	なし	なし	保存的加療
Group 2	あり	あり	なし	なし	保存的加療
Group 3	あり	—	あり	なし	観血的整復
Group 4	あり	—	あり	あり	観血的整復＋喉頭粘膜修復

(文献 20 より転載・改変)

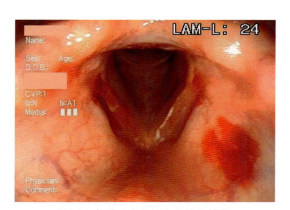

図 8. 剣道の突きによる鈍的外傷
喉頭粘膜下出血と浮腫性声帯炎を認め，Group 1 に該当する．

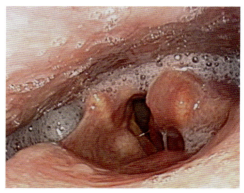

図 9. サーフボードによる鈍的損傷
左声帯運動障害(披裂軟骨内側頭側脱臼疑い)を認めるが，骨折や粘膜損傷は認めなかったため Group 2 に該当する．

められた[19]．

梅野らはこの重症度分類に関して，声帯運動障害，粘膜損傷，偏位のない骨折，ステント留置に関する問題点を指摘し，2010 年に鈍的喉頭損傷に対する重症度分類と治療指針[20]を新たに提唱している(表 2)．実際に梅野らの分類を用いて過去の症例の分類を再度行ってみたところ，迷うことなく重症度判定ができたため，梅野らの分類は有用と考えられる．そのため，外的損傷の治療指針は梅野らの重症度分類に則って解説を行う．

1．保存的治療

臨床上，もっとも遭遇する状態はスポーツや転倒などによる頸部打撲で，梅野らの重症度分類 Group 1 にも満たない場合が多い．ただし，症状や所見が遅れて出てくる可能性もあるため，帰宅後に何らかの症状が出てくるようなら受診するよう患者へ説明しておいたようがリスク管理上よい．

1）Group 1

喉頭粘膜の浮腫・血腫(声帯出血)に関しては，声帯炎に準じた治療を行う(図 8)．無理な発声は行わないよう指導し，声帯出血への対応や消炎目的でトラネキサム酸，気道粘膜修復や痰の粘性改善目的でカルボシステインを用いる．副腎皮質ステロイドにおいては吸入・内服などの手段があるが，音声障害に対してはアレルギー，自己免疫疾患，声門下喉頭炎のような限られた疾患以外で副作用を超える有効性のエビデンスはまだないとされている[21]．故に，もしステロイドを使用する場合は副作用の観点に注意されたい．また，感染予防の観点から抗菌薬の投与を検討してもよい．

2）Group 2

声帯運動障害として神経麻痺や披裂軟骨脱臼のいずれかを伴う．上記対応に加え，反回神経麻痺や上喉頭神経外枝麻痺が疑われるような声帯麻痺には，神経障害としてビタミン B_{12} を用いる(図 9)．

2．手術治療

Trone らの分類では Group 2 で気管切開術が提示されているが，梅野らの分類では気管切開術に関する明確な基準は述べられていない．喉頭枠組みに骨折をきたす症例が全例気道狭窄していると

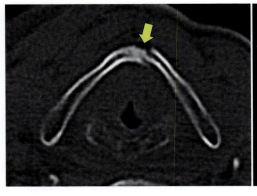
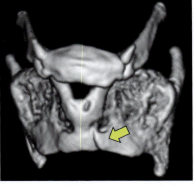

図 10.
耕運機運転事故(ハンドル)による鈍的外傷
部分的に骨折線を認めるが完全離断しておらず偏位も目立たない．観血的整復術の適応ではあるが，93歳と高齢でもあり経過観察の方針とした．

は限らず，実際に偏位がある骨折で気道が十分に保たれている症例は筆者も経験している．そのため，観血的整復術前に必ずしも気管切開術を要するとは限らない．逆に上気道閉塞・呼吸苦を認める場合は Group の概念にとらわれず，緊急気道確保を考慮すべきである．ただし，皮下気腫を認める場合は喉頭粘膜損傷の存在が強く疑われ，高度な粘膜浮腫があれば損傷部位の詳細を確認できない場合も多い．このような場合の気管挿管は粘膜損傷を悪化させる危険性があり，確実に気管挿管できる状態でなければ，気管切開術を優先したほうがよいと考える．その際は今後の観血的整復手術を想定し，なるべく尾側での気管切開術を選択されたい．

1）Group 3

観血的整復術が推奨される．しかし実際のところ，完全離断していない偏位のない骨折，極めて局所的な小さな骨折，輪状披裂関節にかかるような輪状軟骨骨折など，骨折の形態は多岐にわたり，年齢も考慮すると全例で手術治療とするか悩むことの多い群である（図10）．声帯運動障害の有無にかかわらず，気道が保たれている偏位のない骨折に対してどうアプローチすべきかが主な論点となるが，Stanley らは不偏位骨折でも音声に影響すると指摘している[22]．また，佐藤も発声時に甲状軟骨板の変形が生じる場合は，不偏位骨折であっても観血的整復術を行うべきとしている[23]．そのため，気道緊急がなく手術の適応に悩む場合は，ある程度粘膜浮腫が改善した段階で音声の質を評価し，機能面から手術適応を決定するとよい．

骨折部位によっても方針に悩むことがある．甲状軟骨上角周辺の骨折のみであれば音声や枠組みにほとんど影響しないため，経過観察が考慮される．一方で，甲状軟骨下角周囲の骨折は輪状甲状関節の可動にかかわるため，高音発声に障害が残る可能性がある．関節可動は手術で改善すると限らないため，手術適応は慎重に検討すべきである．

2）Group 4

喉頭粘膜損傷の修復を要する外傷であり，まず手術適応となる（図11）．気管切開術を先行し，観血的整復と喉頭粘膜修復を行う．局所感染をきたす可能性があるため，Group 3 とは異なり可能な限り早急な手術治療を行うべきである．また，術後に粘膜修復部位で瘢痕拘縮をきたす可能性があるため，慎重なフォローを行う必要がある．

3）観血的整復術の手段について

甲状軟骨・輪状軟骨の整復方法や固定素材に関しては決まった指針がない．骨折を整復した後に固定に使用されている素材は縫合糸，チタンミニプレート，生体吸収性骨接合プレート，金属ワイヤー，シアノアクリレート系接着剤（ダーマボンド®，アロンアルファ A®※2025年3月をもって販売終了）などが用いられている．実際にどの素材を選択するかは最終的に術者の判断に委ねられるが，これらの素材に関する特徴を紹介する．

縫合糸は安価であるが安定性に欠け，術後にずれてしまう可能性がある．甲状軟骨の骨化があまり進んでいない場合は軟骨が割れる危険性もある．一方，骨化した軟骨の場合は針が通りにくく，糸が切れてしまうといった短所がある．金属ワイヤーは縫合糸よりも安定性が期待できるが，縫合

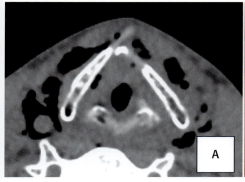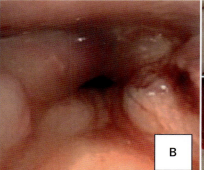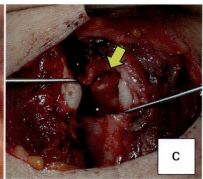

図11. 転倒(岩)による鈍的外傷
A：著明な皮下気腫と偏位を伴う甲状軟骨骨折を認める．
B：著明な喉頭浮腫を認め声門が確認できない．このような状態での気管挿管は粘膜損傷を悪化させる可能性がある．
C：修復を要する広範囲の喉頭粘膜損傷(矢印)を認める．

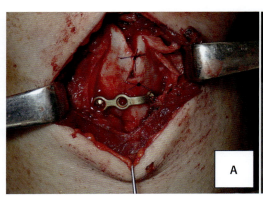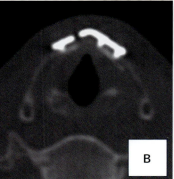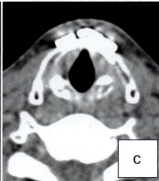

図12. チタンミニプレートを用いた整復
A：ナイロン糸で仮固定後，チタンミニプレートを用いて整復した．
B：CT(骨条件)所見．著明な高吸収像として映る．
C：CT(軟部条件)所見．アーチファクトがみられる．

糸同様に軟骨が割れてしまう危険性がある．金属ワイヤーよりもチタンミニプレート固定のほうが安定すると報告されており[24]，昨今の症例報告でもチタンミニプレートを使用されていることが多い．Sato らのチタンメッシュプレートを使用した報告によると，厚さ0.2 mm では瘢痕拘縮の力に耐えられず術後に偏位が生じることがあるため，ある程度の厚さは必要と考えられる[25]．チタンミニプレートはやや硬いが3D 操作可能で，ネジ固定を行うため軟骨損傷の危険性が少ない．長期的な安定性が期待できるが，生涯留置されるため画像精査でアーチファクトが写ったり，頸部に硬いものが触れ続ける(図12)．他のプレート素材として生体吸収性骨接合プレートがあり，長さや形の種類が豊富でチタンミニプレートよりもさらに3D 操作が容易である．また，5年程度で吸収されるため，将来的に画像精査の妨げになりにくい．欠点は整復素材の中でもっとも高価であることが挙げられる(図13)．

プレート素材は，軟骨へネジ穴切りを複数箇所行って固定する必要がある．硝子軟骨の特性から，骨化の程度によってうまくネジ穴切りできないことがある．ストレートプレートを使用した場合は固定する場所が制限され，ネジ穴切りを失敗した時の代替が効きにくい．一方で，メッシュプレートを使用した場合は固定する場所が制限されず，うまくネジ穴が切れなかったとしても他の場所で代替が効く．Sasaki らは整復素材に生体吸収性骨接合プレートを推奨しており，生体吸収性骨接合プレートのメッシュプレートがもっともよい

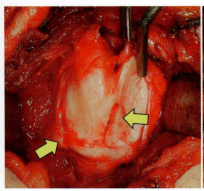
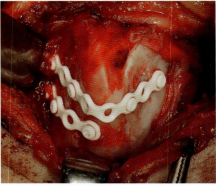

図 13. 生体吸収性骨接合プレートを用いた整復
骨折線を2箇所認め，2本のストレートプレートで整復した．しっかり密着するが，ネジの固定場所は制限される．

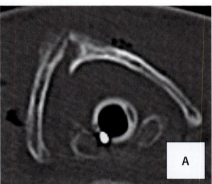
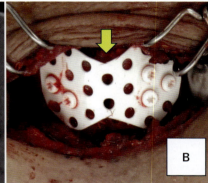
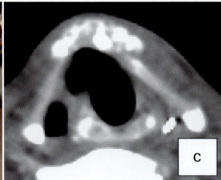

図 14．生体吸収性骨接合プレート（メッシュ）を用いた整復
A：甲状軟骨の骨折・偏位，皮下気腫を認める．
B：バタフライ型に形成したメッシュプレートで整復した．ネジの固定場所は制限されない．ストレートプレートと比べると正中（矢印）で死腔が生じやすい．
C：術後1か月のCT（軟部条件）所見，アーチファクトがほぼない．

としている[26]．しかし，上甲状切痕から正中尾側にかけては必ずしも直線ではなく，喉頭隆起の突出具合によっては緩やかに凹んでいる．この凹みが大きい症例の甲状軟骨へメッシュプレートを全体的に密着させることは非常に難しく，必ず正中で死腔が生じてしまう．筆者はこの死腔を軽減すべく，バタフライ型にメッシュプレートを形成し工夫をしている（図14）．

シアノアクリレート系接着剤は硬性再建の補助として有用であり[27]，遊離骨片の固定，プレート固定前の仮固定（縫合糸も必要に応じて併用），プレート固定後の補強に使用するとよい．

おわりに

様々な喉頭外傷に関する治療方針に関して述べた．病態は多様であり，個々にあった治療方法を選択する必要がある．検査方法や資材の進歩に伴い，今後も治療方法は変化していくものと考えるが，本稿が喉頭外傷の治療介入の一助となることを期待する．

文 献

1) 上藤哲郎：気管内挿管による反回神経麻痺発生についての検討．日臨麻会誌，18：285-290，1998．
2) 廣瀬 肇：原因的考察（臨床統計）：pp. 108-122, 反回神経麻痺．文光堂，1984．
3) 樋口晶子，金子まどか，柊 光一ほか：挿管による声帯麻痺22症例の検討．耳鼻，34：264-270, 1988．
4) 茂木麻未，宮本 真，渡邉 格ほか：気管挿管後に生じた甲状披裂筋麻痺4症例の検討．日気食会報，71：21-26, 2020．
5) Hiramatsu H, Tokashiki R, Kitamura K, et al：New approach to diagnose arytenoid dislocation and subluxation suing three-dimensional computed tomography. Eur Arch Otorhinolar-

yngol, **267**：1893-1903, 2010.
Summary 披裂軟骨脱臼における新しい分類と 3DCT の有用性，披裂軟骨の受動運動に関して記述されている．

6）本橋　玲，平松宏之，渡嘉敷亮二ほか：披裂軟骨脱臼の診断と治療．喉頭，**34**：135-143, 2022.

7）大橋正嗣，太田史一，飯田　実ほか：喉頭肉芽腫症例の臨床的検討．耳展，**49**：365-371, 2006.

8）Brousseau VJ, Kost KM：A rare but serious entity：nasogastric tube syndrome. Otolaryngol Head Neck Surg, **135**：677-679, 2006.

9）熱傷診療ガイドライン（改訂第 3 版）作成委員会：熱傷診療ガイドライン（改訂第 3 版）．熱傷，**47**：S1-S108, 2021.

10）American Burn Association：Advanced Burn Life Support Course Provider Manual. American Burn Association Chicago, IL 60606, USA, 2018.

11）Cai AR, Hodgman EI, Kumar PB, et al：Evaluating pre burn center intubation practices：an update. J Burn Care Res, **38**：23-29, 2017.

12）吉野雄一郎，天野正宏，飯野志郎ほか：創傷・褥瘡・熱傷ガイドライン（2023）-6，熱傷診療ガイドライン（第 3 版）．日皮会誌，**134**：509-557, 2024.

13）日本熱傷学会学術委員会（編）：熱傷診療ガイドライン（改訂第 2 版）．熱傷，**42**：1158-1161, 2009.

14）千葉喜三，中村清一，山内富美子ほか：気管内多発性隆起病変を呈した電撃傷の 1 例．気管支学，**13**：404-409, 1991.

15）森　義之，細村直弘，飯野善一郎ほか：アルカリ洗剤飲用による腐食性食道炎，胃炎の瘢痕性狭窄に対し保存的に改善した 1 例．日腹部救急医会誌，**12**：555-561, 2005.

16）倉上和也，長瀬輝顕，神宮　彰ほか：アルカリ誤飲により咽頭の癒着および狭窄を認めた腐食性咽喉頭食道炎の 1 例．日気食会報，**65**：252-259, 2014.

17）Trone TH, Schaefer SD, Carder HM：Blunt and penetrating laryngeal trauma：a 13-year review. Otolaryngol Head Neck Surg, **88**：257-261, 1980.

18）Fuhrman GM, Stieg FH 3rd, Buerk CA：Blunt laryngeal trauma：classigication and management protocol. J Trauma, **30**：87-92, 1990.

19）西田　学，堀部裕一郎，松元聡一郎：外的損傷による喉頭外傷の検討．耳鼻臨床，**116**：249-254, 2023.

20）梅野博仁，千年俊一，前田明輝ほか：喉頭外傷新鮮例への対応．頭頸部外，**20**：95-102, 2010.
Summary 鈍的喉頭損傷に対する新しい重症度分類と治療指針が提唱されている．

21）日本音声言語医学会，日本喉頭科学会（編）：音声障害診療ガイドライン 2018 年版．金原出版，2018.

22）Stanley RB Jr, Cooper DS, Florman SH：Phonatory effects of thyroid cartilage fractures. Ann Otol Rhinol Laryngol, **96**：493-496, 1987.

23）佐藤公則：喉頭外傷（甲状軟骨骨折）新鮮例―特に観血的手術の適応―．喉頭，**13**：56-60, 2001.

24）Lynkins CL, Pinczower EF：The comparative strength of laryngeal fracture fixation. Am J Otolaryngol, **19**：158-162, 1998.

25）Sato T, Nito T, Ueha R, et al：Laryngeal fractures treated with titanium mesh fixation. Auris Nasus Larynx, **46**：474-478, 2019.

26）Sasaki CT, Marotta JC, Lowlicht RA, et al：Efficacy of resorbable plates for reduction and stabilization of laryngeal fracture. Ann Otol Rhinol Laryngol, **112**：745-750, 2003.

27）細川清人，北村江理，桐　広樹ほか：チタン製ミニプレートおよびシアノアクリレート系接着剤を用いて甲状軟骨骨折を整復した喉頭外傷例．耳鼻，**63**：172-177, 2017.

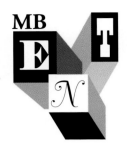

◆特集・みみ・はな・のど 保存的治療 vs 手術治療―私の選択基準―

睡眠呼吸障害の保存的治療と手術治療

北村拓朗[*1]　堀　龍介[*2]

Abstract 睡眠呼吸障害(SDB)は日常生活や健康に影響を及ぼす疾患で、個別の原因に応じた治療戦略が重要とされる。保存的治療としてはCPAPが一般的だが、長期使用の継続性に課題がある。手術治療は解剖学的要因を改善し、CPAP不耐例や上気道閉塞疾患への有効な代替手段となる。特に、鼻手術や口蓋、舌領域への外科的介入が重要視され、近年では舌下神経刺激療法が期待されている。診断・治療の成功には解剖学的評価が不可欠である。

Key words 睡眠呼吸障害(sleep-disordered breathing)、閉塞性睡眠時無呼吸(obstructive sleep apnea)、ガイドライン(guidelines)、セファロメトリー(cephalometry)、口蓋垂軟口蓋咽頭形成術(uvulopatatopharyngoplasty：UPPP)

はじめに

睡眠呼吸障害(sleep-disordered breathing：SDB)は、閉塞性睡眠時無呼吸(obstructive sleep apnea：OSA)を代表とする疾患群を指し、日中の眠気や集中力の低下、心血管疾患のリスク増大など、患者の生活の質(QOL)や健康に大きな影響を与える。CPAP治療は閉塞部位や病因にかかわらず、眠気や神経認知機能の低下に対して一定の効果を発揮し、OSAに対する「フリーサイズ」な治療法として広く普及しているが、毎晩の鼻マスクの装着や長期にわたる通院の継続の必要性など、患者にとっての負担は小さくない。そのため、実際の継続使用率は50～80%程度であり、長期的な治療ができない患者も少なくない。近年のSDBにおける睡眠中の上気道の開存性は、解剖学的要因だけでなく、呼吸中枢の不安定性、咽頭筋の反応性、覚醒閾値などの4つの要因の相互作用によって決まるという新しい考え方が提唱されている[1]。このため、一人ひとりの特性を生理学的な側面から十分に把握し、その多様性に応じた治療戦略を組み立てることが、治療の成功への近道とされている。これら4つの要因の影響の程度は症例によって異なるが、ほぼすべての患者で解剖学的要因を有している[2]ため、SDBの個別化治療、適正治療を行ううえで、上気道の形態異常を改善する手術療法の適応判定は重要なポイントとなる。本稿では、SDB診療における手術療法の選択基準について概説する。

保存的治療の適応と選択

厚生労働省研究班による睡眠呼吸障害の診断・治療・連携ガイドラインの治療アルゴリズム(図1)[3]によると、AHI(apnea-hypopnea index：無呼吸低呼吸指数)≧20ではCPAP、20未満では口腔内装置(oral appliance：OA)が第一選択の治療とされている。

CPAPの治療効果には用量反応性があり、使用時間が長いほどエプワース眠気尺度(ESS)、睡眠潜時反復検査(MSLT)、OSAの疾患特異的QOL

[*1] Kitamura Takuro, 〒807-8555 福岡県北九州市八幡西区医生ケ丘1-1　産業医科大学耳鼻咽喉科・頭頸部外科学講座, 准教授
[*2] Hori Ryusuke, 同, 教授

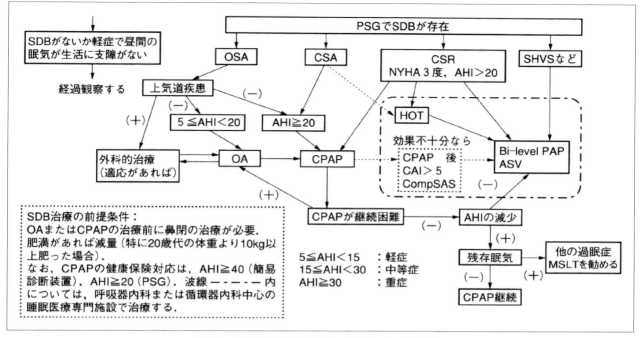

図 1. 睡眠呼吸障害(SDB)の治療アルゴリズム

CSA：central sleep apnea(中枢性睡眠時無呼吸)，CSR：Cheyne-Stokes respiration(チェーン・ストークス呼吸)，SHVS：sleep hypoventilation/hypoxic syndrome(睡眠時低換気／低酸素症候群)，HOT：home oxygen therapy(在宅酸素療法)，ASV：adaptive servo ventilation(二相式気道陽圧呼吸)，MSLT：multiple sleep latency test(睡眠潜時反復検査)

(文献 3 より転載, 一部改変)

スコア(Functional Outcomes of Sleep Questionnaire：FOSQ)の改善効果が高いこと[4]や一晩あたりの CPAP 使用時間が 6 時間を超える患者では 1 時間未満の患者よりも生存期間が有意に延長すること[5]などが明らかとなっている．しかしながら，CPAP 治療のデメリットとして，根本治療を目的としたものではなく永続的な治療が必要であること，定期的な通院に伴う経済的な負担や生産性の低下，さらには患者自身に大きなライフスタイルの変容を強いることなどの問題点もある．よって，CPAP 治療を行う際には，口内乾燥，鼻内・咽頭痛，腹部膨満感などによる副作用などによってアドヒアランスが不良になる例が存在することや自覚症状に乏しい症例では十分なアドヒアランスを確保できないおそれがあることを念頭に置き，一定のアドヒアランスが確保・継続されるように，治療開始後の使用状況を詳細に把握し，きめ細やかな対応・指導を継続していくことが重要とされている[6]．それでも良好なアドヒアランスが得られない場合には手術療法を含めた代替療法について検討が必要となる．

手術的治療の選択基準

1．国内外のガイドラインからみた睡眠外科の現在位置

2020 年の「睡眠時無呼吸症候群(SAS)の診療ガイドライン」(日本呼吸器学会監修)[7]によると，耳鼻咽喉科的手術については「CPAP，OA が使用できない症例で，耳鼻咽喉科的手術適応がある場合，手術による副作用を十分に説明したあとに行うことを提案する」と記載されている．また，2021 年の米国睡眠医学会による睡眠外科医へのコンサルテーションに関する臨床ガイドラインでは「CPAP に耐えられない，または受け入れられない場合」に「BMI40 未満で代替治療のオプションとして，睡眠外科医への紹介を強い推奨」とし「BMI35 以上で代替治療のオプションとして，肥満外科医への紹介を強い推奨」とするとされてい

る[8]. すなわち, 近年のガイドラインをみる限り, 睡眠外科は, あくまで CPAP, OA 不耐例に対する治療オプションの一つという考え方が主流となっている. しかしながら, 治療開始前に上気道疾患の有無について確認することも推奨されており[3)9)], 上気道の解剖学的要因を有する場合は疾患の種類と治療の目的により個別の対応が必要となる.

2. 嚢胞や腫瘍など治療が必要な上気道疾患が合併する場合

Suzuki ら[10)]は多施設による後ろ向き研究で, いびきを主訴として受診した成人患者 2,923 人の鼻咽頭ファイバースコープ所見を検討した結果, 上気道の悪性腫瘍 2 人, 良性腫瘍 5 人(その内, 嚢胞性疾患 2 人)を認め, いびき患者における上気道の腫瘍・嚢胞性疾患の有病率は 0.24% であったと報告している. このように嚢胞や腫瘍などが主たる閉塞原因となっている場合には OSA の治療と並行, あるいは優先して手術治療を行う. その際, 周術期管理目的に手術前に陽圧治療を開始すべきである[9)11)].

3. CPAPアドヒアランス改善を目的とした鼻腔通気度改善手術

近年の疫学・臨床研究によって鼻閉が SDB の誘因として重要であることが明らかとなっている. また, 鼻閉は CPAP のアドヒアランスを低下させる代表的な要因であり, 鼻閉治療は CPAP の補助的治療としても有効である. 鼻閉を改善する手術治療としては, 鼻粘膜焼灼術, 鼻中隔矯正術, 粘膜下下鼻甲介骨切除術, 内視鏡的鼻副鼻腔手術などが挙げられる. 鼻手術の効果は少数の RCT で, CPAP の至適圧の降下と使用時間の延長が報告されている(CPAP 圧が 11.6 cm から 9.5 cm へ減少, 使用時間が 3.0 時間から 5.5 時間に増加と報告)[12)]. また, CPAP 使用時に鼻漏やくしゃみによって治療継続が困難になるような症例では, 後鼻神経切断術が行われることもある. 前述した日本呼吸器学会監修のガイドラインにおいて, 鼻手術は特例的な扱いをされており, 「特に鼻手術は AHI の改善を認めなくとも QOL を改善する」と記載されている. したがって, 鼻手術は CPAP 治療など標準治療のサポートとして他の治療と共存するものであり, 治療全体の中で適切なタイミングで行われるべき手術であるといえる.

4. CPAP不耐例に対する救済治療／代替治療としての手術療法

1) 口蓋領域

口蓋垂軟口蓋咽頭形成術(uvulopatatopharyngoplasty：UPPP)に代表される咽頭拡大手術は咽頭閉塞を改善する目的で広く実施されてきたが, その治療成績は AHI の半減以上を改善として判定すると, 成功率は 50% 前後であり, 改善群でも時間の経過とともに無呼吸が再発あるいは増悪する場合がある. しかし, 症例を適切に選び, 閉塞部位診断を厳密に行えば治療成績は向上する. 咽頭拡大手術の適応検討には咽頭視診や経鼻内視鏡検査に加え, 補助的に画像診断を用い上気道形態の評価を行う必要がある. セファロメトリーは頭頸部の顎顔面の硬組織ならびに軟組織双方を頭部矢状面上に投影し評価することが可能で, OSA の補助診断の一手法としてもその有用性が認識されている検査法である(図 2)[13)]. セファロメトリーの項目のうち, UPPP の効果予測因子として Facial Axis, PNS-P, MP-H, Lower Pharynx などが知られている(表 1)[14)15)]. 中でも PNS-P, MP-H, Lower Pharynx は電子カルテ上の画像システムでも計測可能であるため, 筆者らは日常診療においては主に PNS-P≧40 mm, MP-H<20 mm, Lower Pharynx>8 mm を軟口蓋形成術の予後良好因子として用いている(図 3). UPPP(あるいは口蓋扁桃摘出術＋軟口蓋形成術)の適応は表 2 のガイドライン[16)]の方針に従うが, 口蓋扁桃肥大があり, かつ PNS-P が 40 mm 以上であれば手術適応と判定する. しかし, Facial Axis<84° あるいは MP-H≧20 mm の場合は, 口蓋扁桃肥大や軟口蓋過長以外の閉塞要因についても検討し, genioglossus advancement surgery や舌扁桃切除術などの舌根レベルの狭窄に対する手術や口腔内

S = sella（蝶形骨トルコ鞍の中心点），N = nasion（鼻根点，鼻骨前頭縫合の最前点），PNS = posterior nasal spine（後鼻棘），Ba = basion（大後頭孔の最前縁が正中矢状面と交差する点で後頭骨基底部下縁の後端），Pt = pterygoid point（翼口蓋窩外形線の後上方点と正円孔下縁との交点），A = 上顎前歯歯槽骨最深点（前鼻棘と上顎中切歯歯槽突起最先端点との間の最深部点），B = 下顎前歯歯槽骨最深点（オトガイ最前出点（pogonion）と下顎中切歯歯槽突起最先端点との間の最深部点），Gn = gnation（顔面平面（N-Pog）と下顎下縁平面との交点，または顔面平面（N-Pog）と下顎下縁平面とのなす角の二等分線がオトガイ骨縁と交わる点），P = palate point（軟口蓋外形線の最先端点），H = hyoidal（舌骨外形線の最上方点）
SN = 頭蓋底長，∠SNA = 上顎突出度，∠SNB = 下顎突出度，∠ANB = 上下顎突出度の差（下顎後退度），PNS-P = 軟口蓋長，MP-H = 下顎平面（MP）からの舌骨間距離，Fx = facial axis，N-Ba と Pt-Gn がなす角度（顔面軸），L. Pha = lower pharynx（舌根レベルでの気道前後径）
（文献 13 より転載・改変）

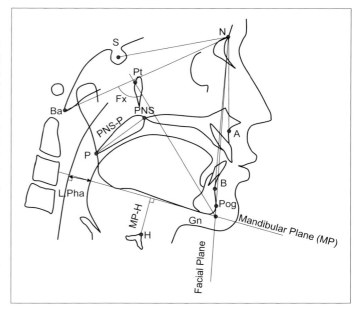

図 2. OSA 診療で用いられるセファロメトリーの代表的な計測点および計測項目

表 1. 代表的な計測名称と算出方法算および正常値

名称	単位	算出方法	正常値
Facial Axis	deg	N-Ba と Pt-Gn がなす角度	84.3±4.8
PNS-P	mm	PNS から P（palate point）までの距離	35.2±5.2
MP-H	mm	下顎平面（MP）から舌骨（H）までの距離	9.2±4.9
Lower Pharynx	mm	MP と舌のラインの交点から咽頭後壁までの距離	12.9±4.7

（文献 14，15 より作成）

表 2. 睡眠呼吸障害研究会のガイドラインにおける UPPP（口蓋垂軟口蓋咽頭形成術）の適応基準

よい適応	扁桃肥大を伴い，軟口蓋長が 45 mm 以上の場合
相対的適応	軟口蓋部に限局した気道閉塞例で，軟口蓋長が 40 mm 以上，呼吸障害が中等度以下の症例
適応外	扁桃肥大を伴わず，軟口蓋長が 35 mm 以下，高度肥満 BMI≧30 を合併した重症呼吸障害例

（文献 16 より引用）

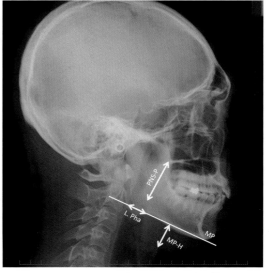

図 3. 電子カルテ画像システムの計測機能を用いた簡易的なセファロ分析
2 点間距離や線分と点の距離を測定することで概算値が簡単に得られる．

装置の併用についてもあらかじめ検討しておく．なお，扁桃肥大が主要因で PNS-P が正常範囲（35 mm 以下）の例では，口蓋扁桃摘出術単独でも良好な治療成績が得られるため，軟口蓋の術後瘢痕拘縮などの合併症を避けるためにも必要最小限の術式を選択することも重要である．近年，軟口蓋形成に対する比較的低侵襲な術式として，口蓋垂軟口蓋弁による形成術（uvulopalatal flap：UPF）[17]や口蓋垂を温存し，口蓋垂は切除せず咽頭を拡大する手術法（two-piece palatopharyngoplasty：Two-P4）[18]などが報告されている（図 4）．

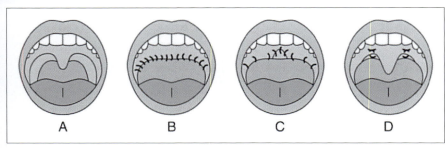

図 4. 口蓋垂軟口蓋咽頭形成術（uvulo patato pharyngo plasty；UPPP）の原法および変法
　A：術前所見
　B：UPPP 原法
　C：uvulopalatal flap：UPF
　D：two-piece palatopharyngoplasty：Two-P4

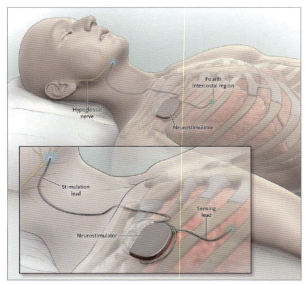

図 5. 舌下神経刺激療法
（文献 19 より転載）

表 3. 舌下神経電気刺激療法の適応

- AHI が 20 以上の閉塞性睡眠時無呼吸である
- CPAP 治療が不適または不忍容である
- 扁桃肥大などの重度の解剖学的異常がない
- 18 歳以上
- BMI が 30 未満
- 薬物睡眠下の内視鏡検査で軟口蓋の同心性虚脱がない
- 中枢性無呼吸の割合が 25％以下である

2）舌領域

　舌根部手術は主に，① 舌根部切除術，② 舌根部の relocation，③ 舌下神経刺激療法の 3 つに大別される．舌根部切除術には従来からの舌扁桃切除やラジオ波を用いた舌の減量術などがあり，最近では trans-oral robotic surgery（TORS）の応用についても報告されるようになっている．また，舌根部の relocation には舌吊り上げ術，genioglossus advancement などの手法がある．舌根部手術は口蓋領域の手術と比べると，効果が限局的であり，かつ術後合併症のリスクが高いことから広く行われているわけではないが，multilevel surgery の一つとして，あるいは口腔内装置と併用することによってその有効性が高くなることが知られている．また OSA の新規治療の一つとして舌下神経刺激療法（hypoglossal nerve stimulation：HNS）[19]が注目されている（図 5）．正式名称「植え込み型舌下神経電気刺激装置」による治療法を指し，米国において開発され，本邦でも 2018 年に薬事承認を受け，2024 年 11 月現在，国内で 63 例の手術が施行されている．手術適応には詳細な条件が設定されている（表 3）．手術実施には所定の研修を終了する必要があり，まだ実施医の数が不足しているものの肋間筋の運動に連動させて舌下神経を刺激し，オトガイ舌筋を収縮させて気道を拡大させるこの治療法は CPAP 不忍容な中等症〜重症 OSA における二次的な治療法として期待が寄せられている[20]．詳しくは日本口腔・咽頭科学会のホームページ（http://www.jssp.umin.jp/）を参照いただきたい．

おわりに

　SDB の診断や重症度判定においては睡眠ポリグラフ検査（polysomnography：PSG）がゴールドスタンダードとされているが，PSG のみでは上気道閉塞部位の局在性評価や外科的治療の効果予測などはできない．SDB に対する代表的な手術である UPPP の効果予測には PSG に基づいた病期分類よりも，舌の位置，口蓋扁桃の大きさ，顎顔面形態などの上気道解剖に基づいた分類のほうが有効である．OSA の個別化治療，適正治療を行うためにはいかに上気道の形態異常を改善させるかが鍵であり，個々の上気道形態を正確に評価し，外科的治療の適応を慎重に決定することが重要である．

引用文献

1) Wellman A, Eckert DJ, Jordan AS, et al：A method for measuring and modeling the physiological traits causing obstructive sleep apnea. J Appl Physiol, **110**(6)：1627-1637, 2011.

2) Eckert DJ, White DP, Jordan AS, et al：Defining phenotypic causes of obstructive sleep apnea：Identification of novel therapeutic targets. Am J Respir Crit Care Med, **188**(8)：996-1004, 2013.

3) 篠邉龍二郎, 塩見利明, 井上雄一ほか：睡眠呼吸障害の診断・治療・連携ガイドライン. 睡眠医療, **2**：271-278, 2008.

4) Weaver TE, Maislin G, Dinges DF, et al：Relationship between hours of CPAP use and achieving normal levels of sleepiness and daily functioning. Sleep, **30**(6)：711-719, 2007.

5) Campos-Rodriguez F, Pena-Grinan N, Reyes-Nunez N, et al：Mortality in obstructive sleep apnea-hypopnea patients treated with positive airway pressure. Chest, **128**(2)：624-633, 2005.

6) 北村拓朗, 宮崎総一郎, 鈴木秀明：CPAP 患者への睡眠指導. MB ENT, **191**：21-27, 2016.

7) 日本呼吸器学会, 厚生労働科学研究費補助金難治性疾患政策研究事業「難治性呼吸器疾患・肺高血圧症に関する調査研究」班（監）：睡眠時無呼吸症候群（SAS）の診療ガイドライン 2020. 南江堂, 2020.

8) Kent D, Stanley J, Aurora RN, et al：Referral of adults with obstructive sleep apnea for surgical consultation：an American Academy of Sleep Medicine systematic review, meta-analysis, and GRADE assessment. J Clin Sleep Med, **17**(12)：2507-2531, 2021.

9) 日本循環器学会ほか：2023 年改訂版 循環器領域における睡眠呼吸障害の診断・治療に関するガイドライン. 2023.

10) Suzuki M, Saigusa H, Chiba S, et al：Prevalence of upper airway tumors and cysts among patients who snore. Ann Otol Rhinol Laryngol, **116**(11)：842-846, 2007.

11) 北村拓朗, 赤池亮太, 川村有希ほか：睡眠障害ケースカンファレンス 第 57 回口腔底類皮嚢胞により生じた閉塞性睡眠時無呼吸の一例. 睡眠

医療, **14**(3)：355-360, 2020.

12) Camacho M, Riaz M, Capasso R, et al：The effect of nasal surgery on continuous positive airway pressure device use and therapeutic treatment pressures：A systematic review and meta-analysis. Sleep, **38**(2)：279A-286A, 2015.
Summary 鼻手術は閉塞性睡眠時無呼吸患者の CPAP 治療圧を有意に低下させ, 使用受容率や使用時間を向上させる効果がある.

13) Esaki K：Morphological analysis by lateral cephalography of sleep apnea syndrome in 53 patients. Kurume Med, **42**(4)：231-240, 1995.

14) Kikuchi M, Higurashi N, Miyazaki S, et al：Facial patterns of obstructive sleep apnea patients using Ricketts' method. Psychiatry Clin Neurosci, **54**(3)：336-337, 2000.

15) Higurashi N, Kikuchi M：Comparison of Ricketts analysis and Downs- Northwestern analysis for the evaluation of obstructive sleep apnea cephalograms. Psychiatry Clin Neurosci, **55**(3)：259-260, 2001.

16) 睡眠呼吸障害研究会（編）：成人の睡眠時無呼吸症候群診断と治療のためのガイドライン. メディカルレビュー社, 2005.

17) Powell N, Riley R, Guilleminault C, et al：A Reversible Uvulopalatal Flap for Snoring and Sleep Apnea Syndrome. Sleep, **19**：593-599, 1996.

18) Komada I, Miyazaki S, Okawa M, et al：A new modification of uvulopalatopharyngoplasty for the treatment of obstructive sleep apnea syndrome. Auris Nasus Larynx, **39**(1)：84-89, 2012.

19) Strollo PJ, Soose RJ, Maurer JT, et al：Upper-Airway Stimulation for Obstructive Sleep Apnea. N Engl J Med, **370**(2)：139-149, 2014.
Summary 上気道刺激療法（UAS）は, 中等度～重度の閉塞性睡眠時無呼吸において有効性と安全性を示し, 患者の QOL を改善した.

20) 中田誠一：舌下神経電気刺激装置植込術についてのポイントと現状. 耳鼻臨床, **117**(8)：683-693, 2024.

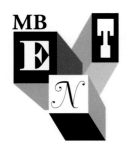

◆特集・みみ・はな・のど 保存的治療 vs 手術治療—私の選択基準—
音声障害の保存的治療と手術治療

細川清人*

Abstract 音声障害をもたらす代表的な疾患として，声帯ポリープ，ポリープ様声帯，一側性声帯麻痺が挙げられる．本稿では，これら疾患に対する保存的治療と手術治療の有効性について解説する．保存的治療には音声治療や薬物療法が含まれ，特に声帯麻痺に対しては早期の介入が奏効し，病態の軽減や自然治癒が期待できる場合がある．手術治療においては，声帯ポリープやポリープ様声帯に対してマイクロフラップ手術や吸引法を用いた喉頭微細手術が行われる．一側性声帯麻痺の手術治療には，披裂軟骨内転術や甲状軟骨形成術Ⅰ型，声帯内注入術があり，個々の患者の声門閉鎖不全の程度に応じて治療法を選択する．適切な治療法の選択により音声機能が改善し，患者の生活の質の向上に寄与することが期待される．音声障害の治療は臨床において重要な課題であり，今後もさらに質の高いエビデンスの蓄積と技術の発展が求められる．

Key words 音声障害(voice disorder)，声帯ポリープ(vocal fold polyp)，ポリープ様声帯(polypoid corditis)，一側性声帯麻痺(unilateral vocal fold paralysis)，保存的治療(conservative treatment)，手術治療(surgical treatment)

はじめに

音声障害とは，音質，声の高さ，声の大きさ，発声努力などの変化により，コミュニケーションを損なう，あるいは声に関する生活の質が低下すること，とされている[1]．音声障害を引き起こす疾患については，音声障害診療ガイドライン[2]に分類されているが，本稿では特に声帯ポリープ，ポリープ様声帯，一側性声帯麻痺について，保存的治療と手術治療について概説する．また，音声障害診療ガイドラインには，音声障害の治療として，薬物療法，音声治療，手術治療が挙げられており，ここでは前二者を保存的治療として取り扱う．

声帯ポリープの治療

声帯ポリープの治療とは？　と質問した場合，手術治療と最初に答える耳鼻咽喉科医は多いだろう．しかしながら，初診時に声帯ポリープを認め，数か月後の手術予定としたが，手術直前に音声が改善しポリープの消退が確認され手術が中止になった，という経験をしたことがある医師も相当数いるかと思われる．すなわち，声帯ポリープは，手術治療でなくとも保存的治療（あるいは自然経過）で改善する可能性がある疾患といえる．

1．声帯ポリープとは[3]

声帯ポリープは，良性で外向性のゼラチン状病変であり，声帯の粘膜固有層浅層内に形成される．通常は片側性で声帯膜様部中央に存在するが両側性の場合もあり，有茎性，無茎性，出血性，非出血性など，様々な形態がみられる．発生原因として，声帯粘膜への機械的刺激による毛細血管の破綻や血液循環障害によるものという説が有力である．発声時に声門に挟まり声門閉鎖不全を引き起こし，気息性嗄声を生じる．

声帯ポリープは，声帯に生じた何らかの外傷後

* Hosokawa Kiyohito, 〒565-0871 大阪府吹田市山田丘2-15 大阪大学耳鼻咽喉科・頭頸部外科，講師

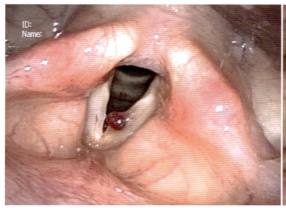
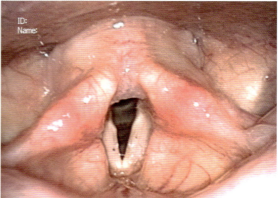

a．術前　　　　　　　　　　　　　　b．術後

図 1．声帯ポリープ手術症例

の治癒過程で発生するとされる．上皮下毛細血管が損傷して漏れ出た滲出液が，線維血管組織や硝子様変性を起こすために生じると考えられている．声の濫用や誤用によって生じるとされ，音声酷使者に多い疾患である．その他，発生には喫煙，胃酸逆流がかかわっていることを示唆する報告があり，機序は不明だがヘリコバクター・ピロリとの関連性についての報告がある．

2．声帯ポリープの保存的治療

本邦からの報告では，Nakagawaら[4]あるいは宮本ら[5]は，132例の声帯ポリープ患者が音声治療あるいは投薬の保存的治療を受け，そのうち55例に消失，29例に縮小を認めたと報告している．消失・縮小を認めた症例の病悩期間はいずれも平均2.8か月である一方，不変・増大例の病悩期間は平均15か月であった．病悩期間の短い症例については，保存的治療で改善する可能性は十分あるといえる．しかしながら，ポリープ消失には平均5.1か月必要であったとのことであり，早期の回復を望む患者には手術治療が推奨される．

発生機序から考えると，音声酷使を控え声帯の機械的刺激を減らすことが有効であると推測される．そのため，「声の衛生指導」により，発声のメカニズムについての教育や，発声行動や生活習慣の改善を促すことが有効である．また，喫煙や胃酸逆流の影響もあるため，禁煙指導や胃酸分泌抑制を目的とした投薬治療にも有効性があると考えられる．

3．声帯ポリープの手術治療

声帯ポリープに対しては，全身麻酔下の喉頭微細手術による音声外科手術が第一選択とされる．喉頭微細手術では単純切除がもっともよく行われてきたが，近年では粘膜上皮を温存しポリープの内部のみを切除するマイクロフラップ手術を勧める術者が増えている．その一方，局所麻酔下での単純切除を日帰り手術で行う術者もある．その他，ステロイド注入の有効性も報告されている[6]．

4．症　　例

1）手術症例：40代，女性

【主　訴】 嗄声

1年前からの嗄声で耳鼻咽喉科クリニックを受診し，声帯ポリープを指摘されていた．保存的治療で改善が得られず，当科を受診した．左声帯遊離縁に赤色ポリープを認め，右側には接触による声帯粘膜の肥厚を認めた（図1-a）．長期の経過で改善しておらず，手術予定とした．

【喫煙歴】 3本×8年

【職　業】 市役所で相談員

【音声所見】 G1R0B1A0S0　MPT：6秒

【手術所見】 左声帯遊離縁に出血を伴う赤色ポリープ，右声帯遊離縁にはわずかに結節状の隆起を認めた．マイクロフラップを作成してポリープ内容物を剥離し，遊離縁の粘膜を残したまま摘出した．右側は小切開の後に斎藤鉗子で切除した（図1-b）．

【術後3か月の音声所見】 G0R0B0A0S0　MPT 16秒

2）保存的治療症例：60代，女性

【主 訴】 嗄声

2か月前から嗄声が出現した．1か月前に耳鼻咽喉科クリニックを受診し，右声帯ポリープを指摘されて当科紹介となった．

【嗜好歴】 喫煙なし，音声酷使なし．右声帯遊離縁に赤色ポリープを認めた．

【音声所見】 G1R0B1A0S0　MPT 18秒

声の衛生指導を行ったうえで手術予定としたが，1か月後の再診時にポリープの縮小を認め，さらに1か月後に消失した．

ポリープ様声帯の治療

1．ポリープ様声帯とは

ポリープ様声帯は，声帯の粘膜固有層浅層に慢性的に液体が蓄積する炎症性疾患である．長期間の喫煙や声の濫用，胃食道逆流も影響するとされる．喫煙や胃酸逆流による慢性的な刺激により毛細血管の透過性が高まり浮腫となって，声帯のほぼ全長にびまん性の腫脹をきたす．

喫煙と密接な関係があるが女性に多い．粗ぞう性嗄声と話声位の低下を特徴とする．重症となると呼吸困難から気管切開を必要とする場合がある．

重症度分類には米川の分類が用いられる[7]．米川の分類は，Ⅰ度：声帯膜様部のほぼ全長にわたって主に上面にびまん性の浮腫様腫脹があり，声帯は十分開いている，Ⅱ度：浮腫様腫脹が声帯正面から下面にも及び，両側声帯縁の一部が接するもの，Ⅲ度：浮腫様腫脹はさらに高度となり両側声帯縁の大部分が接するあるいは重なり，声門の後方にわずかに間隙がみられるものか，あるいは吸気時に声門下方に下垂するほど袋状に腫大するもの，とされる．

2．ポリープ様声帯の保存的治療

禁煙や胃酸逆流に対する対策により声帯浮腫は軽減するが，それだけで消失することは少ない．ただし，急性炎症後の嗄声で受診することが多く，受診後数か月でポリープ様声帯は残存しているが喉頭所見に比べ音声は比較的良好になる場合

もある．

3．ポリープ様声帯の手術治療

全身麻酔下の喉頭微細手術が行われる．声帯上面の粘膜に切開を入れ，内容物を吸引したり(sucking)，絞り出したり(squeezing)，つかみ出したり(pinching, grasping)する．内容物の性状は様々であり，液体状，ゲル状，繊維質など様々な状態が混在している．まずは液体の吸引を行い，残った内容物を鉗子で少しずつ除去しながらさらに吸引をして，形を整えるようにする．内容物を完全に取り去ってしまうと術後に声帯振動が得られなくなる．声帯靱帯がむき出しにならないように声帯靱帯側にある程度の粘膜下組織を残しておく必要がある．最後に創面を声帯粘膜で覆いraw surface にならないようにする．余剰な粘膜は適宜切除する．特に，両側性病変では前連合付近に raw surface があると喉頭横隔膜症が発生するリスクが高くなるため，できるだけ前方の粘膜は切開しないようにする．

4．症 例

1）手術症例：60代，女性

【主 訴】 嗄声

以前から耳鼻咽喉科クリニックに通院していた．4か月前に感冒で声が出にくくなって，それから改善しないためポリープ様声帯として当科を紹介受診した．両側にⅡ度のポリープ様声帯を認めた(図2-a)．

【喫煙歴】 10本×20年

【職 業】 売店の接客，カラオケ

【音声所見】 G3R2B2A0S1　MPT：11秒

全身麻酔下での喉頭微細手術を行った．

【手術所見】 両側にポリープ様声帯を認めた．腫脹のため両声帯は接触していた．声帯正面を前後に切開し，内容物を吸引した．吸引できない腫脹部分は，鉗子で適宜除去して腫脹を減量した．声帯遊離縁の粘膜上皮を残して創部を被覆した．両側同様に手術した．

術後1年の喉頭所見を図2-bに示す．また，音声所見はG1R1B0A0S0，MPT：20秒と明らかな

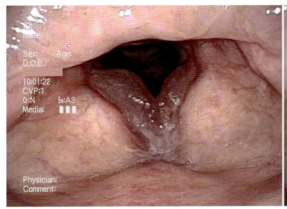 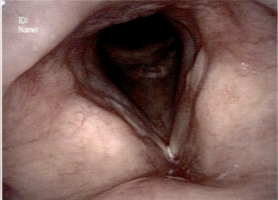

a．術前　　　　　　　　　　　　　　　b．術後
図 2．ポリープ様声帯手術症例

改善を認めた．

一側性声帯麻痺の治療

1．一側性声帯麻痺とは

声帯運動を司る反回神経は迷走神経から分枝したあと，右側は鎖骨下動脈，左側は大動脈弓の尾側に到達し前方から後方へ向かって反回した後に気管食道溝を上行し喉頭内へ侵入する．反回神経あるいは迷走神経，迷走神経が起始する延髄に何らかの障害が生じた際に，声帯運動に麻痺をきたし，声帯麻痺が生じる．片側に麻痺が発生したときは発声時の声門閉鎖不全を引き起こし気息性嗄声を呈し，嗄声や嚥下困難により生活の質が低下する．

声帯麻痺を呈する患者が受診した場合には，麻痺の原因を検索する必要があり，原因が致命的な疾患である場合には原疾患の治療を優先させる．声帯麻痺は自然回復する可能性もあるが，発症後半年を経過しても治癒しない場合は手術治療が必要となる場合がある．

2．一側性声帯麻痺の保存的治療

嗄声が生じる原因は声帯麻痺により声帯が正中に寄らないための声門閉鎖不全であるため，音声治療を含む保存的治療により矯正することはできない．しかしながら，Mattioliら[8]やBusto-Crespoら[9]は，声帯麻痺発症早期に音声治療を開始することにより，遅く開始した群よりも有意に音声所見が改善したと報告している．原則的に手術治療を行うのは麻痺発症後6か月あるいはそれ以降が推奨される．それまでの期間に音声治療を行うことにより音声改善が期待できる．しかしながら，一定以上経過後の声帯麻痺患者に関しては，音声治療の効果は得られにくく，手術治療を検討すべきである．

一方，手術治療の後，改善が不十分であれば音声治療を行う場合がある．手術治療により声帯が正中に移動したとしても，それまでの発声様式が大きな声門間隙に対応するための二次性の過緊張性発声になっている場合や，声帯が正中移動したとしても声帯の前後の緊張に左右差がみられる場合などあり，それらに対しては音声治療による効果が期待できる[10]．

3．一側性声帯麻痺の手術治療

一側性声帯麻痺に対する音声改善手術にはいくつかの異なる術式があるが(表1)，声帯内注入術・甲状軟骨形成術Ⅰ型・披裂軟骨内転術に大別することができる．声帯内注入術と甲状軟骨形成術Ⅰ型は，両者とも声帯の外側に物体を挿入することにより声帯を正中移動させる術式であり，声帯内方移動術ともいわれる．声帯内方移動術では，披裂軟骨自体は固定されないため，発声時に患側披裂軟骨が呼気により吹き上げられるような受動運動が顕著な症例(「声帯レベル差」のある症例：図3)に対しては，音声改善効果は限定的である．一方，披裂軟骨内転術は，披裂軟骨を回転させて糸で固定するため，声帯レベル差のある症例

表 1. 声帯麻痺に対する手術治療のバリエーション

手術	術式のバリエーション
声帯内方移動術	
・声帯内注入術	注入物質：自家脂肪，アテロコラーゲン，ヒアルロン酸，ハイドロキシアパタイト 注入方法：ラリンゴマイクロ，チャネル付内視鏡，経皮的注入（舌骨下，声門下，経甲状軟骨板）
・甲状軟骨形成術Ⅰ型	挿入物質：シリコンブロック，ゴアテックスシート，チタンプレート，ハイドロキシアパタイトブロック 窓枠軟骨の処理：窓枠軟骨摘出，窓枠軟骨ごと圧迫
披裂軟骨内転術	麻酔：経口挿管全身麻酔，無挿管静脈麻酔，局所麻酔 披裂軟骨へのアプローチ：甲状軟骨外側縁から，甲状軟骨開窓，内視鏡下経口腔的

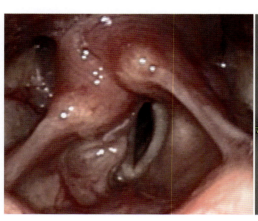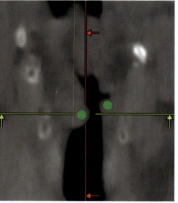

図 3.
「声帯レベル差」のある症例
a：喉頭内視鏡所見．発声時の声門間隙が大きい．
b：発声時の喉頭 CT（冠状断）．発声時の声帯の高さに差を認める（●は声帯）．

においても音声改善効果が期待できる．そのため，症例の状態に応じて声帯内方移動術と披裂軟骨内転術を使い分ける必要がある．

術式決定に至るには，嗄声の程度や最長発声持続時間などの音声関連所見，内視鏡所見での声帯内転や受動的可動性の程度，発声時の CT の MPR 像などの画像所見を参考にして，声帯のレベル差の有無の確認を行う．

＜各術式について＞

1）披裂軟骨内転術

① **麻酔方法**：局所麻酔で声を聞きながら手術するのが最良とされるが，局所麻酔で行うにはやや患者の苦痛が大きい術式であり，患者の状態や性格によっては局所麻酔で手術を行うことが困難な場合がある．そのため，全身麻酔でも良好な結果を得られるように工夫している．

② **披裂軟骨へのアプローチ**：原法では甲状軟骨外側縁からアプローチするが，現在我々は Tokashiki ら[11]が報告する甲状軟骨を開窓してアプローチする方法を採用している．披裂軟骨へアプローチするための開窓位置を定めるには安静呼吸時の CT を用いるのがよい（発声時 CT だと披裂軟骨が頭側へ偏位していることが多い）．また，開窓部の術野が小さく視認が困難なため手術用顕微鏡を用いて手術を行っている．顕微鏡下では披裂軟骨全体が露出するため，牽引糸をかける位置を細かく調整することができ，声帯内転の精密な調整に役立つ．外視鏡での手術報告もある（図 4-a）．

③ **内視鏡での声帯の確認**：ラリンジアルマスクにチャネル付 L 字コネクタをつけて，コネクタを通じて喉頭内視鏡を挿入すると比較的容易に喉頭を観察することができる．経口挿管とした場合，術中の声帯確認が困難となる（図 4-b）．

④ **牽引糸**：牽引糸には，針を小さくした針付 3-0 ナイロン糸を使用している[12]．また，披裂軟骨に糸をかける位置については，松島[13]は筋突起より 4 mm 頭側に糸をかけると適切な内転が得られやすいと報告している．また，牽引方向については，外側輪状披裂筋の走行に沿うほうが良好な内転が得られる[14]．披裂軟骨に結紮した糸は甲状軟骨下結節付近の輪状甲状膜へと導出するが，披裂軟骨の内転状況により，さらに前方あるいは後方

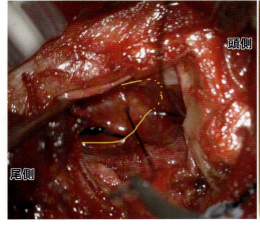
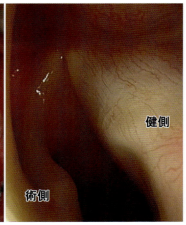

図 4.
Fenestration approach による披裂軟骨内転術
　a：開窓部から披裂軟骨を同定して2本目のナイロン糸をかけた場面．橙線は披裂軟骨の背側面
　b：ラリンジアルマスク内からみた術中の声帯所見．牽引により声帯突起が尾側・背側へと移動している．

へ導出させ調整する．

⑤ I 型併施の有無：内転の調整を何度行っても十分に声帯内転が得られていないと判断した場合に I 型を併施する．ただし，I 型を併施しないほうが術後の喉頭浮腫は軽微であるため，健側声帯の開大に不安がある場合は I 型を併施しない．I 型を併施せずに終わった場合で術後の音声改善が不十分な場合は，あらためて声帯内注入術や局所麻酔下での I 型を検討する．

⑥ I 型の窓枠の位置：まずは術前の CT で甲状軟骨の形状を把握し，MPR 像で術前にシミュレーションしておく．一般には，甲状軟骨正中中央から甲状軟骨下縁に水平のライン（下結節の突出部位を無視する）が声帯上縁レベルであるといわれるため，術中に描画をする．しかしながら，必ずしも術前のシミュレーションや術中の描画が正しいとは限らない．そこで，窓枠の開窓の前には必ず，27 G 注射針を甲状軟骨の窓枠設定部から刺入して実際に声帯上縁レベルが正しいか否かを喉頭内視鏡で視認している．

⑦ I 型の挿入材料：ゴアテックスソフトティッシュパッチ 5×10 cm の 1 mm 厚を使用している．ゴアテックスを使用する場合は，原法通り甲状軟骨窓枠の軟骨をそのまま落とし込むと声帯を平面で圧迫できるため圧迫効果が高いと考えている[15]．ただし，挿入時に帯状に折りたたんだゴアテックスの間にはある程度空気が入ってしまうため，術後に空気が抜けることで音声改善効果が減

弱する可能性がある．なお，ゴアテックスの固定には組織接着剤エチルシアノアクリレート（アロンアルファ A ※2025年3月をもって販売終了）を使用している[16]．

⑧ 術後の管理：術後には披裂部と声帯に比較的高度な浮腫が生じることがしばしばあるため，気道管理は重要である．浮腫はおおむね術後2・3日目頃をピークに消退していく傾向にある．浮腫や血腫は重力に従って移動すると考えており，我々の施設では術後数日はベッドの頭側を 20°程度挙上するよう指示している．また，副腎皮質ステロイドの投与を数日間行っている．ドレーンは閉鎖式とし，排液量が少量であっても浮腫が軽減傾向になるまでは留置している．

2）声帯内脂肪注入術

望月[17]の術式を踏襲して手術を行っている．すなわち，18 G 針と 20 mL のディスポーザルシリンジを用いて下腹部の脂肪を採取し，市販の茶こしを使用して不純物を取り除き，精製した脂肪をディスポーザルのロック付き 2.5 mL シリンジに充填し，ラリンゴマイクロサージャリー用の 19 G 針で注入している（図 5）．

また，脂肪注入術時には顕微鏡ではなく先端弯曲型内視鏡を使用すると喉頭全体が視認しやすく，シリンジを目視して注入量を確認しやすいという利点がある．脂肪は声帯よりも物性が硬いため，声帯膜様部浅層に注入すると声帯振動が不良になる．穿刺時には声帯より外側に穿刺し，さらに針先を外側方向へ向けることにより声帯自体に

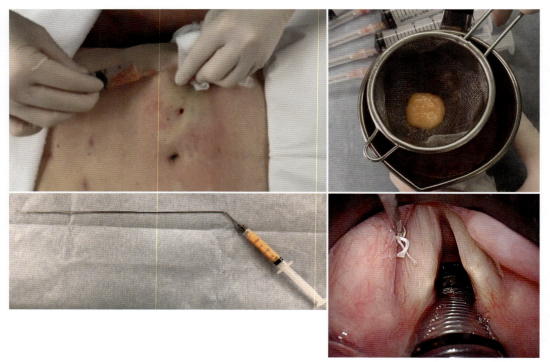

図 5. 声帯内脂肪注入術
a：腹部から脂肪採取
b：茶こしで脂肪を集める.
c：注射器に充填
d：内視鏡下に声帯外側へ注入

a	b
c	d

注入されないようにする.

3）声帯内アテロコラーゲン注入術

アテロコラーゲン注入術と脂肪注入術とのもっとも大きな違いは，アテロコラーゲンは体内に吸収される特性があるため効果は永続しないことである．効果が永続的ではない点はデメリットであるが，それゆえ麻痺発症早期に注入しても将来的な問題を懸念する必要がない．また，局所麻酔での注入を行うため，入院は必ずしも必要としない．

注入にはアテロコラーゲンインプラント3％（高研）を使用している．使用上の注意点として，① 注入に際して皮内テストの判定（4週間後）が必要，② 本人あるいは血縁の方に自己免疫疾患がある場合には禁忌，③ 保険請求できない，④ 牛真皮から製造しているため，牛海綿状脳症のリスクが完全に否定はできない（リスクは極めて低いとされている），などである．

経口的に喉頭注入針を喉頭に入れる方法[18]や鉗子用チャネル付の喉頭内視鏡を使用して注入する方法[19]も報告されているが，我々の施設では，弯曲させた23Gカテラン針を軟性内視鏡下に喉頭隆起直上から刺入する方法で行っている（図6）[20]．これまでの経験から得られた手術手技上の注意点を記載する．まず，喉頭蓋基部先端より僅かに尾側に穿刺すると，その後の操作がしやすい．患者に上を向かせたほうが喉頭を内視鏡で視認しやすいが，穿刺後に上を向かすと皮膚穿刺部が喉頭隆起から離れてしまい喉頭蓋基部への刺入が困難となるため注意が必要である．脂肪注入と同様に，声帯より外側の甲状披裂筋に向けて注射し，声帯自体には注射しない．声帯に注射すると声帯が硬化し嗄声の原因となりうる．また，注入速度を早くしすぎると刺入部からコラーゲンが漏出しやすいため，1本を1分くらいかけて注射するようにする．

まとめ

本稿では，音声障害の中でも特に声帯ポリー

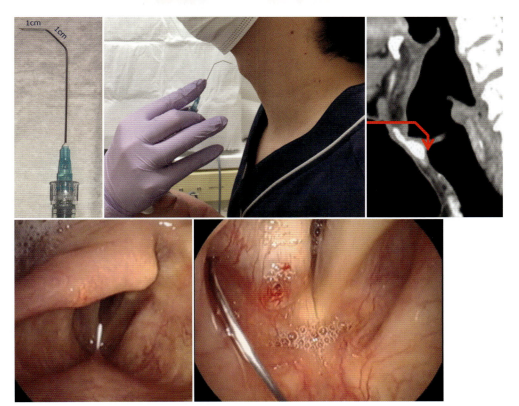

a	b	c
d	e	

図 6. 声帯内アテロコラーゲン注入術
a：先端を弯曲させた 23 G カテラン針
b：喉頭隆起の頭側より刺入
c：刺入のイメージ
d：喉頭蓋軟骨基部へ導出
e：声帯より外側へ注入

プ，ポリープ様声帯，一側性声帯麻痺に対する保存的治療と手術治療について概説した．いずれの疾患においても，発症早期であれば保存的治療でもある程度の改善が期待できる症例がある一方で，早期の回復を望む患者には何らかの手術治療が推奨される場合もある．手術治療については，各疾患の病態に応じた適切な術式を選択し，効果的な治療が実施されることが重要である．

音声障害の治療は患者の生活の質向上に寄与するものであり，今後もエビデンスに基づいた治療法の確立が期待される．

参考文献

1) Schwartz SH, Cohen SM, Dailey SH, et al：Clinical practice guideline：Hoarseness(Dysphonia). Otolaryngol Head Neck Surg, **141**：S1-S31, 2009.
2) 日本音声言語医学会，日本喉頭科学会（編）：音声障害診療ガイドライン．金原出版, 2018.
3) Kenny HL, Friedman L, Blake Simpson C, et al：Vocal Fold Polyps：A Scoping Review. J Voice. Published online July 9, 2023.
4) Nakagawa H, Miyamoto M, Kusuyama T, et al：Resolution of vocal fold polyps with conservative treatment. J Voice, **26**：e107-e110, 2012.
5) 宮本 真，森 有子，楠山敏行ほか：声帯ポリープの臨床統計．日気食会報, **63**：291-298, 2012.
 Summary 声帯ポリープ症例 565 例中 132 例が音声治療あるいは投薬の保存的治療を受け，そのうち 55 例に消失，29 例に縮小を認めたと報告した．
6) Hamdan AL, Hosri J, Daou CAZ, et al：Office-Based Steroid Injection for Benign Lesions of the Vocal Folds：Case Series and Review of

the Literature. J Voice. Published online May 17, 2024.

7) 米川紘子, 太田文彦, 小池靖夫：ポリープ様声帯の臨床. 日気食会報, **34**：409-417, 1983.

8) Mattioli F, Menichetti M, Bergamini G, et al：Results of Early Versus Intermediate or Delayed Voice Therapy in Patients With Unilateral Vocal Fold Paralysis：Our Experience in 171 Patients. J Voice, **29**：455-458, 2015.

9) Busto-Crespo O, Uzcanga-Lacabe M, Abad-Marco A, et al：Longitudinal Voice Outcomes After Voice Therapy in Unilateral Vocal Fold Paralysis. J Voice, **30**：767.e9-767.e15, 2016.

10) Kaneko M, Sugiyama Y, Mukudai S, et al：Effects of Voice Therapy for Dysphonia due to Tension Imbalance in Unilateral Vocal Fold Paralysis and Paresis. J Voice, **36**：584.e1-584.e6, 2022.

11) Tokashiki R, Hiramatsu H, Tsukahara K, et al：A "fenestration approach" for arytenoid adduction through the thyroid ala combined with type I thyroplasty. Laryngoscope, **117**：1882-1887, 2007.

12) Fukuhara T, Morisaki T, Kataoka H, et al：Modifications to the Fenestration Approach for Arytenoid Adduction Under Local Anesthesia. J Voice, **31**：490-494, 2017.

13) 松島康二：声帯麻痺. 日気食会報, **72**：80-83, 2021.

14) 笹井久徳, 渡邊雄介, 宮原　裕ほか：甲状軟骨形成術 I 型と披裂軟骨内転術の同時手術における筋突起の牽引方法について. 日耳鼻会報, **109**：830-834, 2006.

15) Iwahashi T, Ogawa M, Hosokawa K, et al：Computed tomographic assessment of the causal factors of unsuccessful medialization thyroplasty. Acta Otolaryngol, **135**：283-289, 2015.

16) 細川清人, 北村江理, 桐　広樹ほか：チタン製ミニプレートおよびシアノアクリレート系接着剤を用いて甲状軟骨骨折を整復した喉頭外傷例. 耳鼻臨床, **63**：172-177, 2017.

17) 望月隆一：声帯内自家脂肪注入術. 内分泌甲状腺外会誌, **33**：233-238, 2016.

18) 木村美和子, 二藤隆春, 今川　博ほか：一側声帯麻痺症例に対する声帯内コラーゲン注入術長期経過の検討. 日気食会報, **59**：304-310, 2008.

19) 高山悦代, 北原　哲, 福田宏之ほか：処置用軟性喉頭ファイバースコープによる声帯内アテロコラーゲン注入の試み. 耳鼻臨床, **37**：40-45, 1991.

20) Toyomura F, Tokashiki R, Hiramatsu H, et al：Day surgery for vocal fold lesions using a double-bent 60-mm Cathelin needle. Eur Arch Otorhinolaryngol, **271**：3095-3099, 2014.

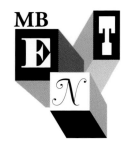

◆特集・みみ・はな・のど 保存的治療 vs 手術治療―私の選択基準―

嚥下障害の非侵襲的対応と侵襲的治療

上羽瑠美*

Abstract 嚥下診療では，問診や診察，嚥下内視鏡検査や嚥下造影検査などで嚥下機能を評価し，患者の嚥下機能に応じて適切な指導や治療介入を提案し，重症例では高次専門施設に紹介することが推奨されている．しかし，重要なことは「のみこみにくい」と訴える患者を，多くの耳鼻咽喉科医が各々可能な範囲で診察し，嚥下障害の評価を行い，患者に対して食事指導や訓練指導など対応すべき道を示すことである．
嚥下障害に対するアプローチとして，保存的治療と手術治療という考え方ではなく，非侵襲的対応と侵襲的治療という観点で考えるほうがわかりやすい．非侵襲的な対応として，口腔内を清潔に保つことによる二次的な合併症（齲歯，歯周病，肺炎など）予防や栄養状態の改善，嚥下機能低下を改善させるためのリハビリテーションなどが該当し，侵襲的な対応として外科的治療が挙げられる．本稿では，嚥下障害に対する非侵襲的対応や侵襲的対応について概略を説明する．

Key words 嚥下障害(dysphagia)，口腔ケア(oral care)，栄養管理(nutrition management)，リハビリテーション(rehabilitation)，手術治療(surgical treatment)

はじめに

嚥下診療では，問診や診察，嚥下内視鏡検査や嚥下造影検査などで嚥下機能を評価し，患者の嚥下機能に応じて適切な指導や治療介入を提案し，重症例では高次専門施設に紹介することが推奨されている．嚥下障害に対してもっとも中心的にかかわるべき耳鼻咽喉科医は，嚥下機能評価のみならず，機能評価および患者の状況に応じて，必要な介入について積極的に助言できるべきである．

嚥下障害に対する専門的な介入として，非侵襲的な対応と侵襲的な対応がある[1]（図1）．本稿では，嚥下障害に対する非侵襲的対応と侵襲的対応について概略を説明する．

嚥下障害への非侵襲的対応

嚥下障害への非侵襲的な対応として，口腔内を清潔に保つことによる二次的な合併症（齲歯，歯周病，肺炎など）予防や栄養状態の改善，嚥下機能低下を改善させるためのリハビリテーションなどが挙げられる．誤嚥の危険を減らし経口摂取を継続するための対策として，摂食・嚥下機能を考慮した食事形態の調整，摂食姿勢の調整などに加えて，水分に粘性を付加させること（とろみを付けること）が行われている[1]．以下に，嚥下障害に対する非侵襲的な対応として，「嚥下リハビリテーション」の中でも食べ物を用いない基礎訓練（間接訓練）を中心に記載する．摂食訓練（直接訓練）については本稿では割愛するが，日本摂食嚥下リハビリテーション学会医療検討委員会の「訓練法のまとめ（2014版）」[2]に，各種リハビリテーション手技が詳しく説明されているので参照されたい．

1. 口腔ケア[1]

口腔ケアは，歯や口腔内に付着した残渣や舌苔などの除去や清掃を行うことで，歯科疾患や口腔粘膜疾患の予防や清潔な口腔環境維持につなが

* Ueha Rumi, 〒 113-8655 東京都文京区本郷 7-3-1 東京大学摂食嚥下センター，センター長／耳鼻咽喉科・頭頸部外科，准教授

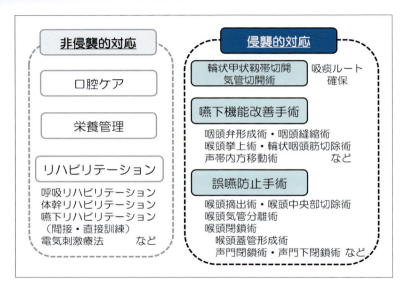

図 1. 嚥下障害への対応

る．口腔ケアにより口腔内細菌の減少効果があるため，誤嚥性肺炎の発症予防や重症化予防に寄与し，嚥下障害への非侵襲的対応として有用である．

また，口腔ケアは，後述のように口腔内に対する感覚刺激というリハビリテーションの観点からも重要である．口腔ケアにより唾液分泌を促進させることで，咀嚼における食塊の形成に有用である．また，口腔ケアやその刺激によりサブスタンスPの分泌が促進され，感覚刺激を介して中枢性に嚥下機能の改善に寄与するという意見もある．

2．栄養管理

嚥下障害によって経口摂取量が不足すると，低栄養や脱水に陥りやすい．また，低栄養によって易疲労性が増すことで，嚥下機能や経口摂取能力自体の悪化につながる．筋萎縮などにより嚥下関連筋の運動機能が低下すると，嚥下機能がさらに悪化する(サルコペニアによる嚥下障害)．低栄養は咳・喀出努力の易疲労性にもつながり，肺炎の発症リスクを高めるため，嚥下障害の治療期間中，栄養管理は常に並行して行う必要がある．

嚥下障害への治療を進めるにあたり，主観的栄養評価や，上腕周囲長や上腕三頭筋部皮下脂肪厚などの客観的栄養評価によって栄養状態の評価を行い，必要栄養量の摂取のための栄養管理を行わなければならない．

嚥下障害の治療開始前に生じた低栄養や脱水の回復も含めて，経口摂取可能であれば嚥下機能に応じた食事調整を行い，経口摂取不可能または経口摂取のみでは不足部分が生じる場合には補足的に非経口的栄養投与を計画する．経腸栄養の場合，図2のように患者の消化管機能に応じて使用する栄養剤を調整する．

3．患者背景・病状に応じたリハビリテーション[2]

嚥下障害の病態は非常に複雑かつ多様で，障害の程度も様々である．嚥下障害の予後は全身状態や認知機能などによっても大きく左右される．また，改善する可能性がある状態なのか，それとも今後進行する状態なのかによって，患者への対応が変わる．患者の病態や疾患背景を理解したうえで，介入や治療を行うようにすべきである．機能予後や，患者を支える介護環境，社会資源の活用状況，患者や家族の希望などを十分に考慮したうえで，総合的に判断して目標を定め，目標に到達するためのリハビリテーションプログラムを立案することが望ましい．

1）感覚のリハビリテーション[1]

摂食嚥下動作では，まず食べ物を認識し，口まで運び，咀嚼中に味覚・嗅覚・触覚で食べ物を感じながら送り込みやすい形状に変化させ，口からのどに送り込み，反射運動で食塊を食道まで押し進めるという一連の流れで進んでいく．摂食嚥下の一連の流れにおいて，感覚による刺激入力が重要である．

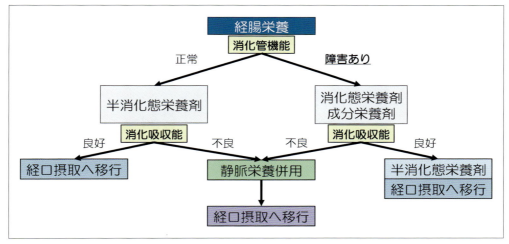

図 2. 経腸栄養による代替栄養

① 口腔内の感覚リハビリテーション
　(1) 口腔ケア
　(2) 歯肉マッサージ
② 咽頭・喉頭の感覚リハビリテーション
　(1) のどのアイスマッサージ
　(2) 氷なめ訓練
　(3) カプサイシン

2）運動のリハビリテーション[1]

嚥下機能の訓練方法と聞いて，多くの方が想像するのが運動リハビリテーションであろう．嚥下動作は捕食・食塊形成・食塊送り込み・嚥下運動・消化管蠕動運動という連続運動で，嚥下の運動リハビリテーションでは，機能が低下した部位に対して部位別の機能強化訓練方法がある．

① 咀嚼筋のリハビリテーション
② 口唇のリハビリテーション
③ 咽頭・喉頭のリハビリテーション
　(1) 舌前方保持嚥下
　(2) 頭部挙上訓練
　(3) CTAR(chin tuck against resistance)
　(4) 嚥下おでこ体操

4．食事における適切な環境調整[3]

嚥下障害に留意しつつも嚥下障害患者や高齢者が「摂食を楽しむ」ことができるような食事環境への配慮が必要である．例として，嚥下障害患者が摂食に集中できるような環境調整（摂食者が心地よいと感じる音楽や食事メニューに調和した音楽）や，摂食しやすく誤嚥しにくい摂食姿勢調整，摂食の楽しさを増すような「五感」を刺激するような食事の提供などが挙げられる．

嚥下障害への侵襲的対応[1,4]

嚥下障害に対する侵襲的な対応として様々な外科的な方法がある．誤嚥した唾液や痰を吸引するためのルートを確保するための「輪状甲状靱帯切開によるチューブ留置」や「気管切開術」，食塊が通過しやすく誤嚥しにくい構造に変えることで嚥下しやすくする「嚥下機能改善手術」，気道と食塊の通過路を分離することで誤嚥しないようにする「誤嚥防止手術」がある（図1）．

気管切開術など吸痰ルート確保の外科的治療は多くの医療施設で行われているが，嚥下障害に対する外科的治療として「嚥下機能改善手術」や「誤嚥防止手術」を行っている施設は多くない．特に嚥下機能改善手術は，術前の十分な評価と術後のリハビリテーションが重要であるため，限定した医療機関でのみ実施されている．

1．嚥下機能改善手術[1,4,5~7]（図3）

嚥下機能改善手術とは，喉頭がもっている音声・呼吸機能を保ちながら嚥下機能を回復する手術で，その適応としては「口腔機能や認知機能がある程度保たれており，嚥下リハビリテーションを行っているが嚥下機能の改善が不十分で，ムセのある誤嚥を認める症例」となる[1,5,6]．外科的治

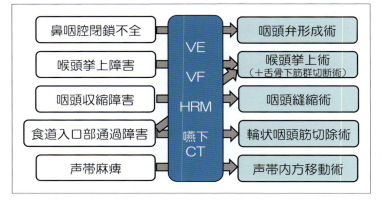

図 3.
嚥下機能改善手術の術式選択
VF：嚥下内視鏡検査，VF：嚥下造影検査，HRM：高解像度咽頭内圧検査
（文献 6 より引用）

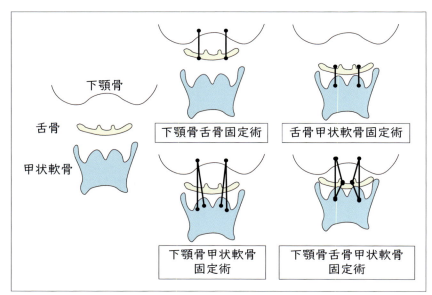

図 4.
様々な喉頭挙上術
（文献 6 より転載・改変）

療を考慮する際には，① 手術に耐えられる全身状態であること，② 手術後のリハビリテーションが継続できる環境（患者本人・家族含め）であることを確認する必要がある．

嚥下機能検査で患者の嚥下状況を精密に評価し，障害部位と程度，代償機能の有無，不顕性誤嚥の程度などを踏まえて，嚥下機能改善手術の適応と術式を決定する．不顕性誤嚥が顕著な場合は，嚥下機能改善手術の適応とはならない．

2．嚥下機能改善手術の術式選択[1)4)5)~7)]

嚥下機能改善手術には，咽頭弁形成術・輪状咽頭筋切除術・喉頭挙上術・喉頭形成術（声帯内注入術）・舌骨下筋群切断術など多数の術式がある．一つの手術のみでは効果が少ないことが多く，いくつかの手術を症例ごとに組み合わせて行うことが多い．しかしながら，食物の送り込みの障害など口腔期障害への治療は難しい．

術式の選択には嚥下機能障害の状況を把握することが重要である．障害の種類によって術式を選択することができるためである．つまり，症例ごとにどのような術式を選択・組み合わせるか決定することになる．術式選択について図3にまとめた．嚥下内視鏡検査（VE）や嚥下造影検査（VF），嚥下圧検査（高解像度マノメトリーHRM/HRMF），嚥下CTなどで詳細に検査して嚥下障害の病態を把握する．そのうえで，鼻咽腔閉鎖不全には咽頭弁形成術，喉頭挙上障害に対しては喉頭挙上術（＋舌骨下筋群切断術），咽頭収縮障害に対して咽頭縫縮術，食道入口部通過障害に対して輪状咽頭筋切除術（＋喉頭挙上術），声門閉鎖不全に対して

声帯内方移動術を検討する.

1）咽頭圧を高めるための手術

① 咽頭弁形成術

軟口蓋麻痺などによる鼻咽腔閉鎖不全に対して行われる手術.咽頭後壁の粘膜または粘膜と筋層で弁を作り,これを軟口蓋に縫い付けて口腔と鼻腔との間の通路を狭くすることで嚥下圧を保ちやすくする.

② 咽頭縫縮術

麻痺側の咽頭壁を切除・縫縮して咽頭腔を狭くすることで,嚥下圧が生じやすくするための手術.咽頭弁を作成する際に同時にすることもある.

2）喉頭の挙上を補助するための手術

① 喉頭挙上術

喉頭を前上方へ挙上することで,喉頭蓋を喉頭腔側に倒れこませ喉頭閉鎖を強化することで,挙上期の誤嚥を予防する効果がある.加えて,喉頭の全体構造が前上方に移動するため,物理的に食道入口部を広げることができる.つまり,誤嚥防止効果と食道入口部の拡大効果の両方が期待できる手術といえる.

喉頭挙上術には様々な術式がある[1].下顎骨舌骨固定術,舌骨甲状軟骨固定術,下顎骨甲状軟骨固定術,下顎骨舌骨甲状軟骨固定術(図4)である.輪状咽頭筋切除術を併用することが多いが,吊り上げの程度によっては気道が狭くなることから,気管切開術が必要となる.牽引するための素材として,太いナイロン糸や縒り糸ナイロン,テフロンテープ,ワイヤーなどが用いられる.

② 舌骨下筋群切断術

喉頭挙上を補助する目的で,胸骨舌骨筋,甲状舌骨筋,肩甲舌骨筋を舌骨から切り離す.これにより喉頭挙上術の効果が得られやすいので,舌骨下筋群を切断をする際は,喉頭挙上術と一緒に行う.

3）食道入口部を通過しやすくするための手術

① 輪状咽頭筋切除術（外切開法）

輪状咽頭筋切除術は,上部食道括約筋である輪状咽頭筋を食道粘膜が露出するまで十分に切除し

て,食道入口部を弛緩させ食物が通過しやすくする術式である[1)6)].輪状咽頭筋弛緩不全や咽頭内圧が減少している場合に有効で,手術侵襲も少ないため様々な嚥下障害に適応となる.患者の嚥下障害の程度によっては,片側のみの場合と両側に行う場合がある.輪状咽頭筋切除術後の注意として,食道入口部圧が低下するため,食道から咽頭への逆流を起こしやすくなることが挙げられる.もともと食道蠕動運動障害がある患者の場合は特に,食後すぐには臥位にならないこと,強く咳払いしたりいきむなど腹圧がかかる動作は控えることなど生活における指導が重要になる.

② 内視鏡下輪状咽頭筋切除術

経口的につまり内視鏡下に輪状咽頭筋を切除（切断）する方法である[8)].開口制限や頸部伸展制限がないことや手術器具面からも経口的に視野展開ができることが適応条件となるため,すべての症例にできるわけではない.

4）声門閉鎖不全を補うための手術

声門閉鎖できない状態に対して,声門閉鎖を補うために声帯を内方に移動させる方法である.外切開による甲状軟骨形成術や披裂軟骨内転術と,経口的または経皮的に行う声帯内注射法（注入術）がある.

3．誤嚥防止手術[1)4)7)9)]

嚥下障害へのもう一つの外科的治療法が誤嚥防止手術である.この手術は,「音声機能を犠牲にして気道と消化管を分離することで誤嚥を防止する手術」といえる.あくまでも誤嚥を防止する手術であり,術後に必ずしも経口摂取が可能にはならないが,吸痰回数の軽減や誤嚥による肺炎の防止により,患者や介護者の QOL を改善することが期待できる.

手術適応として,① 誤嚥による嚥下性肺炎の反復がある,または将来的にその危険性が高い,② 嚥下機能の回復が期待できない,③ 構音機能や発声機能がすでに高度に障害されている,④ 発声機能の喪失に納得している場合である.基礎疾患によっては,進行に伴い全身麻酔が困難になる場合

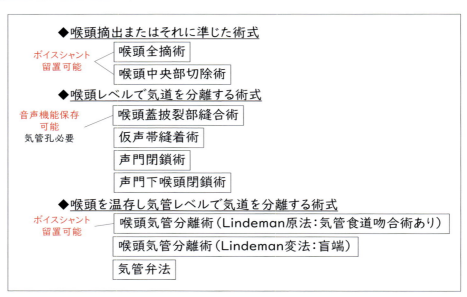

図 5. 誤嚥防止手術の種類

などもあり，患者本人の意思と家族の意向を十分に確認しながら手術を行うタイミングを検討する．単に手術を施行するだけではなく，術前から術後の管理体制や介護体制を整えておく必要がある．

4．誤嚥防止手術の術式選択[1)4)7)9)]

誤嚥防止手術の術式は様々で，喉頭全体を摘出する術式（喉頭全摘術）から，喉頭の一部分を摘出する術式（喉頭中央部切除術），喉頭を閉鎖する術式（喉頭蓋披裂部縫合術・声門閉鎖術・声門下閉鎖術），喉頭温存を図り気管レベルで気道を分離する術式（喉頭気管分離術・気管食道吻合術）などバリエーションが多い（図5)[1)4)7)9)]．各症例に合った誤嚥防止手術を選択するために，各術式をよく理解しておく必要がある．

手術適応の判断および術式選択のためには，疾患背景・認知状況・循環動態・呼吸状態・栄養状態・頸部胸郭の解剖は必ず評価する．誤嚥防止手術には局所麻酔で可能な術式もあるが，全身麻酔可能かどうかによって術式が異なる．すべての手術は全身麻酔で可能だが，局所麻酔で可能な術式が限られるためである．疾患背景は重要な要素で，たとえば，進行性疾患なのか，改善が期待できる疾患背景なのかによって，喉頭を温存する術式を選択するほうがよいかもしれない．特に小児の場合には，家族の心情も含め術式を十分検討しなければならない．食道入口部の嚥下時開大が不良な症例に対して食道入口部を開大させやすい術式（喉頭全摘術，喉頭中央部切除術）を選択したり輪状咽頭筋切除術を併用したり，咽頭圧がかかりにくい症例に対して咽頭弁形成術や咽頭縫縮術を誤嚥防止手術と同時に行うという工夫がある．

5．誤嚥防止手術後に想定される状況[1)4)9)]

誤嚥防止手術を受けるか（担当医として勧めるか）どうかを決定するためには，術後の状況をよく理解しておくことが重要である．患者本人や家族が術後には以下のことが想定されると十分理解したうえで，手術を行う．

・一部の例外を除き音声機能が喪失すること
・患者本人の残された嚥下機能によっては術後に経口摂取が可能であること
・嚥下機能が非常に悪い場合には術後に唾液嚥下ができず流涎や鼻汁が多くなること
・気道を分離するので臭いを感じにくくなること（鼻に呼気が回らないため）
・永久気管孔または気管切開チューブの管理が必要となること
・下気道からの分泌に対しては気管孔からの吸引が必要であること
・気管切開チューブを留置しない場合，気管孔が狭くなる可能性があること

・気管切開チューブ留置による合併症（気管孔周囲および気管内の炎症，肉芽，潰瘍，出血など）

おわりに

耳鼻咽喉科医としての視点から，嚥下障害の非侵襲的対応と侵襲的治療について説明した．

嚥下診療に携わる耳鼻咽喉科医は増えているが，口腔ケアや栄養管理，嚥下機能の詳細な検査，嚥下リハビリテーションと外科的治療を含めた複合的な診療を行っている医師は，残念ながらまだ少数である．今後，我々耳鼻咽喉科医は嚥下診療のプロフェッショナルとして，嚥下機能検査や外科的治療だけでなく，口腔ケアや栄養管理を含めた一連の嚥下管理においても知識を深め，他の専門職や他科医師との連携においてイニシアティブを発揮すべきである．

参考文献

1) 上羽瑠美（編・著）：見える！　わかる！　摂食嚥下のすべて改訂第2版：304pp．学研プラス，2022．
2) 武原　格，山本弘子，高橋浩二ほか：訓練法のまとめ（2014版）．日摂食嚥下リハ会誌，**18**：55-89，2014．
3) 上羽瑠美：摂食を楽しむための摂食嚥下支援について．口咽科，**36**（1）：27-42，2023．
　Summary　嚥下障害患者や高齢者が「摂食を楽しむ」ための取り組みや工夫について，五感と摂食への影響を中心に解説し，摂食を楽しむ

ための摂食嚥下支援について説明している．
4) 上羽瑠美：摂食嚥下障害に対する手術療法．難病と在宅ケア，**26**（5）：18-24，2020．
5) 津田豪太：喉頭挙上術．佃　守（編）：126，ENT Now Treatment and Surgery 耳鼻咽喉科・頭頸部外科—処置・手術シリーズ3　音声・嚥下障害．メジカルビュー社，2002．
6) Cotaoco C, Ueha R, Koyama M, et al：Swallowing improvement surgeries：a review. Eur Arch Otorhinolaryngol, **281**(6)：2807-2817, 2024.
　Summary　嚥下機能改善手術について，各術式の歴史や手術内容の詳細について詳しく述べられている．症例3例の実例を提示し，詳細な嚥下機能評価に基づく手術術式の選択や術後経過について説明されている．
7) Ueha R, Cotaoco C, Kondo K, et al：Management and treatment for dysphagia in neurodegenerative disorders. J Clin Med, **13**(1)：156, 2023.
　Summary　神経変性疾患患者の嚥下障害への対応や治療について詳しく説明している．代表的な神経変性疾患の嚥下障害の特徴をまとめており，リハビリテーションや手術治療を各疾患の嚥下障害にどのように活用するかを説明している．
8) Chitose S, Sato K, Hamakawa S, et al：A new paradigm of endoscopic cricopharyngeal myotomy with CO_2 laser. Laryngoscope, **121**：567-570, 2011.
9) Ueha R, Magdayao BR, Koyama M, et al：Aspiration prevention surgeries：a review. Respir Res, **24**(1)：43, 2023.

四季を楽しむ ビジュアル 嚥下食レシピ

好評

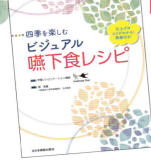

監修 宇部リハビリテーション病院
執筆 田辺のぶか，東　栄治，米村礼子
編集 原　浩貴（川崎医科大学耳鼻咽喉科　主任教授）

2019年2月発行　B5判　150頁　定価3,960円（本体3,600円＋税）

見て楽しい、食べて美味しい、四季を代表する22の嚥下食レシピを掲載！
お雑煮からバーベキュー、ビールゼリーまで、イベント食、お祝い食に大活躍！
詳細な写真付きの工程説明と、**仕上げのコツがわかる動画**で、作り方が見てわかりやすく、**嚥下障害の基本的知識も解説**された、充実の1冊です。

目次

嚥下障害についての基本的知識
　嚥下障害を起こしやすい疾患と全身状態
　より安全に食べるために
　　1．嚥下の姿勢／2．嚥下訓練・摂食嚥下リハビリテーション／3．食事介助を行う場合の留意点と工夫
レシピ
　● 春　ちらし寿司／ひし餅ゼリー／桜餅／若竹汁／ぶりの照り焼き
　● 夏　七夕そうめん／うな丼／すいかゼリー／バーベキュー
　● 秋　月見団子／栗ご飯／鮭の幽庵焼き
　● 冬　かぼちゃの煮物／クリスマスチキン／年越しそば／お雑煮／昆布巻き・海老の黄金焼き／七草粥／
　　　巻き寿司／いわしの蒲焼き
　● その他　ビールゼリー／握り寿司
　Column　α-アミラーゼの秘密／大変身！簡単お肉料理アレンジ／アレンジ!!月見団子のソース　ほか全7本

食べやすさ，栄養，見た目，味を追及したレシピ！

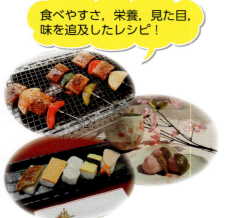

豊富な写真で工程が見てわかる！

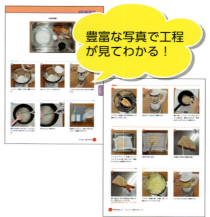

動画付きで仕上げのコツが見てわかる！

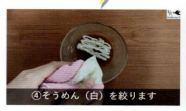

 全日本病院出版会　〒113-0033　東京都文京区本郷 3-16-4　Tel：03-5689-5989
www.zenniti.com　　　　　　　　　　　　　　　　　　　Fax：03-5689-8030

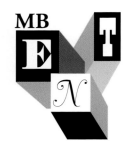

◆特集・みみ・はな・のど 保存的治療 vs 手術治療―私の選択基準―
深頸部膿瘍の病態と対処法

菊地正弘*

Abstract 深頸部膿瘍は，蜂窩織炎が進行して膿瘍を形成する感染症であり，急速な気道閉塞や菌血症による致命的リスクを伴うため，早期診断と治療が不可欠である．造影 CT は膿瘍の進展範囲を評価し，診断および治療計画において重要な役割を果たす．治療の基本は外科的切開排膿術であり，気道確保のため術前後の管理に十分留意する必要がある．抗菌薬治療は膿瘍進行防止のため術前に開始され，好気性菌と嫌気性菌を広くカバーする薬剤が推奨される．また，気道狭窄を伴う症例では術後性喉頭浮腫のリスクが高いため，予防的な挿管管理や気管切開が推奨される．適切な気道管理と外科的介入を含む包括的な治療が，患者の転帰改善に寄与する．

Key words 深頸部膿瘍(deep neck abscess)，造影 CT(contrast-enhanced CT)，外科的切開排膿術(surgical incision and drainage)，気道確保(airway management)，抗菌薬治療(antibiotic therapy)

はじめに

深頸部感染症は，頭頸部領域の疎性結合組織で形成される間隙内に生じた感染症の総称で，大きく蜂窩織炎と膿瘍に大別される．蜂窩織炎が進行し膿瘍形成をきたしたものが深頸部膿瘍である．深頸部膿瘍は急速に気道閉塞をきたすリスクがあり，特に糖尿病などの基礎疾患を有する場合は菌血症から死に至ることもあるため，早期の診断と適切な治療を要する．

病態

深頸部膿瘍は，先行する咽頭炎，扁桃炎，歯性感染，唾液腺炎などの頸部感染源から深頸部間隙へ炎症が波及することで膿瘍が形成されることが多いが，頸部以外の感染源から血行性に感染が波及することもある．また，異物・外傷などによる皮膚・咽頭・食道・気管の損傷部位から深頸部間隙へ炎症が波及することにより発生することもあ

る．成人では齲歯／歯肉炎などの歯原性感染，扁桃周囲膿瘍からの二次的波及が多いが，小児は化膿性リンパ節炎からの進展例が多い．成人例では外科的排膿を要することが多く，小児例では保存的治療で対応できることが多い．

起因菌

1．好気性菌

Streptococcus 属が最多(成人例で多い)．他，*Staphylococcs* 属(小児例で多い)，*Klebsiella pneumoniae* などのグラム陰性桿菌(糖尿病例に多い)．

2．嫌気性菌(30〜60%で合併)

Prevottella 属，*Peptostreptococcus* 属，*Bacteroides* 属など．

症　状

咽頭痛，頸部痛，頸部腫脹，開口障害，呼吸苦など多様である．

---

* Kikuchi Masahiro，〒650-0047 兵庫県神戸市中央区港島南町 2-1-1　神戸市立医療センター中央市民病院頭頸部外科，部長

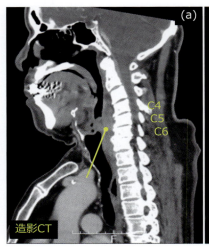 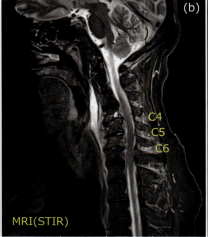 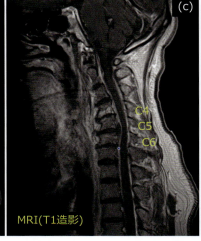

図 1. 椎体炎に伴う椎前部膿瘍例

70 歳，男性．CT(a)および MRI(b，c)にて，C2 から Th4 レベルの椎体前方に膿瘍を認める．当初 CT(a)のみの撮像で咽後膿瘍と診断されたが，後頸部痛を認めたため造影 MRI を追加撮像し，C4〜C6 にかけての椎体炎があることが判明した．

診断・検査

まずは問診で先行感染の有無（咽頭痛，歯性感染），基礎疾患の有無（糖尿病，免疫不全），呼吸苦の有無を確かめる．頸部の著明な圧痛，腫脹，頸部皮膚の発赤を認めた場合は膿瘍形成を疑い，早急に造影 CT を撮像する．開口障害は咀嚼筋間隙への炎症波及，含み声は喉頭浮腫の所見であり，ファイバースコープによる気道狭窄の評価を早急に行う．

造影 CT では膿瘍の有無，進展範囲を評価するために行う．膿瘍腔内は低吸収域となるが，蜂窩織炎との鑑別は必ずしも容易ではない．縦隔を含めて撮像し，縦隔炎に進展していないかを確認する．蜂窩織炎は経過で膿瘍に変化することがあるため，必要時フォローの画像を撮像する．造影 MRI は必須ではないが，椎前部膿瘍があり化膿性脊椎炎の合併を疑う場合は撮像する（図 1）（造影 CT では化膿性脊椎炎の診断は困難であるため）．

治療

成人例では外科的切開排膿術を基本とするが，稀に抗菌薬治療で奏効する例があること，そして，手術までの待機期間中に増悪しないようにするため，抗菌薬治療をすぐに開始する．呼吸苦がある症例ではステロイドの全身投与も併用する．

抗菌薬の選択は細菌培養結果に基づくべきだが，培養結果が出るまで 48〜72 時間を要し陽性率も 30〜50％ と低いため，エンピリックセラピー（経験的治療）による広域スペクトラムの抗菌薬投与を直ぐに開始する．好気性菌・嫌気性菌いずれもカバーする β-ラクタマーゼ阻害薬配合ペニシリン系薬を使用し，細菌培養検査の結果に従い薬剤変更を行う（デ・エスカレーション）．クリンダマイシンの耐性率は近年上昇している．

外科的治療

気道狭窄例，ガス産生例，皮膚発赤を伴う例（図 2），抗菌薬投与で 24 時間以内に改善がない例については外科的切開排膿術の絶対適応である．特に，成人例においては外科的排膿の遅延が死亡率の増加に関連するといわれており，早期の外科的排膿を検討する．切開排膿においてはすべての膿瘍腔を開放する．術前に開放する間隙をあらかじめ想定しておくとよい．感染源がある場合は同時に処置を行う（扁桃周囲膿瘍の開放，抜歯など）．瘢痕により組織が脆弱になっているため，膿瘍隔壁の穿破時には内頸静脈や咽頭粘膜損傷を起こさないよう注意する．指で優しく壁を穿破する finger dissection が有用である．切開排膿後は開放

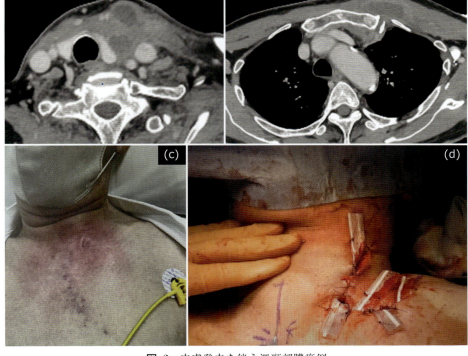

図 2. 皮膚発赤を伴う深頸部膿瘍例

75 歳,男性.1 週前からの左頸部〜前胸部にかけての疼痛,2 日前からの発熱で受診.造影 CT で甲状腺左葉から左胸鎖乳突筋前縁にかけての膿瘍が(a),尾側方向へ進展し前胸部皮下・大胸筋内に膿瘍を形成している(b)ことがわかる.気管は右側に圧排されている(a).左頸部〜前胸部にかけて広範に皮膚が発赤しており(c),蜂窩織炎の状態であった.MSSA の菌血症状態であり,緊急で切開排膿術を行った(d).

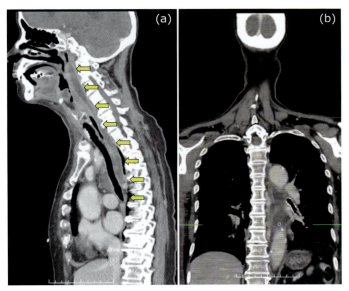

図 3. 降下性壊死性縦隔炎例

76 歳,女性.3 日前からの頸部痛,2 日前からの摂食・発声困難で受診.造影 CT で中咽頭後壁から椎前部の危険間隙を経由して下行大動脈周囲の縦隔まで膿瘍が進展していた(a;黄色矢印,b;青点).頸部外切開および両側胸腔鏡下手術による切開排膿術を,耳鼻咽喉科と呼吸器外科合同で行った.

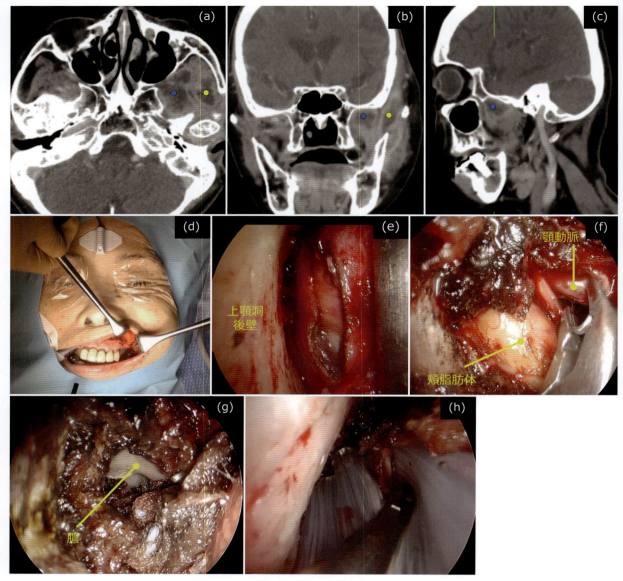

図 4. 側頭下窩膿瘍例

88 歳,女性.1 か月半前に左上顎齲歯に対して抜歯.その後も疼痛が持続し,左頬部が腫脹してきたため受診.造影 CT(a〜c)にて側頭下窩(青丸),側頭筋周辺の側頭窩(黄丸)を中心に膿瘍形成を認めた.歯齦部切開からの経口腔前庭アプローチ(d)による内視鏡下切開排膿術(e〜h)を行った.上顎骨後壁に沿って骨膜挙上後に骨膜を切開し,側頭下窩にアプローチした(e).顎動脈をクリッピング後(f),頬脂肪体を除去し,外側翼突筋をエネルギーデバイスで凝固縮小させながら中頭蓋底方向に剝離をすすめると排膿が可能であった(g).同様に側頭筋を処理し,経口腔前庭アプローチで側頭窩膿瘍も切開排膿を行った.ペンローズドレーンを留置して手術を終了した(h).

ドレーン(ペンローズドレーン)を,開放した膿瘍腔すべてにいきわたるよう留置する.術前に気道狭窄がない例においても,術後性喉頭浮腫をきたすことが多いため,術後は挿管管理か気管切開を予防的においておくとよい.膿瘍が縦隔に進展している場合は,胸腔鏡によるドレナージが必要かどうか呼吸器外科と連携のうえアセスメントを行う.降下性壊死性縦隔炎となっている場合(図3)は頸部からの処置では不十分で,胸腔鏡によるドレナージを必要とすることが多い.外切開でアプローチしづらい部位に関しては,内視鏡下に排膿を行うことも有用である(図4,5).

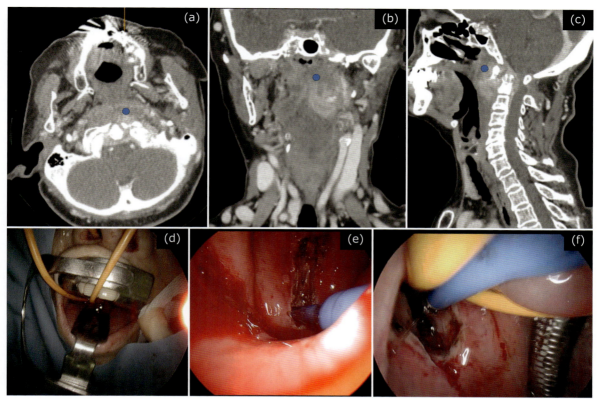

図 5. 椎前部蜂窩織炎例

75 歳, 女性. 四肢麻痺で発症した頸椎椎体炎, 環軸椎亜脱臼例. MSSA の菌血症を認め, 整形外科より椎前部膿瘍の開放を依頼された. 造影 CT では下部斜台から C1～C3 の前方に周囲造影効果を伴う低吸収域を認めた(a～c；青丸). ネラトンカテーテルを両側鼻腔から口腔にかけて挿入し軟口蓋を挙上し, 扁桃摘出用の開口器を用いて舌を圧排することで経口腔アプローチの術野を確保した(d). 内視鏡下に経鼻アプローチで上咽頭正中を切開し(e), 同じく内視鏡下に経口腔アプローチで中咽頭後壁正中を切開し上咽頭の創部と連続させた(f). 頸椎骨膜が確認できるまで切開したが, 本症例では排膿は認めず, 蜂窩織炎と診断された.

非外科的治療

外科的切開排膿術に代わる処置としてガイド下穿刺による排膿も時に有効であるが, 膿瘍の範囲が広く隔壁で隔てられている場合は切開排膿術が勝る. ただし, 穿刺処置は病巣が本当に膿瘍かを確認する意味において有用といえる. 小児例においては外科的排膿の有用性には議論があり, まずは抗菌薬治療で対応し, 治療抵抗性の場合に外科的治療を検討する.

術後フォロー

術後は開放ドレーン部より生理食塩水による洗浄を行う. また, フォローの画像検査を行い, 残存膿瘍がないかを評価する. 残存膿瘍がある場合は, さらにフォローの画像検査を行い, 保存的治療に反応しない場合は再度の外科的切開排膿術を検討する.

合併症

もっとも留意すべきは上記気道閉塞による窒息である. 外科的切開排膿術前だけでなく, 術後性喉頭浮腫にも留意する.

重症例では, 静脈血栓症, 縦隔炎, 敗血症を合併することがあり致死的となりうるため, 集学的な全身管理を必要とする.

咽頭周囲に広範に膿瘍が進展していた例では, 膿瘍が治癒したのちに咽頭収縮筋が瘢痕化し, 恒久的な嚥下障害をきたすことがあるため, 治療前に説明しておくとよい.

まとめ

深頸部膿瘍の基本方針は，成人例では外科的切開排膿術，小児例では抗菌薬治療による保存的治療である．成人例においても，膿瘍と蜂窩織炎の鑑別に迷う場合や膿瘍の範囲が狭い場合は保存的治療で経過をみてもよい．ただし，保存的治療で経過をみる場合はフォローの画像検査を行い，増悪時は外科的切開排膿術を行う．上位頸椎周囲，頭蓋底周囲の膿瘍に対しては内視鏡の使用が有用である．

参考文献

1) 日高浩史，小澤大樹：深頸部膿瘍の病態と取り扱い．耳展，**61**(4)：190-201, 2018.
2) Cramer JD, Purkey MR, Smith SS, et al：The impact of delayed surgical drainage of deep neck abscesses in adult and pediatric populations. Laryngoscope, **26**(8)：1753-1760, 2016.
   Summary 深頸部膿瘍に対する外科的切開排膿術の遅延は成人例では有害事象増加に関連するが小児では関連しない．
3) Sheikh Z, Yu B, Heywood E, et al：The assessment and management of deep neck space infections in adults：A systematic review and qualitative evidence synthesis. Clin Otolaryngol, **48**(4)：540-562, 2023.
   Summary 深頸部感染症の診断と治療法の systematic review．造影CTによる診断と外科的ドレナージが治療の主要手法である．

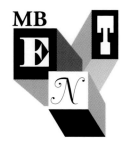

◆特集・みみ・はな・のど 保存的治療 vs 手術治療—私の選択基準—
急性化膿性甲状腺炎（下咽頭梨状陥凹瘻）の保存的治療と手術治療

寺西裕一*

Abstract 急性化膿性甲状腺炎は甲状腺への細菌感染による急性炎症であるが，その感染源の多くは下咽頭梨状陥凹瘻によるものと考えられている．本稿では，これらの治療方法を中心に解説する．

急性化膿性甲状腺炎および頸部膿瘍が生じている状態であれば，まずは嫌気性菌を含めた口腔内常在菌をターゲットに抗菌薬投与にて消炎を図り，必要時には穿刺や切開排膿を行う．急性炎症が消退した後には下咽頭嚥下造影検査や内視鏡検査にて，梨状陥凹瘻の有無について精査を行う．下咽頭梨状陥凹瘻の根治治療は外科的治療である．従来は頸部外切開による瘻管摘出術が行われてきたが，近年では経口的瘻管焼灼術や瘻孔閉鎖術，経口的瘻管摘出術の有用性が報告されている．各術式には特徴があり，適応やメリット・デメリットを理解したうえで選択する必要がある．

Key words 急性化膿性甲状腺炎(acute suppurative thyroiditis)，下咽頭梨状陥凹瘻(piriform (pyriform) sinus fistula)，頸部膿瘍(neck abscess)，抗菌薬(antibiotics)，頸部外切開手術(open neck surgery)，経口的手術(transoral surgery)

はじめに

急性化膿性甲状腺炎は甲状腺への細菌感染による急性炎症であり，感染が進行すると頸部膿瘍をきたす．多くは15歳以下に発症し，20歳以下の発症例が90％以上を占めるとされている[1]．甲状腺は血液やリンパ流が豊富で，高濃度のヨードを含み，甲状腺自体が線維性被膜に覆われているため感染を受けにくいとされている．そのため，感染経路は長らく不明であったが，1979年にTakaiら[2]が下咽頭梨状陥凹瘻に起因する急性化膿性甲状腺炎を報告したことから，その後，原因の多くが下咽頭梨状陥凹瘻であることが認知された．下咽頭梨状陥凹瘻は稀な疾患であり，日常診療で頻繁に遭遇するわけではないが，頸部腫脹の原因疾患として念頭に置くべきである．本稿では，疾患について概説し，治療方法（保存的治療と手術治療）について解説する．

疾患概要，診断，検査所見

下咽頭梨状陥凹瘻は，梨状陥凹に開口部を有する，第3・4・5咽頭嚢由来の鰓管の遺残による先天性内瘻である[3]．稀な疾患とされているものの頻度や有病率についてはあまり報告がないが，成人の健診での上部消化管X線検査において無症状で発見された梨状陥凹瘻は0.4％であったと報告されている[4]．性差はなく，多くは左側に生じ，その盲端は甲状腺上極付近や甲状腺内にある．瘻管状の場合や囊胞状の腫瘤を形成する場合がある[5]．下咽頭の開口部より細菌が侵入し，瘻管から生じた感染や炎症が周囲に波及することにより，急性化膿性甲状腺炎や頸部膿瘍をきたし，しばしば反復罹患する[6]．

---

* Teranishi Yuichi, 〒545-8585 大阪府大阪市阿倍野区旭町1-4-3 大阪公立大学大学院医学研究科耳鼻咽喉病態学・頭頸部外科学，講師

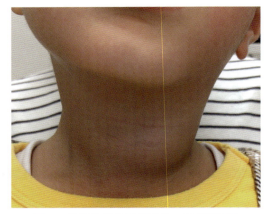

図 1. 急性化膿性甲状腺炎の前頸部腫脹

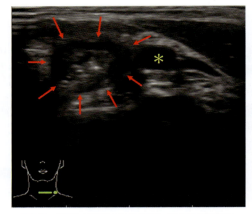

図 2. 頸部超音波検査（囊胞状下咽頭梨状陥凹瘻）

左総頸動脈（＊）の内側に低エコーの被膜様構造を伴う比較的境界明瞭な腫瘤（矢印）を認める．

急性化膿性甲状腺炎では前頸部腫脹（図 1），疼痛，発熱といった症状を呈する．血液検査では白血球増加，CRP 上昇などの一般的な細菌感染の所見を認めるが，甲状腺機能は正常のことが多い[7]．有痛性甲状腺腫脹をきたす鑑別疾患として，亜急性甲状腺炎，橋本病の急性増悪，甲状腺未分化癌，甲状腺囊胞内の出血などが挙げられるが，特に亜急性甲状腺炎との鑑別が難しいことがある．亜急性甲状腺炎は非化膿性の炎症性疾患であり，有痛性甲状腺腫脹，発熱，甲状腺中毒症による発汗や頻脈などの症状を呈する．30〜50 歳代台の女性に多いとされ，腫脹や疼痛が対側に移動する（creeping 現象）こと，血液検査で初期には free T4 高値，TSH 低値を呈することや，超音波検査で疼痛部に一致した低エコー域を認めるのが特徴とされる[7]．

頸部超音波検査が被曝もなくもっとも簡便な検査である．下咽頭梨状陥凹瘻は感染を起こしていない状態であれば，甲状軟骨の後外側から現れ甲状腺内を通る低エコーの管状病変として描出される[8]が，甲状腺まで到達していない場合などは同定が困難なこともある．囊胞状の梨状陥凹瘻であれば被膜様構造を伴った比較的境界明瞭な低エコー域として確認できる（図 2）．急性化膿性甲状腺炎および頸部膿瘍の場合は，甲状腺内から周囲に境界不明瞭な低エコー像を呈する．膿瘍の範囲を確認するためには造影 CT を行う（図 3）．頸部膿瘍が縦隔に進展することもあるため，頸部のみならず胸部までの撮影をすることが望ましいが，

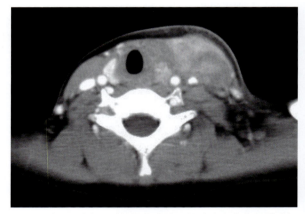

図 3. 頸部造影 CT（急性化膿性甲状腺炎と左頸部膿瘍）

特に小児例の場合 X 線被曝の問題もあるため，臨床所見と合わせて撮影範囲を決定すべきである．

咽喉頭内視鏡検査では，急性炎症時には咽喉頭の腫脹や気道狭窄がないかどうかを確認する．梨状陥凹瘻からの感染の場合，左梨状陥凹の腫脹が確認されることが多い（図 4-a）．また，梨状陥凹に膿汁の貯留が確認できることもある（図 4-b）．急性炎症を起こしていない時であれば梨状陥凹に瘻管開口部がみえる場合があり（図 4-c），これが確認できれば梨状陥凹瘻の可能性が高い．Modified Killian 法での観察が瘻管開口部の同定に有用とされる[9]が，特に小児では体位をとることが困難な場合もあり，実施できても開口部ははっきり確認できないことも多い[5]．

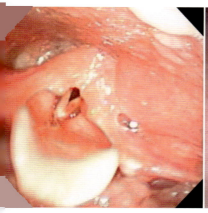 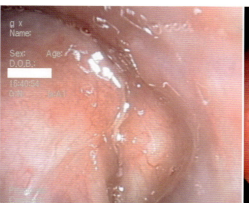 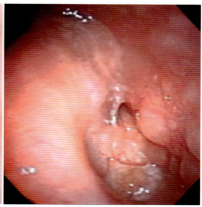

a|b|c

図 4. 咽喉頭内視鏡検査
a：左梨状陥凹が腫脹して閉塞している．
b：左梨状陥凹に膿汁の貯留を認める．
c：左梨状陥凹に瘻管開口部を認める．

梨状陥凹瘻の確認には下咽頭嚥下造影検査が有用であり，これで瘻管が確認できれば診断が確定できる．しかし，小児例では検査が困難な場合もある．急性炎症時には造影剤により炎症が悪化するため，炎症が消退してから行う．また，炎症が消退して間もない時点では瘻管がわずかにしか同定されなかったが，しばらく期間をあけて再検査すると囊胞性病変が描出された経験もあり，正確な病変評価のためには消炎後1〜2か月経過してからの検査が望ましい[5]．可能であれば嚥下造影検査の直後にCTを撮影することで，造影剤の貯留により瘻管の位置，走行が明瞭にわかる場合がある[5]．

治　療

急性化膿性甲状腺炎および頸部膿瘍が生じている状態，すなわち感染性急性炎症が生じている状態であれば，まずは抗菌薬投与にて消炎を図る．膿瘍形成が明らかな場合や，抗菌薬治療で反応性が乏しい場合には，穿刺もしくは切開排膿を行う．特に，左側で生じている場合は下咽頭梨状陥凹瘻が原因となっていることを考慮すべきであり，急性炎症が消退した後に下咽頭嚥下造影検査や内視鏡検査を行い，梨状陥凹瘻の有無について精査を行う．下咽頭梨状陥凹瘻の根治治療としては外科的治療であり，反復感染例には根治手術を行う．瘻管が自然閉鎖する可能性も指摘されている[10]ため，急性化膿性甲状腺炎の程度にもよるが初回感染であれば消炎後経過観察を行い，再発時に根治手術を検討する方針も一つの方法ではある．しかし，患者には小児が多く，感染を再燃反復する可能性が高いことや，それによる入院加療や場合によっては切開排膿などの身体的負担の大きさや学業などへの影響を及ぼす可能性を考えると，早期に根治治療を行うことが望ましいかと筆者は考えており，当科では下咽頭梨状陥凹瘻の存在が確認できれば，初回感染でも基本的には外科的治療を提案することとしている．また，造影検査などで明らかな梨状陥凹瘻の存在が確認できない場合でも，反復感染例では全身麻酔下に下咽頭の瘻孔を確認することを検討する．診療の流れをフローチャートに示す（図5）．

1．保存的治療

急性化膿性甲状腺炎に対して細菌感染の治療として抗菌薬を用いる．本邦の報告では起炎菌としては，*Streptococcus*, *Staphylococcus*, *Klebsiella* などの口腔内常在菌[11]や，*Peptostreptococcus* などの嫌気性菌[12)13]が多いとされている．しかし，嫌気性菌単独での感染は稀であり，口腔内常在菌全般が混合感染していることが多い[14]．海外におけるシステマティックレビューでは，本邦同様に口腔内常在菌の感染が多いが，結核菌が16％，*Aspergillus* などの真菌が11％で同定されており，免疫能正常患者では結核が多く（24％），免疫不全患者

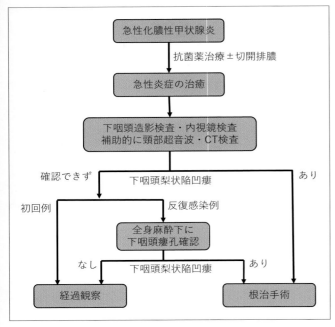

図 5. 診療フローチャート

では真菌が多い（31%）と報告されている[15]．本邦では急性化膿性甲状腺炎に対しては，膿を採取可能であれば培養検査に提出し，まず嫌気性菌を含めた口腔内常在菌をカバーした抗菌薬の empiric therapy を開始する．具体的には，明らかな膿瘍形成前の発症初期であれば内服薬であるアモキシシリン／クラブラン酸（AMPC/CVA）を，中等症以上であれば注射薬としてアンピシリン／スルバクタム（ABPC/SBT）を用いていることが多い．培養検査の結果で起炎菌が確認できれば薬剤感受性結果に基づき適切な狭域スペクトラムの抗菌薬へと de-escalation する．

2．手術治療

下咽頭梨状陥凹瘻に対する根治治療は手術となるが，その術式はいくつかの方法がある．従来は頸部外切開による瘻管摘出術が行われてきたが，近年では経口的手術の報告が増えてきている．経口的手術には，瘻管焼灼術（電気焼灼[16]や化学焼灼[17]）や，フィブリン糊による瘻孔閉鎖術[18]，瘻管摘出術がある．それぞれの術式の特徴と方法，その使い分けについて解説する（表1）．

1）外切開による瘻管摘出術（図6）

瘻管を摘出することで感染経路を遮断することができる．瘻管を完全に摘出できれば根治性が高いが，炎症後瘢痕により術中に瘻管を同定することが困難な場合があり，不完全な切除では15〜25%で再発するとされている[19]．デメリットとしては反回神経麻痺，出血，創部感染など合併症のリスクも比較的高い[20]．また，頸部に切開創を伴うため，大部分が小児や若年者が対象となることを考えると審美面での問題もある．

手術方法だが，まず全身麻酔下に下咽頭の展開を行い瘻管開口部を確認する．筆者はWEERDA型拡張喉頭鏡（Karl Storz），FK-WOリトラクター（Olympus），佐藤式彎曲型喉頭鏡（永島医科器械）を使い分けている．佐藤式彎曲型喉頭鏡が

表 1．各術式の特徴

	外切開による瘻管摘出術	経口的瘻管焼灼術	経口的瘻管摘出術
根治性	○ 瘻管が同定できなければ根治できず，残存させれば再発の可能性あり	△ 再発の可能性あり	○
審美性	× 頸部切開創が残る	○	○ ただし術中所見で外切開に移行する可能性あり
瘻管壁の同定しやすさ	△	瘻管壁の同定は不要	○
手技の難易度	△ 瘻管壁の同定が難しい場合がある	○ 比較的容易	△ 経口手術の習熟が必要
適応外症例	なし	瘻管開口部が視認できない例	瘻管が長い例，囊胞形成例，咽頭展開困難例

（文献5より転載・一部改変）

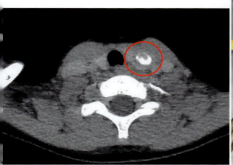
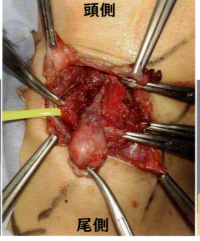
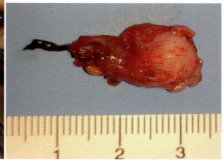

図 6. 外切開による瘻管摘出術

a b
c

a：術前頸部 CT 検査（嚥下造影検査直後）．左頸部に造影剤の混在した囊状の液貯留を認める．
b：術中写真．囊胞状の梨状陥凹瘻の被膜に沿って剥離すると中枢側は左梨状陥凹へ連続している．
c：摘出標本

瘻管開口部の同定に有用であるとされており，実際に観察が容易になる場合も多いが，喉頭が挙上されると梨状窩が閉塞してむしろ観察が困難になる場合もある．また，小児の場合は器械によってはサイズが合わず挿入・展開が困難な場合もあり，適切な喉頭鏡やブレードをいくつか試す必要があることも多い．

外切開を行う場合は，術中にいかに瘻管を同定するかがもっとも重要であり，瘻管の染色を行う．アトムチューブ（アトムメディカル）を瘻管開口部より挿入しピオクタニン液を少量注入するか，ピオクタニン液を小綿球に付けて瘻管開口部内に軽く押し込むようにしている．注入の際は瘻管壁が破綻しないよう圧を強くしすぎないように注意する．次いで外切開に移るが，およそ輪状軟骨レベルで皮膚横切開を行い広頸筋も切開，胸鎖乳突筋の内側で深部に剥離していくと甲状軟骨外側縁の後下方で瘻管を確認できることが多い．この際，アトムチューブは留置したまま外切開を行い，術野内でチューブが触知できれば瘻管の同定が容易になる．瘢痕が強い症例などではチューブが触知できないこともあり，ゾンデを挿入する方法[21]や，Fogarty カテーテルを挿入しバルーンを膨らませる方法[22]，上部消化管内視鏡で瘻孔部を照らす方法[23]などもある．瘻管が確認できれば，

瘻管に沿って周囲を剥離し，できる限り下咽頭側へ追跡した後に結紮し，切除する．瘻管が甲状腺内を貫通している場合や甲状腺と瘢痕で癒着している場合には甲状腺の一部の合併切除が必要なこともある．

2）経口的瘻管焼灼術，瘻孔閉鎖術

経口的な電気焼灼あるいは化学焼灼，フィブリン糊の瘻管内注入による手術は，経口内視鏡下に行い外切開を伴わないため，低侵襲かつ審美面に優れている．手術時間も短く，入院期間も比較的短い[24]．しかし，病変を癒着させることで治癒を期待する治療であり，瘻管が残存するため再発率が高いという報告もあり[17]，病変が残存する場合は反復して治療を必要とする．一方，経口的瘻管焼灼術の非再発率は 75～95％程度であり，外切開による再発率と同程度であるという報告もある[25]．低侵襲な手術ではあるが，手術合併症として電気焼灼や化学焼灼による反回神経麻痺[26)27)]や，化学焼灼の薬剤が食道へ流入することにより食道狭窄が生じる[27)28)]可能性があることにも注意が必要である．

方法としては，まず外切開法の項の初めに記載したのと同じ方法で下咽頭の展開を行い，瘻管開口部を確認する．電気焼灼の場合は硬性鏡下に凝固用電極プローブを瘻管内に挿入し，瘻管内およ

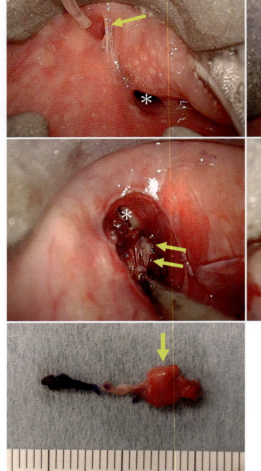
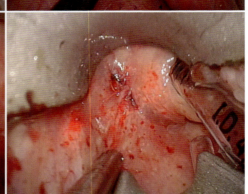

図 7.
経口的瘻管摘出術

a：WEERDA 型拡張喉頭鏡で展開し，左梨状陥凹の瘻管開口部(矢印)を確認．アトムチューブを挿入して瘻管の長さを測定する．＊食道入口部
b：ピオクタニンで瘻管内を染色後，開口部周囲の粘膜を電気メスで全周性に切開する．
c：瘻管壁(矢印)に沿って深部へ剝離し，末梢端で摘出する．＊甲状軟骨外側下縁
d：粘膜を縫合して手術終了
e：摘出標本．瘻管末梢端周囲には肉芽組織(矢印)を認める．本症例では剝離操作途中で一度瘻管が離断されたが，その後も瘻管壁は同定可能で末梢まで摘出し得た．

び開口部を焼灼する．化学焼灼の場合はトリクロル酢酸もしくは硝酸銀を小綿球に付けて瘻管内，開口部を粘膜が白変するまで焼灼する．フィブリン糊の瘻管内注入単独での治療もあるが，焼灼にフィブリン糊を併用することで再発率が低下すると報告されており[28]，併用手術が望ましいと考えている．

3）経口的瘻管摘出術(図 7)

経口的瘻管摘出術は Kamide らにより 2015 年に報告され[29]，外切開法と同様に瘻管を摘出できる根治性の高い手術であり，また経口的焼灼術と同様に低侵襲で審美面に優れた治療である．瘻管開口部では過去の感染による瘢痕化の影響が少なく，瘻管壁の同定は外切開法に比べ容易である[5)29)30]．経口内視鏡下に行う操作には習熟を要するが，日常より咽喉頭腫瘍に対する内視鏡下手術を行っている施設，術者であれば施行可能である[5]．咽頭展開困難例や，瘻管が長い場合，囊胞を形成している場合は適応外となる[30]．いまだ報告例が少ないため，再発率や合併症の発生率などは不明である．

手術方法だが，こちらも同様に下咽頭展開を行う．瘻管開口部の確認には佐藤式彎曲型喉頭鏡を用いてもよいが，その後の瘻管摘出操作の際は WEERDA 型などの直の喉頭鏡を用いるほうが操作性がよいため望ましい．内視鏡は先端可動式硬

性内視鏡 ENDOEYE FLEX（Olympus）を用いている．アトムチューブを瘻管開口部より挿入し，瘻管の長さを確認する．瘻管内をピオクタニンなどで染色後，開口部周囲粘膜を切開する．粘膜切開は範囲をできるだけ小さくし，出血を抑えるために，先端が針状の電気メスで行う．染色された瘻管壁を同定し，周囲組織から剥離し，深部に剥離を進めていく．通常は腹側に甲状軟骨外側下縁が確認でき，瘻管はその外側にある下咽頭収縮筋を貫く走行をしている．瘻管の末梢端を確認し，瘻管を摘出する．周囲の筋肉や甲状腺組織と癒着している場合は一部周囲組織を付着させて切離が必要になる場合もある．術野を洗浄後，粘膜を吸収糸で縫合閉鎖して手術を終了する．

4）当科での各術式の使い分け，手術方針

下咽頭嚥下造影検査や頸部 CT 検査で囊胞性病変を認める場合は，経口的瘻管摘出術の適応外であり，また経口的瘻管焼灼術も根治できる可能性が低いと考え，基本的には外切開による摘出術の適応としている．それ以外の場合は，外切開法，経口的焼灼術，経口的摘出術それぞれのメリット・デメリットを説明して，患者本人あるいは保護者の希望を確認している．筆者の経験上は，患者は小児であることが多いため，審美面と根治性から経口的瘻管摘出術を希望されることが多いが，術中所見による判断で経口的摘出が困難な際は外切開に移行する可能性があることは十分に説明している．初めから外切開は希望されないようであれば，可能なら経口的瘻管摘出術，瘻管が長い例や囊胞形成例では経口的瘻管焼灼術を行う方針としている．

まとめ

急性化膿性甲状腺炎と下咽頭梨状陥凹瘻の治療を中心に解説した．急性化膿性甲状腺炎を反復しているにもかかわらず原因精査がなされていない症例もしばしば経験する．いずれも頻繁に経験する疾患ではないが，知識はもっておくべきであり，急性化膿性甲状腺炎をきたした症例では下咽

頭梨状陥凹瘻の存在を念頭に置き，抗菌薬治療や切開排膿などによる消炎治療後に下咽頭嚥下造影検査などで精査を行うことを検討すべきである．下咽頭梨状陥凹瘻の手術治療は様々な術式があり，術者の経験や施設の状況によって適切な治療が困難な場合は経験のある施設への紹介を検討してもよいと考える．

参考文献

1) 小林建夫，竹村喜弘：29 歳で初発した急性化膿性甲状腺炎の 1 例と本邦 112 例の文献的考察．綜合臨牀，**41**：2304-2308，1992.

2) Takai S, Miyauchi A, Matsuzawa F, et al：Internal fistula as a route of infection in acute suppurative thyroiditis. Lancet，**1**：751-752, 1979.
   Summary 急性化膿性甲状腺炎 7 例の報告であり，下咽頭梨状陥凹瘻が感染経路になると考えられることが初めて報告された．

3) 寺西裕一，阪本浩一：頸部の異常 皮膚や腫瘤など．周産期医学，**52**：1370-1375，2022.

4) 田伏洋治，岩﨑武輝，武田隆久ほか：健診の上部消化管 X 線検査で無症状の咽頭梨状窩瘻が発見された場合の判定と事後指導．人間ドック，**24**：52-57，2010.

5) 寺西裕一：下咽頭梨状陥凹瘻．耳喉頭頸，**95**：532-537，2023.
   Summary 下咽頭梨状陥凹瘻に対する経口的瘻管摘出術の手技について詳細に記載している．

6) 竹下直宏，須田稔士，西谷友樹雄ほか：弯曲型喉頭鏡下にアトムチューブ® を挿入し比較的容易に摘出した下咽頭梨状陥凹瘻の 1 例．頭頸部外科，**27**：231-234，2017.

7) 高橋 梓，大久保淳一：急性甲状腺炎．MB ENT，**276**：171-177，2022.

8) Ahn D, Lee GJ, Sohn JH：Ultrasonographic Characteristics of Pyriform Sinus Fistulas Involving the Thyroid Gland. J Ultrasound Med，**37**：2631-2636，2018.

9) 加藤雄介，山﨑恵介，馬場洋徳ほか：Modified Killian 法が診断に有用であった下咽頭梨状陥凹瘻の一症例．頭頸部外科，**30**：229-232，2020.

10) Wasniewska M, Vigone MC, Cappa M, et al：Acute suppurative thyroiditis in childhood：spontaneous closure of sinus pyriform fistula

may occur even very early. J Pediatr Endocrinol Metab, **20**：75-77, 2007.

11）小松博史，上野たまき，廣田隆一ほか：3回目の咽頭食道造影にて咽頭梨状窩瘻の存在を証明し得た急性化膿性甲状腺炎の1例. 小児科臨床, **51**：979-982, 1998.

12）浅野　健，内木場庸子，蔡　霊芝ほか：左下咽頭梨状窩瘻からの感染による急性化膿性甲状腺炎の1女児例. J Nippon Med Sch, **69**：593-596, 2002.

13）Taguchi T, Okuno A, Fujita K, et al：Etiologic Factors in Acute Suppurative Thyroiditis. J Infect Dis, **146**：447, 1982.

14）森崎剛史，藤原和典：急性化膿性甲状腺炎. 耳喉頭頸, **95**：138-140, 2023.

15）Lafontaine N, Learoyd D, Farrel S, et al：Suppurative thyroiditis：Systematic review and clinical guidance. Clin Endocrinol(Oxf), **95**：253-264, 2021.
Summary 急性化膿性甲状腺炎の疫学や臨床的特徴などについて過去20年間のレビューを行っている.

16）Jordan JA, Graves JE, Manning SC, et al：Endoscopic cauterization for treatment of fourth branchial cleft sinuses. Arch Otolaryngol Head Neck Surg, **124**：1021-1024, 1998.

17）Kim KH, Sung MW, Koh TY, et al：Pyriform sinus fistula：management with chemocauterization of the internal opening. Ann Otol Rhinol Laryngol, **109**：452-456, 2000.

18）Cigliano B, Cipolletta L, Baltogiannis N, et al：Endoscopic fibrin sealing of congenital pyriform sinus fistula. Surg Endosc, **18**：554-556, 2004.

19）水野　大，福澤太一，有末篤弘ほか：梨状窩瘻：2歳男児で甲状腺の炎症を繰り返しています. 抗生剤の治療を続けるだけでよいのでしょうか. 小児外科, **41**：782-783, 2009.

20）Nicoucar K, Giger R, Pope HG Jr, et al：Management of congenital fourth branchial arch

anomalies：a review and analysis of published cases. J Pediatr Surg, **44**：1432-1439, 2009.

21）松下直樹，和田匡史，井口広義ほか：切開排膿後短期間のうちに摘出した下咽頭梨状窩瘻の1例. 頭頸部外科, **23**：193-197, 2013.

22）土田嘉昭，本名敏郎，上井義之ほか：梨状窩瘻による頸部の反復性炎症. JOHNS, **5**：87-92, 1989.

23）栗山　裕，川村健児，幸地克憲ほか：新生児・乳児梨状窩瘻に対する内視鏡的 cannulation を利用した瘻管完全摘出法. 日小外会誌, **34**：1202-1207, 1998.

24）Chen W, Chen J, Chen F, et al：Endoscopic coblation treatment for congenital pyriform sinus fistula in children. Medicine, **100**：e25942, 2021.

25）菅谷泰樹，山本圭佑，角木拓也ほか：経口的焼灼術を施行した梨状陥凹瘻の3例. 口咽科, **36**：70-75, 2023.

26）Yanagisawa S, Oshio T, Kato M, et al：Endoscopic chemocauterization for pyriform sinus fistula in children. Pediatr Int, **59**：807-811, 2017.

27）Wong PY, Moore A, Daya H：Management of third branchial pouch anomalies—an evolution of a minimally invasive technique. Int J Pediatr Otorhinolaryngol, **78**：493-498, 2014.

28）Ishinaga H, Kobayashi M, Qtsu K, et al：Endoscopic electrocauterization of pyriform sinus fistula. Eur Arch Otorhinolaryngol, **274**：3927-3931, 2017.

29）Kamide D, Tomifuji M, Maeda M, et al：Minimally invasive surgery for pyriform sinus fistula by transoral videolaryngoscopic surgery. Am J Otolaryngol, **36**：601-605, 2015.
Summary 下咽頭梨状陥凹瘻に対して外切開を行わずに経口的瘻管摘出術を行った初めての報告である.

30）犬塚義亮，冨藤雅之，荒木幸仁ほか：経口的瘻管摘出術を行った梨状陥凹瘻の2例. 口咽科, **30**：261-267, 2017.

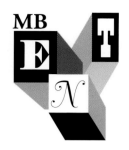

◆特集・みみ・はな・のど 保存的治療 vs 手術治療―私の選択基準―

甲状腺良性腫瘍の保存的治療と手術治療

大槻周也[*1] 岡上雄介[*2]

Abstract 甲状腺腫瘍は，頸部腫瘤の自覚症状以外にも他の検査の過程で偶然発見されることが多い．当科では以前より手術適応や治療方針を定めており，診断デバイスの開発によって診断能力を向上させ，低侵襲な手術手技を追求してきた．
　初診時には全例で血液検査と頸部超音波検査を実施し，腫瘍を認めた場合は穿刺吸引細胞診（FNAC）を行う．FNAC で良性腫瘍となった症例の手術適応基準は，腫瘍の長径が 4 cm 以上，腫瘍の増大傾向，縦隔内進展，気管・食道への圧迫，機能性結節，整容上の理由による患者希望としている．手術適応に該当しない症例は保存的治療として定期的な経過観察を行い，病変の進行や悪性の疑いが生じた場合は FNAC による再評価を行っている．手術治療としては甲状腺片葉切除を基本術式とし，症例によっては低侵襲で機能温存にすぐれた核出術を施行している．

Key words 穿刺吸引細胞診（fine needle aspiration cytology），甲状腺片葉切除（hemithyroidectomy），核出術（enucleation），低侵襲（minimally invasive），機能温存（functional preservation）

はじめに

　甲状腺腫瘍は頸部腫瘤を自覚し受診する症例のみならず，胸部精査目的の CT 検査や血管病変精査目的の頸動脈超音波検査などで偶発的に発見されることも多い．甲状腺腫瘍診療ガイドライン2018 では甲状腺癌に対する治療指針が主体であり，甲状腺良性腫瘍に対する治療指針は明記されていなかったが[1]，最新の甲状腺腫瘍診療ガイドライン 2024 には甲状腺結節の手術適応についてのアルゴリズムが記載されている[2]．当科では当ガイドライン作成以前より甲状腺腫瘍に対して治療方針を定め[3]，検査手技や手術手技を洗練し，より確実な診断と低侵襲な手術を追求してきた．本稿では当科における甲状腺良性腫瘍の診断から手術適応基準について，また実際に施行している保存的治療と手術加療について述べる．

診 断

　初診時には問診および触診を行い，甲状腺腫瘍が疑われる場合は全例で血液検査および頸部超音波検査を施行している．頸部超音波検査で甲状腺内に腫瘤を認めた場合には穿刺吸引細胞診（FNAC）を施行する．また，必要に応じて追加検査を行っており，各検査についてその詳細を述べる．

1．血液検査

　遊離トリヨードサイロニン（FT_3），遊離サイロキシン（FT_4），甲状腺刺激ホルモン（TSH），サイログロブリン（Tg），抗サイログロブリン抗体（TgAb），抗甲状腺ペルオキシダーゼ抗体（TPOAb）を全例で測定している．甲状腺機能亢進症例では TSH 受容体抗体（TRAb）を測定している．TgAb および TPOAb は慢性甲状腺炎の診断のために施行し

[*1] Otsuki Shuya，〒 632-8552 奈良県天理市三島町 200　天理よろづ相談所病院耳鼻咽喉科・頭頸部外科
[*2] Okanoue Yusuke，同，副部長

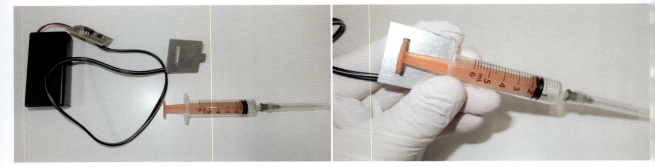

図 1. 当院で用いている FNAC のデバイス
a：デバイスと 5 mL シリンジ
b：シリンジを 1 mL ひいたところでロックがかかるようになっている．

ている．また，TgAb が陽性の場合には Tg が偽低値を示すことがあるため重要な検査項目である．TRAb はバセドウ病と機能性甲状腺結節の鑑別の指標となる．

2．頸部超音波検査

被曝のリスクがなく簡便に施行でき，診断に非常に有用な検査である．甲状腺のみならず頸部リンパ節もルーティンの精査対象としている．甲状腺腫瘍の大きさや性状，位置はもちろんのこと，手術の際には甲状腺実質を含めた全体の大きさや血流の評価も重要である．

3．穿刺吸引細胞診（FNAC）

FNAC は手技が簡単で診断に有用とされ，甲状腺腫瘍診療ガイドライン 2018 では感度 95〜97％，特異度 47〜51％と報告されている[1]．このため，FNAC は多くの施設で行われているが，当科は独自で開発したデバイス（図 1）を用いて超音波ガイド下に施行している[4)〜6)]．デバイスの精度に関しては，甲状腺腫瘍に対する検討を行っており不適正率 3.8％，1 病変に対する平均穿刺回数 1.15 回と良好な結果を得ており[6]，この結果に基づき良性と診断された病変を良性腫瘍として取り扱っている．また，針先の運動も振動デバイスを用いて行うため，手動による運動のぶれが少なく，比較的小さな病変に対しても積極的に FNAC を施行している．

囊胞性病変に対しては内部に充実部を認めないか詳細に観察し，充実部を認めた場合は同部位から穿刺している．

なお，頸部リンパ節に対しても FNAC が必要と判断すれば同じデバイスを用いて行っている．

4．CT 検査

特に，縦隔内進展例や高度な気管・食道圧排が予想される症例に関しては CT 検査を施行している．CT 検査では腫瘍の詳細な状態の把握に加え，非反回下喉頭神経の予測のための鎖骨下動脈起始異常など血管奇形にも留意する必要がある．なお，CT 検査を行う場合は頸部から肺野までを対象とし，頸部リンパ節転移や肺転移などを疑う所見を認めた場合は，改めて甲状腺腫瘍の良悪性の評価や甲状腺以外の原発巣の検索を要することがある．

5．その他の検査

機能性甲状腺結節が疑われる場合は甲状腺シンチグラフィを施行している．また，手術症例の場合は必ず手術の前に喉頭内視鏡検査により声帯運動を確認する．

鑑　別

腫瘍の良悪性の鑑別が治療方針の決定に重要であり，前述の FNAC の結果を主体に他の検査と合わせ総合的に判断している．FNAC で良性や囊胞液と診断された症例は基本的に良性腫瘍として取り扱っているが，濾胞性腫瘍と診断された症例が濾胞腺腫であるか濾胞癌であるかの鑑別は FNAC のみでは困難である．すなわち，組織学的な被膜浸潤あるいは血管浸潤の有無によってなされるため外科的な切除が必要である．当科では FNAC で濾胞性腫瘍と診断された症例は FNAC のみでは

一律に方針を決定せず，頸部超音波検査やCT検査で腫瘍の境界が明瞭で浸潤所見を認めなければ良性腫瘍として取り扱うこととしている．ただし，後述の手術適応とならず経過観察する際には濾胞癌である可能性にも留意しフォローアップしている．

手術適応

甲状腺良性腫瘍においても，稀に気道確保を目的とした緊急手術を要する症例がみられるが，基本的には非緊急的な症例がほとんどである．

当科の手術適応基準は以下の通りである（表1）．腫瘍の長径が4 cm以上，腫瘍の増大傾向，縦隔内への進展，気管や食道に対する高度な圧排，機能性結節，患者の希望（整容面など）．甲状腺腫瘍診療ガイドライン2024にはサイログロブリン高値（1,000 ng/mL以上）も基準としているが[2]，当科ではサイログロブリン値は前述の項目に対する補助的な指標としている．

保存的治療

主として経過観察である．手術適応に該当しない症例や手術を希望しない症例は定期的なフォローアップを行っている．年に1回もしくは2回の頸部超音波検査を主体に，特に初診時の血液検査でTgAbやTPOAbが陽性であった症例にはFT$_3$，FT$_4$およびTSHの測定も併せて施行している．居住地や移動手段の制約から通院が困難である場合や腫瘍が良性かつ小病変である場合など，症例によっては紹介元の医院など超音波検査のできる近隣施設にフォローアップを依頼することもある．

フォローアップ中に結節が増大傾向である場合や悪性が疑わしい場合はFNACを再検し，改めて手術適応を検討している．

また，当科では手術を基本方針としているが，機能性結節に対するアイソトープ治療やエタノール注入療法，抗甲状腺薬，嚢胞性腫瘍に対するエタノール注入療法も治療選択肢となる．

表1. 当院の手術適応

Ⅰ	腫瘍の長径が4 cm以上
Ⅱ	腫瘍の増大傾向
Ⅲ	縦隔内への進展
Ⅳ	気管や食道に対する高度な圧排
Ⅴ	機能性結節
Ⅵ	患者の希望（整容面など）

手術治療

手術術式は片葉切除を基本術式としており，縦隔内進展症例に対しても基本的に頸部アプローチのみで摘出を行っている．

一方で，触診上可動性良好で4 cm未満だが整容面や圧迫症状などの患者希望で手術となる場合や4 cm以上でも嚢胞性病変の場合は核出術も選択肢としている．核出術は局所麻酔でも可能であり，手術瘢痕も目立たず反回神経麻痺のリスクもない．正常甲状腺や副甲状腺も温存され片葉切除より低侵襲でありその利点は大きい[7)8)]．ただ，甲状腺片葉の全体を占める場合や甲状腺背面に存在し触れにくい場合には片葉切除を行っている．

ここでは基本術式である片葉切除に加え，当科での核出術について手術手順を述べる．

1．片葉切除

最近ではエネルギーデバイスを適切に用いることにより，体内に異物である糸を残さない無結紮手術を基本としている．ここでは無結紮手術について述べる．

1）皮膚切開と皮弁の挙上

鎖骨上2横指程度の高さで皮膚割線に沿って10番メスを用いて切開している．広頸筋直下の層で皮弁を挙上し術野を展開する．皮下剝離範囲は個々の症例によって異なるため，それぞれに応じた必要十分なものとするように心がける．この際，前頸静脈の温存に留意する．

2）筋肉の処理

胸鎖乳突筋の前縁，胸骨舌骨筋の外側縁を剝離し肩甲舌骨筋を同定する．肩甲舌骨筋は剝離し外側に牽引する．胸骨舌骨筋および胸骨甲状筋の間を剝離し胸骨舌骨筋を健側に牽引することで視野が展開される．胸骨甲状筋をできるだけ頭側で切断し甲状腺上極の操作に移る．

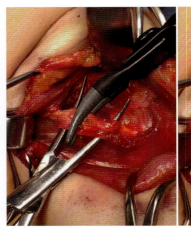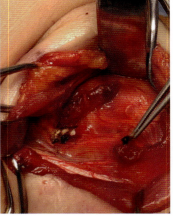

図 2. バイクランプ®を用いた上甲状腺動脈の処理
図の左側が頭側，右側が尾側
　a：バイクランプ®による凝固
　b：剪刀による切開後

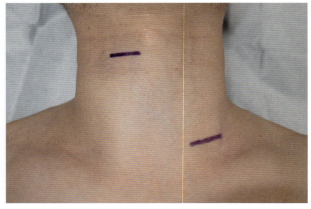

図 3. 核出術の皮膚切開
右側に上極の結節に対する皮膚切開，左側に下極の結節に対する皮膚切開を記す．

3）上極の処理

甲状腺上極をアリス鉗子で把持し外側・尾側に牽引することで，上極の内側の展開を向上させ，輪状甲状筋に向けて走行する上喉頭神経外枝を同定し温存することが可能となる．上甲状腺動静脈はベッセルシーリングシステムとしてバイクランプ®を用いてシーリングし切断する（図 2）．

4）外側から尾側の操作

胸骨甲状筋の外側レベルで甲状腺被膜に沿って剝離をすすめる．中甲状腺静脈もバイクランプ®を用いて切断する．胸骨甲状筋をできるだけ尾側で切断し甲状腺を健側に翻転する．

5）反回神経の同定

下甲状腺動脈との交差部より尾側で同定することが多い．結合織を処理することで反回神経は透見されることが多く，剝離鉗子を用いて確実に同定する．反回神経に沿って剝離をすすめるが，甲状腺被膜を意識し操作することで剝離範囲を最小限とし，副甲状腺も同定し温存することを心がけている．下甲状腺動脈は反回神経との距離や血管径に応じてバイクランプ®もしくはバイポーラを用いて切断している．

6）Berry 靱帯の処理と峡部の処理

反回神経周囲の止血はバイポーラを用いており，Berry 靱帯の処理もバイポーラおよび剪刀を用いて行っている．気管前面を剝離し峡部の切断はバイクランプ®を用いて処理するのみで結紮は行っていない．

7）閉創

閉創は 4-0 PDSⅡ®を用いて真皮埋没縫合（hypereversion）とし[9]，表皮縫合は行わず創固定はフィルムドレッシングとしている．

2．核出術

1）皮膚切開

結節の位置にあわせて正中寄りで甲状軟骨前面の切開もしくは結節の高さで胸鎖乳突筋前縁から外側の切開としており，皮膚切開の長さは基本的には 3 cm としている（図 3）．

2）皮弁の挙上と筋肉の処理

片葉切除と同じ手順で行うが肩甲舌骨筋は同定せず胸骨舌骨筋を健側に牽引し胸骨甲状筋を露出させる．結節直上を通る位置で胸骨甲状筋を筋線維に沿って剝離し甲状腺を露出させる．

3）腫瘍の摘出

甲状腺被膜を電気メスを用いて切開し，甲状腺

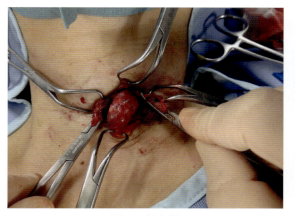

図 4. 核出術
図の上側が頭側，下側が尾側．モスキート鉗子で実質を把持し，結節を前方へ引き出している．

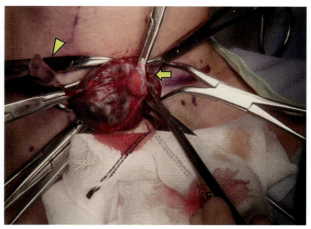

図 5. 核出術
囊胞からサーフロー針(矢尻)を用いて排液．
ツッペルを用いた剝離(矢印)

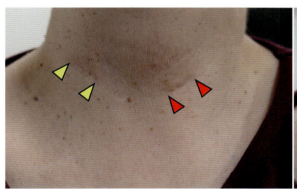

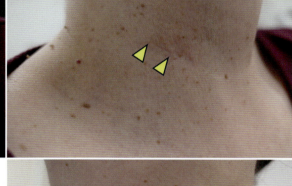

a	b
	c

図 6.
術後 1 年の創部(両側の核出症例)
黄色の矢尻間が右側，赤色の矢尻間が左側の創部である．
 a：正面像
 b：右頸部の創部
 c：左頸部の創部

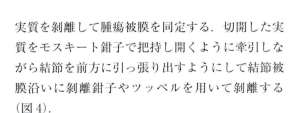

実質を剝離して腫瘍被膜を同定する．切開した実質をモスキート鉗子で把持し開くように牽引しながら結節を前方に引っ張り出すようにして結節被膜沿いに剝離鉗子やツッペルを用いて剝離する(図 4)．

　囊胞病変の場合はサイズによっては明視下に穿刺排液し減量する．ある程度減量したところで貯留液が漏れないように穿刺部位を鉗子で把持し剝離をすすめる(図 5)．

　摘出後は甲状腺被膜を 3-0 vicryl® を用いて縫縮する．

4）閉　創

　閉創は片葉切除と同様に hypereversion とし，創固定もフィルムドレッシングとしている．基本的にドレーンは挿入しない．

術　後

片葉切除，核出術を問わず創部はガーゼによる圧迫などはせず，コメディカルを含め誰でも創部を観察しやすい状態にしている．甲状腺機能温存を目的に片葉切除を行った場合でも術後甲状腺機能低下症のリスクは29％とも報告されている[10]．創部の経過と併せて甲状腺機能に関しても術後約1年はフォローアップを行っている．一方で，核出術であれば術後の機能低下は全く認めない．核出術を施行した症例の術後1年での創部写真を図6に示す．

なお，核出術を行う際には摘出した結節が術後病理で悪性であった場合の対応が問題となる．術前説明時にもその可能性や追加切除の選択肢について十分に説明する必要があるが，基本的には追加治療は必要ないと考えている[7]．仮に追加手術を希望されたり，再発により再手術が必要となったとしても核出術は反回神経周囲を含めた甲状腺周囲の正常組織にほとんど操作が及ばないため瘢痕組織は軽度であり，再手術に支障をきたすことはない．

おわりに

当科における甲状腺腫瘍の取り扱いと良性腫瘍に対する保存的治療，手術加療について述べた．独自で開発したデバイスを用いたFNACを主体に診断し，当科の適応基準に則り手術適応を判断している．手術の際は基本的には片葉切除を施行しているが，基本経過観察となるような症例であっても患者希望などで手術となる症例ではより低侵襲な核出術も行っている．

甲状腺手術は短時間で終了する手術ではあるが[11]，稀に術後出血や反回神経麻痺など合併症を起こすことがある．また，片葉切除であっても術後甲状腺機能低下に伴って甲状腺ホルモン剤の内服を余儀なくされる場合がある．手術にあたっては，年齢や併存疾患，周術期合併症を考慮し手術のメリットとデメリットを患者とその家族に十分に説明したうえで総合的に判断するべきである．

参考文献

1) 甲状腺腫瘍診療ガイドライン作成委員会：甲状腺腫瘍診療ガイドライン2018．日本内分泌・甲状腺外科学会雑誌，**35**(Suppl3)，2018．

2) 甲状腺腫瘍診療ガイドライン作成委員会：甲状腺腫瘍診療ガイドライン2024．日本内分泌外科学会雑誌，**41**(Suppl2)，2024．

3) 堀　龍介，庄司和彦：手術適応と術前検査　甲状腺腫瘍．JOHNS，**28**：683-685，2012．

4) Morita M, Hori R, Fujimura S, et al：Application of a novel vibrating device for fine-needle aspiration cytology. J Otol Rhinol, **6**：6, 2017.
　Summary　穿刺吸引細胞診のための振動デバイスとそれを用いた手技を開発し，その有用性を報告している．

5) 北野正之，堀　龍介，児嶋　剛ほか：振動を利用した穿刺吸引細胞診による甲状腺微小結節に対する有用性の検討．頭頸部癌，**45**：403-407，2019．

6) Taguchi A, Kojima T, Okanoue Y, et al：A new device for fine-needle aspiration cytology consisting of a vibrating linear resonant actuator. Laryngoscope, **131**：1393-1399, 2021.
　Summary　当科で開発した穿刺吸引細胞診のデバイスの振動モータとしてリニア振動を採用し，その有用性について報告している．

7) 岸本　曜，庄司和彦，池上　聰ほか：低侵襲甲状腺手術としての結節核出術．頭頸部外科，**15**：87-91，2005．
　Summary　当科での核出術について述べ，低侵襲な術式であり患者のQOLの面でもメリットがあると報告している．

8) 児嶋　剛，庄司和彦，池上　聰ほか：皮膚小切開による甲状腺囊胞核出術．耳鼻臨床，**99**：49-54，2006．

9) 鈴木慎二，庄司和彦，高北晋一ほか：合成吸収しによる頸部皮膚縫合法．耳鼻臨床，**97**：161-166，2004．

10) Apostolou K, Paunovic I, Frountzas M, et al：Posthemithyroidectomy hypothyroidism：updated meta-analysis of risk factors and rates of remission. J Surg Res, **293**：102-120, 2023.

11) 庄司和彦，岸本　曜，鈴木慎二：30分で終了する甲状腺・耳下腺手術．頭頸部外科，**13**：55-50，2003．

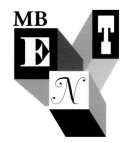

◆特集・みみ・はな・のど 保存的治療 vs 手術治療—私の選択基準—
バセドウ病の保存的治療と手術治療

伊木健浩*

Abstract バセドウ病の治療の第一選択は薬物療法であり，何らかの理由で薬物療法が継続しがたいときに放射性ヨウ素内用療法（RI治療）と手術療法が選択される．若年女性に好発する疾患であり，妊娠と出産に大きな影響がある．薬物療法では抗甲状腺薬に合わせて無機ヨード，β遮断薬を用いる．外来で継続可能な簡便な治療法であるが，寛解を得るには長期間必要である．欠点はコントロール不良，副作用，再燃が生じうることである．RI治療も侵襲は少なく，薬物療法よりも早期に寛解は得やすいが，治療後は数か月機能的に不安定であり，長期的には機能低下に移行する．また，活動性眼症を有する患者には適応外となる．手術療法は合併症や全摘での永続的な甲状腺機能低下症という問題はあるが，術後確実に甲状腺機能が改善するため，早期の妊娠希望など再発を回避し，早期寛解を目指す患者にとっては有益な治療となる．活動性眼症や腫瘍性病変の合併症患者も適応となる．

Key words 抗甲状腺薬（anti thyroid drug），ヨウ化カリウム（potassium iodide），放射性ヨウ素内用療法（radioactive iodine therapy），甲状腺全摘術（total thyroidectomy），甲状腺亜全摘術（subtotal thyroidectomy）

はじめに

バセドウ病は自己免疫疾患の一種で，自己抗体（抗TSHレセプター抗体：TRAb，TSAb）が甲状腺を刺激することにより甲状腺ホルモンを過剰に産生し，甲状腺機能亢進症をきたす疾患である．発症頻度は人口1,000人あたり0.2～3.2人と報告されている．20～30代の若い女性に多く，男女比は1：3～5程度である．

発症の原因はいまだ特定はされていないが，複数の原因が関与して発症すると考えられている．遺伝学的な要因と環境要因（外傷・ストレスなどの外的因子および妊娠・出産などの内的因子）のいずれもが関与しているといわれている．

現在行われているバセドウ病の治療法は抗甲状腺薬を用いた薬物治療，外科的治療，放射線治療が挙げられる．本稿ではバセドウ病の診断および保存的治療と手術治療をどのように選択するかについて述べる．

診 断

1．バセドウ病の診断

バセドウ病は ① 甲状腺腫，② 眼球突出，③ 頻脈が古くから知られている症状でMerseburg（メルセブルグ）の三徴と呼ばれている．それ以外にも多様な症状を示し，多汗，暑がり，食欲亢進，体重減少，運動などで心臓に負荷がかかった際の不整脈や心不全，下痢，頻回の便通，手足のふるえ，筋力低下，不眠，倦怠感，精神的不安定性，集中力の欠如といったものが挙げられる．骨の代謝回転も早まるため，新しい骨が十分に作られずに骨密度が減少する．これらの甲状腺機能亢進症の症状以外に，甲状腺中毒性周期性四肢麻痺，前脛骨粘液水腫といった特有の症状もみられること

* Iki Takehiro, 〒710-8602 岡山県倉敷市美和1-1-1 倉敷中央病院頭頸部外科，部長

表 1. バセドウ病の診断ガイドライン

a）臨床所見
　　1．頻脈，体重減少，手指振戦，発汗増加などの甲状腺中毒症所見
　　2．びまん性甲状腺腫大
　　3．眼球突出または特有の眼症状
b）検査所見
　　1．遊離 T4，遊離 T3 のいずれか一方または両方高値
　　2．TSH 低値（0.1 μU/mL 以下）
　　3．抗 TSH 受容体抗体（TRAb）陽性，または甲状腺刺激抗体（TSAb）陽性
　　4．典型例では放射性ヨウ素（またはテクネシウム）甲状腺摂取率高値，シンチグラフィでびまん性

1）バセドウ病
　　a)の 1 つ以上に加えて，b)の 4 つを有するもの
2）確からしいバセドウ病
　　a)の 1 つ以上に加えて，b)の 1，2，3 を有するもの
3）バセドウ病の疑い
　　a)の 1 つ以上に加えて，b)の 1 と 2 を有し，遊離 T4，遊離 T3 高値が 3 か月以上続くもの

【付記】
1　コレステロール低値，アルカリホスファターゼ高値を示すことが多い．
2　遊離 T4 正常で遊離 T3 のみが高値の場合が稀にある．
3　眼症状があり TRAb または TSAb 陽性であるが，遊離 T4 および TSH が基準範囲内の例は euthyroid Graves'disease または euthyroid ophthalmopathy といわれる．
4　高齢者の場合，臨床症状が乏しく，甲状腺腫が明らかでないことが多いので注意をする．
5　小児では学力低下，身長促進，落ち着きの無さなどを認める．
6　遊離 T3（pg/mL）/遊離 T4（ng/dL）比の高値は無痛性甲状腺炎の除外に参考となる．
7　甲状腺血流増加・尿中ヨウ素の低下が無痛性甲状腺炎との鑑別に有用である．

日本甲状腺学会 HP　バセドウ病の診断ガイドラインより転載
（https://www.japanthyroid.jp/doctor/guideline/japanese.html#basedou）（2024. 10. 28）

がある．日本甲状腺学会から作成公表されている甲状腺疾患診断ガイドライン 2021 内にバセドウ病の診断ガイドラインが記載されている[1]．表 1 に示す．

2．甲状腺機能亢進症の鑑別疾患

バセドウ病以外でも甲状腺機能亢進をきたす病態があり，無痛性甲状腺炎，亜急性甲状腺炎，プランマー病は日常の臨床で遭遇しうる．薬剤（アミオダロン，免疫チェックポイント阻害薬など）による甲状腺機能亢進症も時として遭遇することがあり，注意を要する．図 1 に甲状腺機能亢進症の鑑別診断フローチャートを示す．

治　療

バセドウ病の確定診断には甲状腺シンチグラフィが必須であるが，核医学検査が施行可能な施設は限られているため，ほとんどの場合，確からしいバセドウ病と診断した段階で治療を開始することになる．現在，バセドウ病の治療には薬物療法，放射性ヨウ素内用療法（RI 治療）および手術療法がある．表 2 に各治療の特徴を挙げる．また，喫煙，ストレスは増悪因子であり，禁煙により眼球突出や複視の発症のリスクが軽減するため，禁煙指導がなされる．

1．薬物治療

1）薬剤の選択と初期治療について

本邦ではほとんどの場合，初回治療に抗甲状腺薬〔チアマゾール（MMI）またはプロピルチオウラシル（PTU）〕を用いた薬物療法が選択される．妊娠初期（器官形成器の妊娠 4 週 0 日〜15 週 6 日）の妊婦を除き，MMI が第一選択薬となる．未治療時の抗甲状腺薬の初期投与量は FT4 の値に応じて，決定する．軽症〜中等症患者（FT4：5 ng/dL 未満）には MMI を 15 mg/日から，重症例（FT4：5 ng/dL 以上）には MMI 15 mg/日に加え，無機ヨウ素薬としてヨウ化カリウム（KI）50 mg を使用する[2]．KI を併用することで速やかに FT4 の値が減少する．長期に内服すると起こるとされる KI の

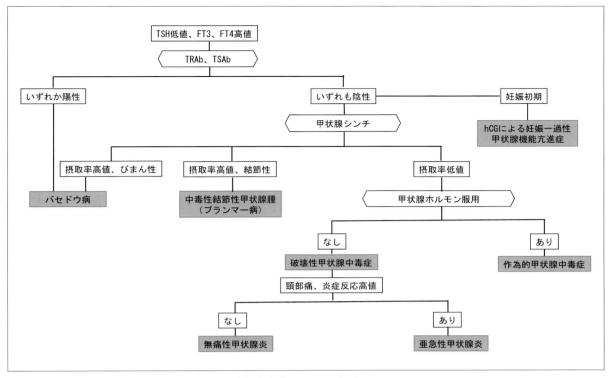

図 1. 甲状腺機能亢進症の鑑別診断フローチャート

表 2. バセドウ病の3つの治療の特徴

	身体的負担	治療期間	再発	利点	欠点
抗甲状腺薬	小さい	長期	あり	簡便	様々な副作用
RI 治療	小さい	中〜長期	少ない	安全かつ比較的早期に治癒可能	長期には甲状腺機能低下 眼症合併者には不適
手術	大きい	短期	(全摘)なし (亜全摘)あり	術直後から治癒	(全摘)甲状腺機能低下 侵襲が大きい

エスケープ現象も活動性のバセドウ病に対しては起こりにくいとされており,心配することはない.一方で,いつKIを減量するかあるいは中止にするかはガイドラインには示されていない.以前はMMI 30 mg投与されることがあったが,MMI 15 mgとKIの併用のほうが効果および安全性の面で優れているため[3)4)],後者が推奨される.

PTUはMMIと比べ,力価が低く,副作用が起こりやすいため,MMIの催奇形性を避ける妊娠初期の使用やMMIが副作用で使えない場合に限定されやすい.PTUを用いる場合は初回投与量を300 mgとする.MMIが単回投与であるのに対し,PTUは分割投与であるため,服薬アドヒアランスが劣る.

動悸や頻脈および手指振戦といった甲状腺中毒症状に対しては,β遮断薬を併用する.妊婦に対しては,子宮内発育遅延が懸念されるため,可能な限り短期的な使用とし,メトプロロール,プロプラノロールもしくはラベタロールのいずれかを使用することを推奨している.授乳婦にも同様である.気管支喘息患者にはβ_1選択性遮断薬を用いることが可能である[2)].

2)減量・中止と経過観察方法について

抗甲状腺薬開始後は,重症度に応じて2〜6週間隔で甲状腺機能を確認し,甲状腺機能が十分正常範囲内に入ったら,4〜6週間隔での確認とし,抗甲状腺薬を漸減していく.MMI投与量が毎日か隔日で5 mgあるいはPTUが毎日か隔日で50 mg

表 3. 抗甲状腺薬の副作用

程度	種類	
軽度	皮疹 脱毛 軽度肝障害 悪心・嘔吐 筋肉痛 関節痛	
重度	無顆粒球症 重症肝障害 多発性関節炎 ANCA 関連血管炎 低血糖発作(インスリン自己免疫症候群)	

まで減量後は,これを維持量とし,2~3か月ごとに甲状腺機能が正常範囲内にあることを確認する.最小維持量で,6か月以上甲状腺機能が正常な場合には,休薬を検討してもよい.TRAb 陰性のほうが寛解率は高い[5]が再発率は 30%前後報告されており,再燃の予測因子とするのは難しい.最小量維持期間が 6か月以上の場合,TRAb 陰性・陽性で寛解率に差はない[6]ため,陰性化を待つ必要はないとされる.

3）抗甲状腺薬の副作用について

抗甲状腺薬投与患者の 10%以上で副作用が認められるため,投与開始前には患者に必ず副作用の可能性を説明する.軽症のものは 1~6%,重症のものは 0.5%以内で起こるとされている[7]（表3）.PTU では ANCA 関連血管炎に注意する[8].副作用の発症時期は,ANCA 関連血管炎を除き,軽症・重症ともに内服開始から 3か月までにほとんどみられるため,初回投与開始後 2か月間は原則2週ごとに白血球分画を含めた血液検査を行う[2].

抗甲状腺薬で副作用が出現した場合,甲状腺機能のコントロール不良,再燃の繰り返しや後述する理由によって,薬物療法から RI 療法や手術療法に治療法が変更される.

2．RI 治療

1）適 応

抗甲状腺薬が副作用や肝機能障害で使えない,薬物で寛解しづらい,あるいは短期で完治させたい希望がある患者の中で,手術を希望しない患者,手術リスクの高い患者,本治療後 6~12か月以上で妊娠を計画している女性が対象になる.た

だし,妊婦,断乳できない授乳婦,甲状腺癌を合併している患者には禁忌である.活動性の高い眼症を有する患者は,眼症を悪化させるため眼症の治療を優先させる[9].18歳以下の小児については原則禁忌であったが,小児期発症バセドウ病診療ガイドライン 2016 より慎重投与となっている.

2）治療方針

RI 治療では内服した ^{131}I が甲状腺に移行し,発せられた β 線によって甲状腺組織を破壊する.理想的には甲状腺機能が速やかに正常化し,その状態が長期間持続すればよいが,そのような確実な ^{131}I の投与量の決定方法は確立しておらず,機能の正常化を目指すか,機能低下になるが短期間で治療を終わらせるかのいずれかの目標によって変わってくる.機能の正常化を目指す場合は ①治療期間が長くなり,その間抗甲状腺薬を継続しなければならない,②1回の治療で十分な効果が得られないことがある,③長期的にみると機能低下症に陥り,甲状腺ホルモンの補充を要することが多いことを事前に説明し,患者の意向を聞く.

3）治療の流れ

^{131}I の投与に際し,甲状腺機能のコントロールが不十分であると甲状腺クリーゼを誘発する可能性があり,まずは十分なコントロールが重要である.1週間以上前からヨウ素制限を開始し,^{131}I 甲状腺摂取率を高める.また,3日以上前から抗甲状腺薬を中止する.^{131}I の投与量は前述の目標および甲状腺重量に従い,算定する.RI 治療後 6か月間は甲状腺機能が著しく変動しやすい時期であり,注意深い観察が必要で,適切量の抗甲状腺薬や甲状腺ホルモン薬を投与する.治療効果の判定は RI 治療後半年から 1年程度で行う.短期間で甲状腺機能低下を目指した治療を行った場合は,この期間で抗甲状腺薬が中止できない場合に再度の ^{131}I 投与もしくは手術を検討する.甲状腺機能の正常化を目指した場合は再度 ^{131}I を投与すると,機能低下をきたしてしまう可能性があり,治療後1年以上経過しても抗甲状腺薬が維持量まで減量できない場合や甲状腺腫が十分に縮小しない場合

に再治療を検討する.

3．手　術

1）適　応

以前はバセドウ病の治療の主流であったが，安定した抗甲状腺薬の開発や RI 治療の発展によって減少傾向にあり，全治療の数％を占める程度になっている．しかし，非常に短期間で治療効果が確実に得られることから有用な治療法であることは間違いない．対象となるのは ① 短期間で治したい患者，② 甲状腺刺激抗体（TRAb）高値や T3 優位型の薬物治療が効きにくい患者，③ 抗甲状腺薬の副作用で薬物治療が継続できない患者，④ 抗甲状腺薬の服薬アドヒアランスが悪い患者，⑤ 甲状腺悪性腫瘍を合併するもしくは悪性の疑いのある甲状腺結節を有する患者，⑥ RI 治療に感受性の低い患者，⑦ 6 か月以内に妊娠を計画している患者，⑧ 高度な甲状腺眼症を有する患者である．巨大な甲状腺腫を有する患者も一般的には RI 治療より手術が勧められる．当院では内分泌代謝科で内科的治療がなされ，手術が必要とされる患者が当科に紹介となる．当科で過去 5 年間に行ったバセドウ手術 46 例の手術紹介理由を表 4 に記す．薬物治療が効きにくいこと以外に妊娠希望，巨大甲状腺腫，バセドウ眼症の合併といった RI 治療では対応しがたい症例が上位を占めていた．

2）術　式

術式には甲状腺全摘術，甲状腺亜全摘術がある．後者は機能の正常化を目指す方法で，反回神経および副甲状腺周囲の甲状腺組織を含むように両葉を一部ずつ残置する方法と，半側の葉切除と対側の葉亜全摘を行う方法（Dunhill 法）が知られている．Dunhill 法では再発した場合でも術野が片側のみとなり，両側反回神経麻痺を回避できる利点がある[10]．残置量は 5 g 前後であるが，必ずしも機能正常化に至るわけではなく，2，3 割程度に留まり，残りは抗甲状腺薬の内服の継続あるいは甲状腺ホルモンの補充が必要となる．また，術後の再発の問題がある．全摘と亜全摘を比較した 4 つの RCT 試験[11]~[14]が報告されており，これら

表 4. 当科で手術となった理由

理由	人
薬物治療抵抗性	26
妊娠希望	11
巨大甲状腺腫	10
高度バセドウ眼症の存在	5
抗甲状腺薬の副作用	3
服薬アドヒアランス不良	3
腫瘍増大	2
癌の合併	2
T3 優位型	1

（患者 1 人につき，複数の理由があるため，合計数は患者人数より多い）

のメタ解析では甲状腺機能亢進症再燃は有意に亜全摘のほうが多く，一過性の副甲状腺機能低下症は全摘のほうが若干多い傾向にあったが，永続的な副甲状腺機能低下症や反回神経麻痺には有意差はなかった[15]．このことから治療ガイドラインでは機能亢進症の寛解に重きを置いて全摘を推奨している．なお，早期妊娠希望の場合は胎児に悪影響を及ぼす TRAb の値が全摘のほうが早く正常化するため，全摘が望ましい．また，悪性腫瘍を合併する患者も残置組織からの腫瘍再発を懸念し，原則全摘を行う．2010 年からバセドウ病の手術にも超音波凝固切開装置等加算がついた．それを大きく上回る定価であるものの，エナジーデバイスは出血量の減少，手術時間の短縮という点で有用性が高い．当科でも Ligasure™ を使用しており，甲状腺実質に押し当てるようにしながらシーリング，カットを行い，出血を抑えている．反回神経が走行する近傍では使用に注意する．

2018 年度より内視鏡下甲状腺手術が保険収載となり，バセドウ病も適応疾患として含まれる．巨大な甲状腺腫に対しては手術のリスクが高くなるため，甲状腺容量を制限して行っている施設がほとんどである．施設によって基準は異なるが，概ね 50～100 mL 以内とされている[16][17]．

3）術前の準備

RI 治療と同様，術前には十分甲状腺機能をコントロールしておく．KI は甲状腺内の血流を低下させ，術中出血量を減少させるといわれており[18]，手術の 7～14 日前から投与を開始する．エスケープ現象を起こすことがあるが，1 週間休薬してヨ

ウ素制限を行うと再び効果が発現することが多い．副腎皮質ステロイドもT4からT3への変換阻害作用がある[19]ため有用であり，デキサメタゾン4～8 mg あるいはプレドニゾロン 30～60 mg を3～5 日間投与する．これでもなお，甲状腺ホルモン値が正常範囲内に下がらず，ある程度FT3が高値のまま手術に踏み切ることもある．手術が許容されるFT3の上限値にはエビデンスはなく，施設や術者，麻酔科医によって意見はまちまちである．高いところではFT3が 10 pg/mL 以内であれば手術を行うとしている施設もある[20]．

まとめ

以上より現在行われているバセドウ病の治療について述べた．耳鼻咽喉科・頭頸部外科医にとっては，手術以外の治療に接する機会は少ないかもしれないが，手術に至る背景も含めて，他の治療法の基本的知識を深めておく必要がある．

参考文献

1) 日本甲状腺学会（編）：甲状腺疾患診断ガイドライン 2021.
2) 日本甲状腺学会（編）：バセドウ病治療ガイドライン 2019. 南江堂, 2019.
3) Sato S, Noh JY, Suzuki M, et al：Comparison of efficacy and adverse effects between methimazole 15 mg＋inorganic iodine 38 mg/day and methimazole 30 mg/day as initial therapy for Graves' disease patients with moderate to severe hyperthyroidism. Thyroid, **25**：43-50, 2015.
   Summary MMI 30 mg 単独投与と MMI 15 mg＋KI 50 mg 併用群において，併用群では早期にFT4値が正常化し，副作用の発現頻度がより低かった．
4) Takata K, Amino N, Kubota S, et al：Benefit of short-term iodide supplementation to antithyroid drug treatment of thyrotoxicosis due to Graves' disease. Clinical Endocrinol, **72**：845-850, 2010.
5) Okamoto Y, Tanigawa S, Ishikawa K, et al：TSH receptor antibody measurements and prediction of remission in Graves' disease patients treated with minimum maintenance doses of antithyroid drugs. Endocrine J, **53**：467-472, 2006.
6) Konishi T, Okamoto Y, Ueda M, et al：Drug discontinuation after treatment with minimum maintenance dose of an antithyroid drug in Graves' disease：a retrospective study on effects of treatment duration with minimum maintenance dose on lasting remission. Endocrine J, **58**：95-100, 2011.
7) 西原永潤：バセドウ病の薬物療法．内分泌・甲状腺外会誌, **35**：152-155, 2018.
8) Dolman KM, Gans RO, Vervaat TJ, et al：Vasculitis and antineutrophil cytoplasmic autoantibodies associated with propylthiouracil therapy. Lancet, **342**：651-652, 1993.
9) 日本甲状腺学会（編）：バセドウ病 [131]I 内容療法の手引き. 2007.
10) 山本浩孝，児嶋 剛，岡上雄介ほか；バセドウ病に対する甲状腺亜全摘出術の成績．天理医学紀要, **24**：37-43, 2021.
11) Barczyński M, Konturek A, Hubalewska-Dydejczyk A, et al：Randomized clinical trial of bilateral subtotal thyroidectomy versus total thyroidectomy for Graves' disease with a 5-year follow-up. Br J Surg, **99**：515-522, 2012.
12) Chi SY, Hsei KC, Sheen-Chen SM, et al：A prospective randomized comparison of bilateral subtotal thyroidectomy versus unilateral total and contralateral subtotal thyroidectomy for graves' disease. World J Surg, **29**：160-163, 2005.
13) Järhult J, Rudberg C, Larsson E, et al：Graves' disease with moderate-severe endocrine ophthalmopathy-long term results of a prospective, randomized study of total or subtotal thyroid resection. Thyroid, **15**：1157-1164, 2005.
14) Witte J, Goretzki PE, Dotzenrath C, et al：Surgery for Graves' disease：total versus subtotal thyroidectomy-results of a prospective randomized trial. World J Surg, **24**：1303-1311, 2000.
15) Guo Z, Yu P, Liu Z, et al：Total thyroidectomy vs bilateral subtotal thyroidectomy in patients

with Graves' diseases : a meta-analysis of randomized clinical trials. Clin Endocrinol, **79** : 739-746, 2013.
  Summary　全摘，亜全摘のメタ解析を行い，甲状腺機能亢進症の再燃は相対危険度0.14で有意に亜全摘術例で多かった．

16) 北村守正：内視鏡下甲状腺手術．日耳鼻会報，**127** : 92-99, 2024.

17) 野村研一郎：内視鏡下甲状腺手術—video-assisted neck surgery（VANS 法）．耳喉頭頸，**91** : 561-565, 2019.

18) Erbil Y, Ozluk Y, Giriş M, et al : Effect of lugol solution on thyroid gland blood flow and microvessel density in the patients with Graves' disease. J Clin Endocrinol Metab, **92** : 2182-2189, 2007.
  Summary　無機ヨウ素投与群は非投与群に対して，甲状腺の動脈の平均血流量，微小血管密度，術中出血量が有意に低い．

19) Panzer C, Beazley R, Braverman L : Rapid preoperative preparation for severe hyperthyroid Graves' disease. J Clin Endocrinol Metab, **89** : 2142-2144, 2004.

20) 松津賢一，杉野公則，伊藤公一：バセドウ病の外科治療．内分泌・甲状腺会誌，**35** : 162-166, 2018.

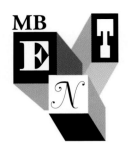

◆特集・みみ・はな・のど 保存的治療 vs 手術治療―私の選択基準―
副甲状腺機能亢進症の保存的治療と手術治療

石田宏規[*1]　安里　亮[*2]

Abstract 副甲状腺機能亢進症には，副甲状腺の病変（腺腫・過形成・癌）により生じる原発性副甲状腺機能亢進症と慢性腎臓病など副甲状腺以外の原因に伴い生じる二次性副甲状腺機能亢進症がある．
原発性副甲状腺機能亢進症の根治治療は病的副甲状腺の摘出である．手術成功のためには術前の病変部位の局在診断（病変の場所および個数）が必要であり，画像検査および局所解剖の知識が必要である．
慢性腎臓病に伴う二次性副甲状腺機能亢進症の治療は薬物療法が基本であるが，内科的治療抵抗例では手術も検討される．ただし，近年ではカルシミメティクスの使用の広がりにより手術症例は減少傾向にある．
原発性および二次性副甲状腺機能亢進症の保存的治療および手術治療について手術適応も含めて概説する．

Key words 原発性副甲状腺機能亢進症（primary hyperparathyroidism），二次性副甲状腺機能亢進症（secondary hyperparathyroidism），副甲状腺腫（parathyroid adenoma），副甲状腺癌（parathyroid carcinoma），副甲状腺手術（parathyroidectomy）

はじめに

副甲状腺機能亢進症（hyperparathyroidism：HPT）は，副甲状腺ホルモン（parathyroid hormone：PTH）が不適切に過剰分泌される病態で，高カルシウム血症とそれに伴う骨粗鬆症・尿路結石などの諸症状を呈することがある．副甲状腺の病変により生じる原発性副甲状腺機能亢進症（primary HPT：PHPT）と主に慢性腎臓病（その他，ビタミンD欠乏・薬剤性など副甲状腺以外の原因）に伴い生じる二次性副甲状腺機能亢進症（secondary HPT：SHPT）に大別される．

PHPTの原因となる副甲状腺病変（腫大腺）は，これまで腺腫・過形成・癌に分類されており，腺腫・過形成は組織像が類似しているため臨床的に単腺腫大なら腺腫，全腺腫大なら過形成とみなされていた．しかし，2022年に改訂されたWHO分類第5版では副甲状腺疾患の診断基準が見直され，過形成は"既知の刺激によって引き起こされる可逆的な状態"と定義されたため，基本的にSHPTにおいて生じる病態とされた[1]．一方，PHPTにおいてこれまで過形成と診断されていた複数腺腫大は複数腺の腺腫と診断されることとなり，これには多発性内分泌腫瘍症（multiple endocrine neoplasia：MEN）などの遺伝性副甲状腺機能亢進症（遺伝性HPT）も含まれる．ただし，本稿ではこれまでの疾患概念に従って全腺腫大≒過形成として記載する．

単腺腫大の場合はほとんどが腺腫だが，癌の可能性もある．副甲状腺癌は組織学的に腺腫との鑑

[*1] Ishida Hiroki，〒612-8555 京都府京都市伏見区深草向畑町1-1 国立病院機構京都医療センター耳鼻咽喉科・頭頸部外科
[*2] Asato Ryo，同，頭頸部外科診療科長

表 1. 無症候性原発性副甲状腺機能亢進症の経過観察時の
モニタリング項目

項目		頻度
血液検査	血清 Ca 値　25OH ビタミン D PTH 値	年 1 回 臨床的徴候があれば
骨症状	DXA 法(3 部位；腰椎，大腿骨，橈骨) 椎体骨折の検索	1〜2 年に 1 回 臨床的徴候があれば
腎症状	Ccr もしくは eGFR 腎結石の評価，24 時間蓄尿	年 1 回 臨床的徴候があれば

別が困難なこともあるが，周囲組織への浸潤所見や他臓器・リンパ節への転移などがあれば癌と診断されるため，臨床所見も重要である．術前に癌を疑う特徴としては血液検査で著明な高カルシウム血症や高 PTH 血症をきたしている点，触診にて副甲状腺腫瘤を触知する点などが挙げられる[2]．複数腺の腫大を認めた場合は遺伝性 HPT や SHPT を疑うこととなる．

本稿では，PHPT および慢性腎臓病による SHPT に対する保存的治療と手術治療について概説する．

原発性副甲状腺機能亢進症の治療

PHPT の根治治療は責任病変の外科的切除である．ただし，患者背景や責任病変の局在不明など外科的切除が困難な場合には，薬物療法など保存的治療が選択肢となる．癌を疑う場合には手術を行う．

1．PHPT の保存的治療

血清カルシウム濃度上昇が軽度で，無症状であれば経過観察可能だが，そうでない場合には高カルシウム血症と骨粗鬆症に対する薬物療法を行う．

1）経過観察

無症候性 PHPT において，経過観察を行う場合には 2022 年の NIH ガイドライン(表 1)に示すような血清学的検査・骨症状・腎症状の定期的なモニタリングが推奨されている[3]．

2）薬物療法

(1) カルシミメティクス(カルシウム感知受容体作動薬)

カルシミメティクスはカルシウム感知受容体(CaSR)のアゴニストであるカルシウムイオンの感受性を高めることで，副甲状腺からの PTH 分泌を抑制できる薬剤である．本邦では 2014 年からシナカルセト(レグパラ®)，2019 年からエボカルセト(オルケディア®)が使用可能となっている．これらの薬剤によって生化学的な改善(血清カルシウム値の低下，PTH 値の低下)が報告されているが，骨量増加作用については有意な効果は示されていない[4]．

また，シナカルセトは食思不振・嘔吐など消化管症状が 2〜3 割と比較的多く認められたが，エボカルセトは消化器症状の副作用の頻度が低く，忍容性が向上しているとされる．

(2) ビスホスホネート製剤

ビスホスホネート製剤(主にアレンドロネート)も，PHPT において骨密度の改善が示されている．そのため，骨密度低下を示す PHPT に対して使用される．ただし，使用による血清カルシウム値の低下は示されてはいない．

(3) デノスマブ

デノスマブもビスホスホネート製剤と同様に，骨密度の改善が報告されている．また，PHPT 患者において外科的治療とデノスマブを比較した後ろ向き研究においては，外科的治療を上回る骨質(TBS)の改善を示したという報告もある[5]．

(4) ビタミン D

PHPT では天然型ビタミン D(25OHD)欠乏の合併頻度が高いとされる．25OHD 欠乏状態では PTH の上昇につながるため，血清 25OHD 濃度が 20 ng/mL 未満の PHPT 患者において高用量 25OHD を補充することで，PTH が低下し骨密度が上昇するという報告もある[6]．ただし，天然型ビタミン D は処方薬ではなくサプリメントとしての購入が必要で，また血中カルシウム濃度の定期的なモニタリングが望ましい．一方，活性型ビ

表 2. 原発性副甲状腺機能亢進症に対する治療と
その結果

	PTH	血清 Ca	骨密度
手術	↓	↓	↑
カルシミメティクス	↓	↓	→
BP 製剤	→	→	↑
デノスマブ	→	→	↑
天然型ビタミン D（25OHD）*	↓	→	↑

*高用量補充での報告

タミンD（エルデカルシトール・アルファカルシドールなど）の投与は高カルシウム血症を増悪させうるため禁忌である．

　手術を含め上記薬物治療でのPTH・血清カルシウム・骨密度の推移を表2にまとめる[7]．

2．PHPT の手術治療

1）手術について

　PHPT に対する手術は最小限の侵襲・病変の確実な摘出・術後合併症の回避が基本である．そのためには，術前の確実な病変の部位診断が必須であり，画像検査の各モダリティの知識や局所解剖の理解が重要である．副甲状腺は異所性（縦隔から頸部まで）に存在することもあり，解剖学的個人差が大きいことにも留意する．

　術前に病変が同定され腺腫が疑われる場合には腫大腺のみを摘出する侵襲の少ない focused approach を行い，病変が同定できれば手技的には難しくはない．しかし，想定していた病変が副甲状腺腫でなかった場合や病変が同定できなかっ

た場合などでは，副甲状腺の両側全腺の探索などを行っても術中に病変を同定することが難しいことも多い．このような状況を回避するためにも，副甲状腺の局所解剖と画像検査に精通し，確実な病変部位診断を行うことが非常に重要である．

　副甲状腺癌を疑う場合には，被膜損傷を起こせば再発の可能性が高く根治が困難となるため，甲状腺を含めた周囲組織との合併切除をためらわないことが重要である．

2）手術適応

　症候性の PHPT，すなわち尿路結石や骨痛などの骨症状，また高カルシウム血症による症状がある場合には原則として手術適応となる．また，無症候性 PHPT については2022年のNIHガイドライン（表3）の1項目でも満たせば外科的治療が推奨される[3]．ただし，基準を満たさない場合でも，外科治療により骨密度が改善することが多いため，患者が手術を希望し病的副甲状腺の局在が明らかであれば手術を行うことは許容される．

3）局所解剖

　副甲状腺は通常，甲状腺の背側に上下左右の合計4腺存在する．発生学的に副甲状腺上腺は第4鰓嚢から発生して甲状腺とともに食道に沿って下降し通常は甲状腺頭側 1/3 の後面に位置する．一方で，副甲状腺下腺は胸腺とともに第3鰓嚢から発生し，甲状腺の側方を通り甲状腺下極へ下降す

表 3. 無症候性原発性副甲状腺機能亢進症の手術適応
1項目でも満たせば外科的治療が推奨される

補正血清 Ca 値 基準値上限からの上昇値	＞1.0 mg/dL
骨症状	a．骨密度：DXA*法で T-score＜−2.5 SD 　　（腰椎，股関節，大腿骨頸部，橈骨遠位端 1/3） b．画像診断（単純 X 線，CT，MRI，VFA**）による椎体骨折
腎症状	a．eGFR または Ccr＜60 mL/分 　　（片腎の場合は腎機能にかかわらず考慮） b．画像検査（単純 X 線，超音波検査，CT 検査）による腎結石または 　　腎石灰化の確認 c．24 時間尿中 Ca 排泄　＞250 mg/日（女性），300 mg/日（男性）
年齢	＜50 歳

*DXA：dual energy X-ray absorptiometry，**VFA：vertebral fracture assessment

る．典型的には上腺は輪状甲状関節の高さで反回神経と下甲状腺動脈の約1 cm上方に存在し，下腺は甲状腺下極の被膜の後外側もしくはその1〜2 cm以内にあることが多いとされる[8]．反回神経との位置関係では下腺は反回神経より腹側（浅層）にあり，上腺は喉頭入口部の近傍でより背側（深層）にあるとされる．

ただ，副甲状腺には数の異常（3腺以下もしくは5腺以上存在）・位置の異常（異所性副甲状腺）があることも知られている．副甲状腺の解剖学的構造についてのメタアナリシスでは副甲状腺が4腺の症例は81.4%であり，3腺以下が13.2%，5腺以上の症例は5.4%であった[9]．また，異所性副甲状腺は15.9%（頸部11.6%　縦隔4.3%）に認められたとされている．異所性副甲状腺については前述の発生学的差異から下腺に生じることが多いとされるが，上腺は傍食道などの後縦隔に，下腺は頸動脈鞘内（下顎角から甲状腺葉の高さまで）や胸腺内，縦隔に存在する可能性がある．また，両腺ともに甲状腺内に生じることもある．これらの解剖学的バリエーションがあることを念頭に置いて画像診断で病変を検索する必要がある．

4）画像検査

画像検査の目的は ① 病的副甲状腺の同定（1腺のみか複数腺か/異所性病変はないか），② 病変の性状評価，③ 病変と甲状腺の位置関係の確認，である．① では副甲状腺の位置および異所性の有無を確認し，病変が1腺のみか複数かを確認する．2腺腫大の場合には過形成やdouble adenomaが考えられ，3腺以上の腫大があれば過形成と考える．② では病変に癌を疑う浸潤や転移所見がないか評価する．前述の癌を疑う臨床的特徴があればより注意して画像評価を行い手術に臨む．③ は手術中に病変を探す際に甲状腺との相対的位置が重要だからである．

我々は基本的に全例で以下の画像検査を行っている．

（1）超音波断層検査（エコー）

エコー検査は低侵襲で簡便であり，また局所の空間分解能にも優れることから第一選択として必須の検査である．正常副甲状腺は扁平・紡錘形で大きさは3〜5 mm程度であり，また甲状腺とエコーレベルがほぼ同じであるため描出は困難である．一方で，病的副甲状腺は脂肪細胞が少ないために甲状腺よりも低エコーである．腺腫の典型像は甲状腺背側に扁平な楕円形，境界明瞭，内部低エコーの形状整な結節，一対の血管の流入として描出される．

副甲状腺癌の特徴的な所見としては周囲組織への浸潤や不整形の結節，縦横比が大きく厚みのある腫瘤であり，これらを認めれば癌を疑う必要がある[10]．

一方で，エコー検査は上縦郭や食道・気管の背側など解剖学的部位によっては描出困難となり，上腺の病変・異所性の病変などの同定に欠点がある．そのため，MIBIシンチやCTと組み合わせた検索が有用である．

（2）MIBIシンチグラフィ（MIBIシンチ）

^{99m}Tc-MIBIを静脈注射し，10分後（早期相）と2時間後（後期相）に撮像を行う．MIBIは副甲状腺の好酸性細胞に取り込まれるため，好酸性細胞の多い腫大腺により集積する．早期相では正常甲状腺にも取り込まれるが，腺腫には集積が長くとどまるため，後期相で局在診断を行う．複数腺腫大の有無や縦郭内などの異所性副甲状腺腫の検出に優れる．ただし，小さな副甲状腺腫や薄い扁平状・囊胞性の副甲状腺腫，また好酸性細胞の少ない過形成病変の場合には副甲状腺に十分な集積を認めないことがある点，慢性甲状腺炎や甲状腺結節を合併する場合にはMIBIが後期相まで甲状腺に残存する点，などからMIBIシンチでの病変の検出が困難な場合がある[11]．

（3）CT（単純＋造影）

CT検査では，単純CTと造影CTで甲状腺と病的副甲状腺の濃度の違いを比較することが臨床上重要である．一般的に病的副甲状腺は，単純CTで甲状腺より低吸収，造影早期相で甲状腺と同程度に強く造影され，後期相では甲状腺より早

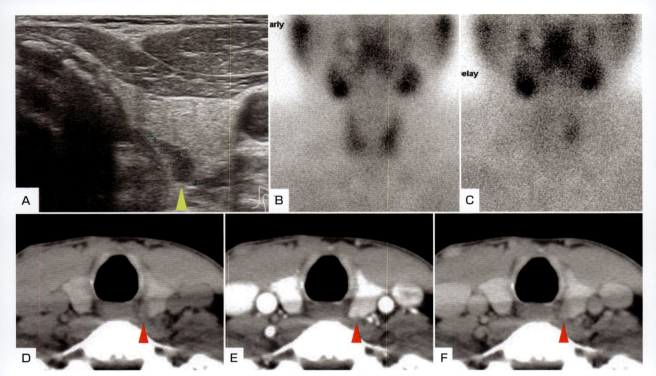

図 1．左副甲状腺腫
A：超音波検査．甲状腺左葉背側に扁平な低エコー腫瘤あり．
B：MIBI シンチ（早期相）
C：MIBI シンチ（後期相）．甲状腺下極よりに集積あり．
D：頸部 CT 画像（単純）．甲状腺左葉背側の副甲状腺腫は甲状腺より低吸収に描出される．
E：頸部 CT 画像（造影早期相）．副甲状腺腫は甲状腺と同程度に造影される．
F：頸部 CT 画像（造影後期相）．副甲状腺腫は甲状腺より低吸収に描出される．

く washout されるため，やや低吸収となる．そのため，これら各相の画像を比較することが病的副甲状腺の局在を同定することに役立つ．撮像法としては造影剤を bolus 注入して撮像する dynamic study が有用とされている．CT 検査では超音波検査で検出が難しい縦隔や気管・食道近傍を描出できることができ，甲状腺やリンパ節とも造影効果の違いから副甲状腺腫を鑑別することが可能である．MIBI シンチでの検出が困難な症例においては病的腺が小さいという可能性を考慮して，thin slice での評価を必ず行う（図 1）．

5）術　式
（1）腺腫（単腺腫大）の場合

病線（腫大腺）のみを摘出する focused approach の成功率は 95〜97％とされ，副甲状腺機能亢進症状の持続または再発が 2〜5％とされている[3]．

頸部の過度な伸展は，皮膚・筋肉などに緊張が生じ術野の自由度が低下するため適度にとどめる．皮膚切開は襟状に 3〜4 cm とするが，体位を取ったのちにエコーで病変を確認して皮膚切開の位置を決定することも有用である．前頸筋のアプローチ法としては正中白線経由と外側経由のアプローチがある．外側経由では頸神経ワナの一部を切断する必要があるが，皮膚切開や創の剝離範囲などの侵襲が小さくなる．胸鎖乳突筋を外側に開排し胸骨甲状筋と甲状腺を内側に翻転させた後，甲状腺被膜に沿って側面から裏面に剝離しながら病変を同定する．下腺は反回神経より浅く甲状腺下極付近にあるため，小さな皮膚切開で同定可能である．一方で，上腺は甲状腺・気管・食道に囲まれて位置するために甲状腺を下極も含めてやや広く剝離して強く翻転する．術中の病腺同定には病腺色調を見つけることが重要であり，そのために出血の少ない手術は必須である．なお，副甲状

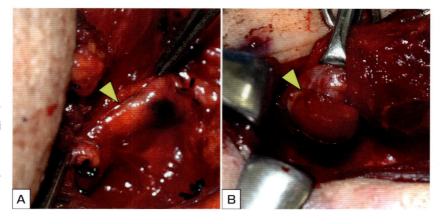

図 2.
副甲状腺の術中所見
　A：正常副甲状腺．バセドウ病に対して甲状腺全摘出後の正常腺
　B：副甲状腺腫．正常腺よりもやや赤みがかった色調を呈する．

腺は正常腺では通常褐色（ウニ色）で脂肪内に埋まることが多いが，腫大腺は正常腺よりもやや赤みがかった色調（図2）となる．白色あるいは出血歴がある場合は黒色などの色調を示すこともある．

次に，同定した病腺を被膜損傷しないよう鈍的・愛護的に剝離し，血管を結紮して摘出する．腫瘍の被膜破綻は再発のリスクであること，術中に病変の周囲への癒着があれば癌の可能性があることを意識して剝離摘出する．反回神経はルーチンでの確認は不要だが，腫瘍を周囲から剝離するときに神経を損傷しないように注意する．十分に止血を行えば必ずしも頸部へのドレーン留置は必須ではない．ただし，当院では細径（3.5 mm）の持続吸引ドレーンを留置することが多い．

なお，本術式は全身麻酔下に行うが，手技に習熟すれば局所麻酔でも可能である．

また，術中に病変を同定できなかった場合・術前の想定病変が副甲状腺でなかった場合・複数腺病変が見つかった場合・1腺摘出後の術中迅速副甲状腺ホルモン測定にて低下が得られなかった場合などでは全腺探索への移行が推奨される[2]．全腺探索とは正常腺も含めて両側の副甲状腺を術中に肉眼的に確認し有意な腫大腺を摘出することである．それでも病変が同定できない時には異所性の可能性を考えて上縦隔や甲状腺内を探索することもある．しかし，術前想定病変が副甲状腺腫でなかった場合には，術中の探索を行っても病変を同定できないことも多く，手術を一度終了して再度検査を行うなど治療方針を考えることも検討する．

(2) 過形成（複数腺腫大）の場合

術前の画像検査で複数腺の腫大が疑われた場合は，遺伝性HPT鑑別のため他の内分泌腫瘍の合併がないことやSHPTの原因がないことを確認する．手術は全腺探索が推奨されている[2]．2腺腫大であればdouble adenomaとして腫大した2腺を摘出すれば良好な治癒が得られたとの報告もある[12]．3腺以上の腫大であれば過形成として副甲状腺亜全摘もしくは全摘後自家移植術が選択される．また，MENなどの遺伝性HPTに合併して生じる複数腺腫大の場合には副甲状腺亜全摘もしくは全摘後自家移植術が選択されることが多い．自家移植は非利き腕の前腕に行う．2 cm程度皮膚切開して筋肉を繊維に沿って分け開き，十分に止血しておく．次に，摘出した副甲状腺腫の最小の腫大腺を約1/3程度（60 mg）埋め込み用に分けて血液を十分洗い落としたのち，これを1～3 mm程度に細切し上記筋肉間に埋め込み縫合閉鎖する．

(3) 癌の可能性がある場合

副甲状腺癌に対しては甲状腺の合併切除も含めた周囲組織とのen blocな切除が推奨されている[2]．術中に癌を疑う所見として，腫瘍の周囲組織への癒着や浸潤があること・触診上硬いこと・周辺にも小腫瘤を認めること（転移の可能性）などがある．副甲状腺癌は術前診断が困難であり，また術中迅速病理検査でも癌の確定診断は困難なため，術前に前述の著明な高カルシウム・PTH血症や触知可能な副甲状腺腫があれば，あるいは術中に上記癌を疑う所見を認めれば，甲状腺を含めた周囲組織との合併切除をためらわないことが重要

表4. 慢性腎臓病における血清目標値

血清 P	3.5〜6.0	mg/dL
血清補正 Ca	8.4〜10.0	mg/dL
血清 intactPTH	60〜240	pg/mL

である.

6）術　後

　術後は甲状腺手術と同様に術後出血・頸部血腫による気道狭窄に十分に注意する. 副甲状腺1腺摘出の合併症として, 永続的な反回神経麻痺（1%）・頸部血腫（0.5%）が報告されている[3]. 手術によるアウトカムとしては血清カルシウムおよびPTH値の低下とともに骨密度の改善が認められ, 尿路結石についても減少する傾向にある[3].

　術前に高度に骨量が減少した状態で副甲状腺摘出術を施行すると, 急激な副甲状腺ホルモンの低下により血中のカルシウムが骨再形成に急激に消費されることで, 高度かつ遷延性の低カルシウム血症（hungry bone syndrome）をきたし, それによるテタニー症状（口唇・舌・手足指先端のしびれ, 手足の攣縮など）が生じることがある. その場合, カルシウムおよび活性型ビタミンDの補充を行って対応する. 通常はPHPTより骨量低下の大きいSHPTで発生する頻度が高いが, PHPTでの発症危険因子としては術前血液検査でのALP, PTHの著明な増加・年齢（60歳<）・摘出副甲状腺のサイズ（4 g<）・術前の骨粗鬆症（X線での骨吸収像やDXA法での骨量低下）などが挙げられる[13]. これらの危険因子のある症例では特に血清カルシウム値の推移に注意する.

　PHPTにおいては術後6か月での血清カルシウム値・PTH値が正常となれば治癒とみなされる. ただし, 術後6か月時点で血清カルシウム値が正常値となっても, それ以後に残存している複数腺病変が増大することや遺残病変が増大することにより再度血清カルシウムが上昇する可能性があり, 定期的な血清カルシウム値のフォローが検討される. また, 術前から骨粗鬆症を伴うPHPTにおいては, 術後に薬物療法も併用したほうが骨密度の改善が見込まれるとの報告もある[14].

二次性副甲状腺機能亢進症の治療

　SHPTの多くは慢性腎臓病に伴う骨ミネラル代謝異常（CKD-MBD）において生じる. 特に, 慢性透析患者には高頻度に併発し, 生命予後にも影響するために治療・管理が必要となる. ビタミンD製剤およびカルシミメティクスなどの投与による内科的管理が中心となるが, 内科的治療抵抗性を示す重症例では副甲状腺摘出術が適応となる.

　しかし, 近年ではカルシミメティクスの使用の広がりにより副甲状腺摘出術の適応症例は減少傾向にある. また, SHPTで手術を検討する症例は慢性透析患者であり, PHPTで手術を行う症例と比較すると心血管系合併症などのhigh-risk症例が多いことに留意する.

1．SHPTの保存的治療

1）活性型ビタミンD・リン吸着薬・カルシミメティクス

　日本透析医学会の慢性腎臓病に伴う骨・ミネラル代謝異常の診療ガイドライン（CKD-MBDガイドライン）では血清リン（P）濃度・血清補正カルシウム（Ca）濃度・血清PTH濃度の順に優先して管理目標値内に維持することが推奨される[15]（表4）. これらを目標に活性型ビタミンD・リン吸着薬・炭酸カルシウム・カルシミメティクスの調整を行う.

　シナカルセトは本邦で最初に使用可能となったカルシミメティクスであり, その有用性が認識され他のカルシミメティクスの開発がすすめられた結果, 現在本邦では経口薬としてシナカルセト, エボカルセト, 静脈注射薬としてエテルカルセチド, ウパシカルセトの4種類のカルシミメティクスがSHPT治療薬として臨床応用されている[16].

2．SHPTの手術治療

1）手術適応

　CKD-MBDガイドライン（2012年）では, 内科的治療に抵抗する高度のSHPT（intact PTHが500 pg/mLあるいはwhole PTHが300 pg/mLを超える場合）に対して手術を推奨するとされている[15]. ただし, それを満たさずとも, 管理目標値を上回る高リン血症・高カルシウム血症が是正困

表 5. 二次性副甲状腺機能亢進症における手術適応

1. 内科的治療に抵抗する高度な SHPT 症例
   （intact PTH が 500 pg/mL あるいは whole PTH が 300 pg/mL を超える）
2. 血清 P あるいは補正 Ca 値が管理目標値を上回っている症例
3. SHPT による以下の臨床症状・所見を呈する症例
   a．自覚症状（骨関節痛，筋力低下，瘙痒感など）
   b．骨回転の亢進（ALP の上昇など）
   c．X-p での骨変化（頭蓋骨の salt and pepper 像，椎体の rugger jersey 像，中手骨の骨膜下吸収像など）
   d．進行性の異所性石灰化（血管，心臓の弁，腫瘤状石灰化など）

難な場合や骨関節痛・筋力低下・瘙痒感といった自覚症状の改善目的での副甲状腺摘出術を検討してもよいとされる（表5）.

内科的治療の進歩により，副甲状腺摘出術の症例数は大きく減少しているが，SHPT におけるカルシミメティクスとの比較において副甲状腺摘出術による生命予後延長の報告があることから，手術適応の拡大も含めた再検討が必要という意見もある[17].

2）術 式

SHPT の副甲状腺病変は過形成であり，術式としては副甲状腺亜全摘術や副甲状腺全摘±自家移植術などがあるが，本邦では全摘後自家移植術が行われることが多い．自家移植の際には，PHPT の項で記載した点に加えて，透析に用いるシャント静脈はもちろん透析してない腕の静脈も将来使用する可能性があるため，できるだけ静脈を傷つけないように注意する．なお，副甲状腺の数・位置の異常の可能性があるため，手術にあたり術前の画像検査および術中所見において十分な副甲状腺の検索が必要である．また，カルシミメティクス投与後の副甲状腺では出血性梗塞や線維化などを生じることがあり，周囲組織との癒着に留意する[17].

副甲状腺エタノール注入療法はカルシミメティクス導入以前には1腺腫大の SHPT に対して臨床的に広がりをみせていたが，カルシミメティクスの普及とともに行われる機会はほとんどなくなっている[18].

参考文献

1) WHO Classification of Tumors Editorial Board：Endocrine and Neuroendocrine Tumors：WHO Classification of Tumors, 5th ed. IARC, Lyon, 2022.

2) Wilhelm SM, Wang TS, Ruan DT, et al：The American Association of Endocrine Surgeons Guidelines for Definitive Management of Primary Hyperparathyroidism. JAMA Surg, **151**：959-968, 2016.
   Summary PHPT 治療についてのアメリカ内分泌外科学会のガイドライン.

3) Bilezikian JP, Khan AA, Silverberg SJ, et al：Evaluation and Management of Primary Hyperparathyroidism：Summary Statement and Guidelines from the Fifth International Workshop. J Bone Miner Res, **37**：2293-2314, 2022.
   Summary PHPT についてのアメリカ国立衛生研究所（NIH）ガイドライン.

4) Ng CH, Chin YH, Tan MHQ, et al：Cinacalcet and primary hyperparathyroidism：systematic review and meta regression. Endocrine Connect, **9**：724-735, 2020.

5) Miyaoka D, Imanishi Y, Kato E, et al：Effects of denosumab as compared with parathyroidectomy regarding calcium, renal, and bone involvement in osteoporotic patients with primary hyperparathyroidism. Endocrine, **69**：642-649, 2020.

6) Rolighed L, Rejnmark L, Sikjaer T, et al：Vitamin D treatment in primary hyperparathyroidism：a randomized placebo controlled trial. J Clin Endocrinol Metab, **99**：1072-1080, 2014.

7) 槙田紀子：原発性副甲状腺機能亢進症への薬物治療介入のアウトカム―無症候性あるいは軽度の非手術症例を対象として．内分泌外会誌, **38**（3）：141-146, 2021.

8) Policeni BA, Smoker WR, Reede DL, et al：Anatomy and embryology of the thyroid and parathyroid glands. Semin Ultrasound CT MR, **33**(2)：104-114, 2012.

9) Taterra D, Wong LM, Vikse J, et al：The

prevalence and anatomy of parathyroid glands：a meta-analysis with implications for parathyroid surgery. Langenbecks Arch Surg, **404**：63-70, 2019.
Summary 副甲状腺の解剖学的バリエーション(位置・個数)についてのメタアナリシス.

10) 田口真帆, 間中勝則, 槙田紀子：副甲状腺癌の診断と治療〜内科〜. 内分泌外会誌, **40**(2)：70-75, 2023.

11) 進藤久和, 森　祐輔, 高橋　広ほか：副甲状腺手術適応のための画像診断. 内分泌外会誌, **37**(4)：226-231, 2020.

12) Goodsell KE, Ermer JP, Zaheer S：Double adenoma as a cause of primary hyperparathyroidism：Asymmetric hyperplasia or a distinct pathologic entity? Am J Surg, **222**(3)：483-489, 2021.

13) 安永親生, 宮崎雄幸, 田村健太郎：副甲状腺摘出術後およびカルシミメティクス使用時の飢餓骨(hungry bone)症候群. 泌尿器外科, **36**(12)：1323-1328, 2023.

14) Ryhänen EM, Koski AM, Löyttyniemi E, et al：Postoperative zoledronic acid for osteoporosis in primary hyperparathyroidism：a randomized placebo-controlled study. Eur J Endocrinol, **185**(4)：515-524, 2021.

15) 日本透析医学会(編)：慢性腎臓病に伴う骨・ミネラル代謝異常の診療ガイドライン. 透析会誌, **45**：301-356, 2012.

16) 溝渕正英：二次性副甲状腺機能亢進症の内科的管理. 泌尿器外科, **36**(12)：1300-1305, 2023.

17) 角田隆俊：SHPT に対する副甲状腺摘出術. 泌尿器外科, **36**(12)：1306-1310, 2023.

18) 福成信博：副甲状腺機能亢進症に対するインターベンション治療. 内分泌甲状腺外会誌, **31**(3)：190-196, 2014.

好評

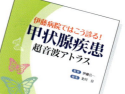

Web動画付き

伊藤病院ではこう診る！
甲状腺疾患超音波アトラス

2018年2月発行
B5判 148頁 web動画付き 定価（本体価格 4,800円＋税）

すべての医師、看護師、臨床検査技師のための実践書！

監修　伊藤公一
編集　北川　亘

豊富な写真と動画で様々な甲状腺疾患を網羅！
伊藤病院で行われている超音波検査の実際なども紹介しています。
弊社関連書籍（下記に詳細）のリンクページも掲載しておりますので、是非ご活用ください。

＜一部目次＞

Ⅰ章　総論	Ⅱ章　各論
超音波検査に必要な甲状腺の解剖	正常甲状腺
超音波検査装置・機器の使い方	甲状腺の良性疾患（びまん性疾患）
伊藤病院における超音波検査	甲状腺の良性疾患（結節性疾患）
超音波検査と併用される各種検査	甲状腺の悪性腫瘍
甲状腺超音波検査における用語	稀な腫瘍／その他の疾患／副甲状腺の疾患

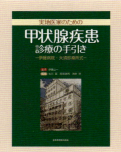

関連書籍

実地医家のための
甲状腺疾患診療の手引き—伊藤病院・大須診療所式—

2012年11月発行
本体価格（6,500円＋税）
B5判　216頁

監修　伊藤公一
編集　北川　亘・向笠浩司・渋谷　洋

全日本病院出版会

〒113-0033　東京都文京区本郷 3-16-4　Tel：03-5689-5989
http://www.zenniti.com　Fax：03-5689-8030

超実践！
がん患者に必要な口腔ケア
― 適切な口腔管理でQOLを上げる ―

編集 山﨑知子（宮城県立がんセンター頭頸部内科 診療科長）

2020年4月発行　B5判　120頁
定価4,290円（本体3,900円＋税）

がん患者への口腔ケアについて、重要性から実際の手技、さらに患者からの質問への解決方法を、医師・歯科医師・歯科衛生士・薬剤師・管理栄養士の多職種にわたる執筆陣が豊富なカラー写真・イラスト、わかりやすいWeb動画とともに解説！
医科・歯科を熟知したダブルライセンスの編者が送る、実臨床ですぐに役立つ1冊です！

目次

I　これだけは言っておきたい！　がん治療での口腔ケアの必要性
1. なぜ，がん治療に口腔ケアが必要なのか
2. がん治療時の口腔ケア

II　プロジェクト別実践口腔ケア

プロジェクト1　治療別実践口腔ケア
　　　―看護師・歯科衛生士に気を配ってほしいポイント
1. 歯科の役割分担について
2. 手術療法における口腔ケア
3. 抗がん薬治療における口腔ケア
4. 頭頸部の化学放射線療法における口腔ケア
5. 緩和ケアにおける口腔ケア

プロジェクト2　口腔ケアを実際にやってみよう！
1. がん患者における口腔ケア
　　―どの治療（手術・抗がん薬治療・放射線治療・緩和ケア）でも口腔ケアは同じ
2. 一般的な口腔ケア

プロジェクト3　必須知識！がん以外での口腔管理
1. 総論
2. 口腔疾患と全身疾患
3. 高齢化社会と口腔管理

プロジェクト4　医療業種別実践口腔ケア
　　　―薬剤師・栄養士はここをみる！
1. 薬剤師はここをみている！
2. 栄養士はここをみている！

III　患者からの質問に答える・学ぶ！
- Q1. インスタント食品はどのように使用したらよいですか？
- Q2. がん治療中に摂取してはいけないものはありますか？
- Q3. 食欲がないときは、どのようにしたらよいですか？
- Q4. 義歯のお手入れ方法を教えてください
- Q5. 化学放射線療法に対してインプラントをどのように考えればよいですか？
- Q6. がん治療で口臭が出現しますか？
- Q7. 味覚の変化について教えてください
- Q8. 歯肉の腫れは治療に影響しませんか？

 全日本病院出版会　〒113-0033　東京都文京区本郷 3-16-4　Tel：03-5689-5989
www.zenniti.com　Fax：03-5689-8030

違法な「自炊」私はしない！

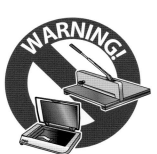

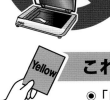 **これは違法となる可能性があります！**

- 「自炊」データを複数の友人と共有する．
- 「自炊」を代行業者に依頼する．
- 業務に使うために本を「自炊」する．

 これは著作権侵害です！

- 「自炊」データをウェブにアップロードし，誰でも使用できるようにする．
- 「自炊」データを販売する．

本を裁断し，スキャナを使って電子化する「自炊」が広まっています．
しかし，著作権法に定められた**ルールを守らない**「自炊」は，**著作権侵害**であり，**刑事罰の対象**となることもあるので，十分な注意が必要です．

特定非営利活動法人 **日本医学図書館協会**／一般社団法人 **日本医書出版協会**

FAX による注文・住所変更届け

改定：2024 年 1 月

　毎度ご購読いただきましてありがとうございます.

　読者の皆様方に弊社の本をより確実にお届けさせていただくために，FAX でのご注文・住所変更届けを受けつけております. この機会に是非ご利用ください.

◇ご利用方法

　FAX 専用注文書・住所変更届けは，そのまま切り離して FAX 用紙としてご利用ください. また，注文の場合手続き終了後, ご購入商品と郵便振替用紙を同封してお送りいたします. **代金が税込 5,000 円をこえる場合，代金引換便とさせて頂きます.** その他，申し込み・変更届けの方法は電話，郵便はがきも同様です.

◇代金引換について

　代金が税込 5,000 円をこえる場合，代金引換とさせて頂きます. 配達員が商品をお届けした際に，現金またはクレジットカード・デビットカードにて代金を配達員にお支払い下さい(本の代金＋消費税＋送料). (※年間定期購読と同時に 5,000 円をこえるご注文を頂いた場合は代金引換とはなりません. 郵便振替用紙を同封して発送いたします. 代金後払いという形になります. 送料は，定期購読を含むご注文の場合は弊社が負担します)

◇年間定期購読のお申し込みについて

　年間定期購読は，1 年分を前金で頂いておりますため，代金引換とはなりません. 郵便振替用紙を本と同封または別送いたします. 送料弊社負担，また何月号からでもお申込み頂けます.

　毎年末，次年度定期購読のご案内をお送りいたしますので，定期購読更新のお手間が非常に少なく済みます.

◇住所変更届けについて

　年間購読をお申し込みされております方は，その期間中お届け先が変更します際，必ずご連絡下さいますようよろしくお願い致します.

◇取消，変更について

　取消，変更につきましては，お早めに FAX，お電話でお知らせ下さい.

　返品は，原則として受けつけておりませんが，返品の場合の郵送料はお客様負担とさせていただきます. その際は必ず弊社へご連絡ください.

◇ご送本について

　ご送本につきましては，ご注文がありましてから約 1 週間前後とみていただきたいと思います.

◇個人情報の利用目的

　お客様から収集させていただいた個人情報, ご注文情報は本サービスを提供する目的(本の発送, ご注文内容の確認, 問い合わせに対しての回答等)以外には利用することはございません.

　その他，ご不明な点は弊社までご連絡ください.

株式会社 全日本病院出版会

〒113-0033 東京都文京区本郷 3-16-4-7 F
電話 03(5689)5989　FAX03(5689)8030　郵便振替口座 00160-9-58753

年　月　日

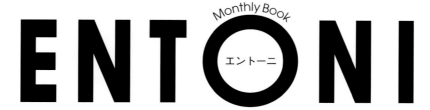

FAX 専用注文書

「Monthly Book ENTONI」誌のご注文の際は，このFAX専用注文書もご利用頂けます．また電話でのお申し込みも受け付けております．毎月確実に入手したい方には年間購読申し込みをお勧めいたします．また各号1冊からの注文もできますので，お気軽にお問い合わせください．

バックナンバー合計
5,000円以上のご注文
は代金引換発送

―お問い合わせ先―
㈱全日本病院出版会 営業部
電話 03(5689)5989　　FAX 03(5689)8030

□年間定期購読申し込み　No.　　　から

□バックナンバー申し込み

No. － 冊	No. － 冊	No. － 冊	No. － 冊
No. － 冊	No. － 冊	No. － 冊	No. － 冊
No. － 冊	No. － 冊	No. － 冊	No. － 冊
No. － 冊	No. － 冊	No. － 冊	No. － 冊

□他誌ご注文

　　　　　　冊　　　　　　　　　　　　　　冊

お名前：フリガナ　　　　　　　　印　　電話番号

ご送付先：〒　－

□自宅　□お勤め先

領収書　無・有　（宛名：　　　　　　　　　　　）

FAX 03-5689-8030 全日本病院出版会行

全日本病院出版会行

FAX 03-5689-8030

年　　月　　日

住 所 変 更 届 け

お 名 前	フリガナ	
お客様番号		毎回お送りしています封筒のお名前の右上に印字されております8ケタの番号をご記入下さい。
新お届け先	〒　　　　　　都 道 　　　　　　　府 県	
新電話番号	（　　　　　）	
変更日付	年　　月　　日より	月号より
旧お届け先	〒	

※ 年間購読を注文されております雑誌・書籍名に✓を付けて下さい。

　□ Monthly Book Orthopaedics （月刊誌）

　□ Monthly Book Derma. （月刊誌）

　□ Monthly Book Medical Rehabilitation （月刊誌）

　□ Monthly Book ENTONI （月刊誌）

　□ PEPARS （月刊誌）

　□ Monthly Book OCULISTA （月刊誌）

FAX 03-5689-8030

全日本病院出版会行

Monthly Book ENTONI バックナンバー

2025. 4. 現在

No.248 編集企画／神田幸彦
補聴器・人工中耳・人工内耳・軟骨伝導補聴器
―聞こえを取り戻す方法の比較―

No.249 編集企画／將積日出夫
エキスパートから学ぶめまい診療
増大号 4,800 円＋税

No.250 編集企画／藤枝重治
詳しく知りたい！舌下免疫療法

No.253 編集企画／小林一女
聴覚検査のポイント―早期発見と適切な指導―

No.257 編集企画／市村恵一
みみ・はな・のどの外来診療 update
―知っておきたい達人のコツ 26―
増刊号 5,400 円＋税

No.262 編集企画／中田誠一
ここが知りたい！ CPAP 療法

No.263 編集企画／小林俊光
エキスパートから学ぶ最新の耳管診療
増大号 4,800 円＋税

No.267 編集企画／角南貴司子
"めまい"を訴える患者の診かた

No.270 編集企画／櫻井大樹
耳鼻咽喉科医が知っておきたい薬の知識
―私はこう使う―
増刊号 5,400 円＋税

No.271 編集企画／伊藤真人
子どもの難聴を見逃さない！

No.272 編集企画／朝蔭孝宏
高齢者の頭頸部癌治療
―ポイントと治療後のフォローアップ―

No.273 編集企画／吉川 衛
Step up！ 鼻の内視鏡手術―コツと pitfall―

No.274 編集企画／平野 滋
みみ・はな・のど アンチエイジング

No.275 編集企画／欠畑誠治
経外耳道的内視鏡下耳科手術（TEES）

No.276 編集企画／吉崎智一
耳鼻咽喉科頭頸部外科　見逃してはいけないこの疾患
増大号 4,800 円＋税

No.277 編集企画／折田頼尚
どうみる！頭頸部画像―読影のポイントと pitfall―

No.278 編集企画／木村百合香
耳鼻咽喉科領域におけるコロナ後遺症
―どう診る，どう治す―

No.279 編集企画／工 穣
オンライン診療・遠隔医療のノウハウ
―海外の状況も含めて―

No.280 編集企画／藤本保志
嚥下障害を診る

No.281 編集企画／山﨑知子
ヒトパピローマウイルス（HPV）
―ワクチン接種の積極的勧奨にあたり知っておくべき知識―

No.282 編集企画／萩森伸一
顔面神経麻痺を治す

No.283 編集企画／守本倫子
見逃さない！子どものみみ・はな・のど外来診療
増刊号 5,500 円＋税

No.284 編集企画／山本 裕
みみを診る―鑑別診断のポイントと治療戦略―

No.285 編集企画／三澤 清
頭頸部癌治療の新しい道―免疫・薬物療法―

No.286 編集企画／清水猛史
アレルギー性鼻炎・慢性副鼻腔炎の薬物療法
―適応と効果―

No.287 編集企画／古川まどか
頭頸部外来診療におけるエコー検査活用術

No.288 編集企画／堀井 新
めまい検査を活用しよう―適応と評価―

No.289 編集企画／大島猛史
みみ・はな・のどの"つまり"対応
増大号 4,900 円＋税

No.290 編集企画／山下 勝
大人と子どもの首の腫れ

No.291 編集企画／楯谷一郎
頭頸部外科領域における鏡視下・ロボット支援下手術

No.292 編集企画／近松一朗
知っておくべきアレルギー・免疫の知識

No.293 編集企画／角田篤信
みみ・はな・のど診療に内視鏡をどう活かすか？

No.294 編集企画／細井裕司
軟骨伝導聴覚―耳鼻咽喉科医に必要な知識―

No.295 編集企画／髙野賢一
扁桃手術の適応と新しい手技

No.296 編集企画／曾根三千彦
みみ・はな・のど鑑別診断・治療法選択の勘どころ
増刊号 5,500 円＋税

No.297 編集企画／小川恵子
漢方治療を究める

No.298 編集企画／藤原和典
外来でみる甲状腺疾患

No.299 編集企画／野口佳裕
知っておきたい耳鼻咽喉科の遺伝性疾患
―診断と対応―

No.300 編集企画／堤 剛
めまい―診断と鑑別のポイント―

No.301 編集企画／阪本浩一
聞き取り困難症―検出と対応のポイント―

No.302 編集企画／田中康広
第一線のエキスパートが教える耳科・鼻科における
術前プランニングと手術テクニック
増大号 4,900 円＋税

No.303 編集企画／小川武則
リハビリテーションを活かそう
―耳鼻咽喉科頭頸部外科領域―

No.304 編集企画／林 達哉
"口とのど"の悩みに応える

No.305 編集企画／矢野寿一
手元に 1 冊！ 抗菌薬の適正使用ガイド

No.306 編集企画／岩崎 聡
年代別 補聴器・人工内耳装用の実際

No.307 編集企画／山中敏彰
実践！ めまいに効く前庭リハビリテーション

No.308 編集企画／池園哲郎
どう見分ける？ 外リンパ瘻

通常号⇒ No.278 まで 本体 2,500 円＋税
No.279 以降 本体 2,600 円＋税
※その他のバックナンバー，各目次等
の詳しい内容は HP
（www.zenniti.com）をご覧下さい.

次号予告

私はこうしている！
みみ・はな・のど問診票作成術

No. 310 （2025 年 5 月号）

編集企画／筑波大学教授　　　　　　　　田渕経司

急性感音難聴を疑う症例についての
　　問診票　　　　　　　　　　松田　　帆
耳鳴症例についての問診票　　　伊藤　まり
反復性めまいについての問診票　五島　史行
慢性的なめまいを訴える症例についての
　　問診票　　　　　　　　　　蒲谷嘉代子
嗅覚障害についての問診票　　　田中　大貴ほか
鼻閉についての問診票　　　　　松永　麻美
鼻汁についての問診票　　　　　津田　　武
頭頸部化学療法を施行する症例についての
　　問診票　　　　　　　　　　西村　　在ほか
嚥下困難を訴える症例についての
　　問診票　　　　　　　　　　岩永　　健
音声障害症例に対する問診票　　佐藤　文彦ほか

編集顧問：	本庄　　巌	京都大学名誉教授
	小林　俊光	仙塩利府病院 耳科手術センター長
編集主幹：	曾根 三千彦	名古屋大学教授
	香取　幸夫	東北大学教授

No. 309　編集企画：
堀　龍介　産業医科大学教授

Monthly Book ENTONI　No.309

2025 年 5 月 1 日発行

定価は表紙に表示してあります.

Printed in Japan

© ZEN・NIHONBYOIN・SHUPPANKAI, 2025

発行者　　末　定　広　光
発行所　　株式会社　全日本病院出版会

〒 113-0033 東京都文京区本郷 3 丁目 16 番 4 号 7 階
　　　　　電話（03）5689-5989　Fax（03）5689-8030
　　　　　郵便振替口座 00160-9-58753

印刷・製本　三報社印刷株式会社　　　　電話（03）3637-0005
広告取扱店　株式会社文京メディカル　　電話（03）3817-8036

・本誌に掲載する著作物の複製権・翻訳権・上映権・譲渡権・公衆送信権（送信可能化権を含む）は株式会社
　全日本病院出版会が保有します.
・**JCOPY** ＜(社) 出版者著作権管理機構　委託出版物＞
　本誌の無断複写は著作権法上での例外を除き禁じられています. 複写される場合は, そのつど事前に, (社) 出版
　者著作権管理機構（電話 03-5244-5088, FAX 03-5244-5089, e-mail: info@jcopy.or.jp）の許諾を得てください.
　本誌をスキャン, デジタルデータ化することは複製に当たり, 著作権法上の例外を除き違法です. 代行業者等
　の第三者に依頼して同行為をすることも認められておりません.